CRIANÇAS ALTAMENTE SAUDÁVEIS

Dr. Walt Larimore
com a colaboração de Stephen & Amanda Sorenson

CRIANÇAS ALTAMENTE SAUDÁVEIS

orientações práticas sobre a saúde de seu filho

Tradução

LENITA ESTEVES

Vida

Título original
The Highly Healthy Child
edição publicada por
Zondervan Publishing House
(Grand Rapids, Michigan, EUA)

■

Todas as citações bíblicas foram extraídas da *Nova Versão Internacional* (*NVI*), ©2001, publicada por Editora Vida, salvo indicação em contrário.

■

Editor responsável: Sônia Freire Lula Almeida
Assistente editorial: Ester Tarrone
Revisão de tradução: Andrea Filatro
Revisão de provas: Josemar de Souza Pinto
Diagramação: Set-up Time
Capa: Arte Peniel

Editora Vida
Rua Júlio de Castilhos, 280 Belenzinho
CEP 03059-000 São Paulo, SP
Tel.: 0 xx 11 6618 7000
Fax: 0 xx 11 6618 7050
www.editoravida.com.br
www.vidaacademica.net

Dados Internacionais de Catalogação na Publicação (CIP)
(Câmara Brasileira do Livro, SP, Brasil)

Larimore, Walt
Crianças altamente saudáveis: orientações práticas sobre a saúde de seu filho / Walt Larimore com Stephen & Amanda Sorenson ; tradução Lenita Esteves. -- São Paulo : Editora Vida, 2008.

Título original: *The highly healthy child.*
Bibliografia.
ISBN 978-85-383-0019-9

1. Crianças - Desenvolvimento 2. Crianças - Doenças - Prevenção 3. Crianças - Nutrição 4. Crianças - Saúde e higiene 5. Puericultura I. Sorenson, Stephen. II. Sorenson, Amanda. III. Título.

07-8528 CDD-649.1

Índice para catálogo sistemático:

1. Crianças : Saúde : Vida familiar 649.1

Para Kate e Scott — não só porque vocês são preciosas dádivas que sua mãe e eu recebemos, mas também porque são de fato altamente saudáveis.

Sumário

Nota à edição brasileira

A obra que o leitor tem em mãos é um compêndio abrangente e relevante da vida da criança, do ponto de vista físico, emocional, espiritual e relacional. O sucesso e a credibilidade de seu autor podem ser comprovados pelos prêmios e menções a ele concedidos ao longo de sua carreira médica.

Por esse motivo, optamos por manter grande parte das informações originalmente apresentadas por Walt Larimore e conservar a maioria das referências internacionais, principalmente as que podem ser acessadas gratuitamente na Web. Assim, os leitores que dominam a língua inglesa ou a usam como instrumental poderão aprofundar-se nos temas aqui tratados e muitos outros. Afinal, a discussão científica acontece sobretudo nesse idioma. Na medida do possível, encaminhamos você, leitor, aos endereços Web de instituições governamentais e ONGs representativas da realidade brasileira.

Além disso, dispomos em anexos e ao longo do livro informações da nossa realidade que servem de contraponto às matérias apresentadas.

O EDITOR

Prefácio do autor

Às vezes, brincar de dar palpites pode ser divertido. Por exemplo, para tentar responder:

- Em qual esporte nem os espectadores nem os participantes conhecem a pontuação do ganhador até que a disputa termine?
- Que fruta tem as sementes do lado de fora?
- Qual é o número máximo de consoantes seguidas que a Língua Portuguesa permite?
- Qual é a famosa atração turística americana que está constantemente movendo-se *para trás*?

Apelar para palpites ou chutes na hora de resolver uma charada ou enigma não custa nada, talvez uma pequena frustração quando a resposta se torna óbvia (como acontece em boxe, morango, quatro (como na palavra *tungstênio,* por exemplo) e *Cataratas do Niágara* (cuja borda sofre uma erosão de mais ou menos 70 centímetros por ano em virtude dos milhões de litros de água que correm por ali a cada minuto).

No entanto, recorrer a palpites quando se trata de educar os filhos não é nada divertido e pode gerar conseqüências e frustrações bem maiores tanto para os pais quanto para os filhos. Mesmo assim, o plano de muitos pais não vai além de ter "esperança" de que o novo estilo de criação que está na moda funcione, ou de indagar-se por que "aquele" outro não funciona.

O que aprecio no livro do dr. Larimore é que ele não nos deixa no campo dos palpites bem-intencionados quando se trata da tarefa de educar crianças altamente saudáveis e felizes. Ele dá conselhos claros, sensatos e precisos sobre dez medidas e atitudes tangíveis que pais e mães podem pôr em prática diariamente para transformar a vida dos filhos.

O dr. Larimore tira os pais do campo dos palpites combinando um sólido conhecimento profissional a aplicações práticas que qualquer pai ou mãe pode seguir. Embora existam no livro muitas pesquisas e estudos de caso, você encontrará também indicações concretas sobre como proteger a saúde de seus filhos, estimular relacionamentos sólidos, manter um diário de pais e educar filhos seguros e atenciosos que possam relacionar-se bem com os outros.

Existem mais dois aspectos que minha esposa e eu achamos especialmente úteis na obra do dr. Larimore. Em primeiro lugar, no que se refere à compreensão do que deve ser feito para educar uma criança feliz e saudável, o livro não recorre a sentimentos de culpa. Não há em seu conteúdo nenhuma censura ou ameaça que possa intimidar os pais. Além disso, os pais não acabam sentindo-se envergonhados por aquilo que não fizeram, mas são estimulados de maneira sensata e positiva a começar hoje mesmo a melhorar sua forma de educar os filhos. E com toda a sua experiência médica e trabalho com milhares de adultos e crianças, o dr. Larimore sabe que, para uma criança ter saúde, ela precisa também ter uma vida espiritual genuína e em crescimento constante. Ele não tem vergonha de estimular os pais e mães a cultivar seu amor a Deus e entrelaçá-lo ao tecido de seu lar, e efetivamente fez isso com seus filhos.

Portanto, se você é pai ou mãe — ou conhece um amigo ou pessoa querida que tem filhos — consulte este livro. Ele não apenas livrará os pais da frustrante prática de agir com base em palpites, mas também os ajudará a educar filhos que serão, nas palavras do autor, "altamente saudáveis" em todos os sentidos.

Agradecimentos

Sou grato às muitas pessoas que contribuíram para este livro. A equipe da Zondervan, como sempre, demonstrou profissionalismo e proporcionou encorajamento. Cindy Lambert foi uma pastora para cada livro que escrevi. Combinando confiança, estímulo e crítica, seu cuidado e orientação foram para mim dádivas preciosas. Seu apoio e encorajamento durante cada fase da elaboração deste livro foram decisivos. Cindy é mais que uma editora espetacular; tornou-se uma amiga muito especial.

Dirk Buursma, como sempre, preparou o manuscrito final de forma belíssima. Como leitor deste livro, você perceberá o compromisso dele com uma editoração de alta qualidade. Sue Brower e sua equipe fizeram o trabalho de marketing e relações públicas que permitem que este livro chegue às mãos do maior número possível de pais.

Durante meus quatro anos de clínica em Bryson City, na Carolina do Norte, e meus dezesseis anos em Kissimmee, na Flórida, meus colegas médicos nunca deixaram de me ensinar o que é ser um médico que inculca hábitos altamente saudáveis nas crianças e adultos de que cuida. O dr. Rick Pyeritz e o dr. John Hartman foram maravilhosos professores, esplêndidos parceiros, confidentes leais e médicos brilhantes. Foram médicos de meus filhos à medida que eles cresciam, e eu nunca poderei esquecer seu amor e cuidado para com Kate e Scott. Eles também estão entre meus amigos mais queridos, e grande parte deste livro foi cultivada enquanto eu trabalhava ao lado deles.

Durante meus anos de prática médica, tive o privilégio de fazer mais de 1.500 partos. Tive a honra de cuidar dessas crianças e de milhares de outras à medida que cresciam e se desenvolviam. Algumas agora estão cursando o ensino médio ou a faculdade. Outras se casaram e estão começando suas próprias famílias. A experiência que ganhei à custa desses pacientes e de seus ensinamentos beneficia você, leitor, porque aprendi com eles muitos dos princípios aqui contidos. Sou extremamente grato a cada um deles. Todas as vezes que mencionei as histórias deles neste livro, tive o cuidado de proteger sua privacidade.

Stephen e Amanda Sorenson são mais que autores colaboradores desta obra. Tornaram-se amigos. Trabalharam muito mais no manuscrito do que jamais imaginaram que fariam. Entreguei a eles uma montanha de informações e casos clínicos, e a partir desse material eles criaram um documento que qualquer pai ou mãe pode usar para formar uma criança altamente saudável.

Minha assistente executiva, Donna Lewis, prestou generosa ajuda na revisão do manuscrito e nas necessidades de pesquisa. Obrigada, Donna, por seu trabalho dedicado, que você põe "acima de tudo". Também sou grato a Lisa Anderson e à sua equipe de publicidade no *Focus on the Family,* meu programa de rádio. Brad Doll e Seth Rankin ajudaram a desenvolver a marca *Focus on the Family* e o plano de marketing para este livro. Rob Flanegin e Chris Baur conceberam e montaram o *website* (www.highlyhealthy.net), que o dr. Bard Beck, Barb Seibert e Char Carter ajudam a manter no idioma inglês. Diane Passno e Ken Janzen, colegas no programa *Focus on the Family,* passaram horas revisando o manuscrito e fazendo valiosas sugestões. Meus chefes no *Focus on the Family,* Dom Hodel e Tom Mason, merecem minha sincera gratidão por concederem, em meio a minhas responsabilidades, o tempo necessário para escrever. Obrigado, Don e Tom.

Paul Batura realizou uma extensiva pesquisa para encontrar e documentar partes das informações médicas que eu freqüentemente usava, mas não conseguia citar. George Barna me permitiu usar, sem nenhum custo, seu instrumento de avaliação espiritual. Bobbie Pingaro gentilmente permitiu que eu utilizasse seu poema, "The Meanest Mother" [A pior mãe do mundo].

Agradeço à Christian Medical Association por sua iniciativa de imprimir os livros "Altamente Saudáveis". O dr. David Stevens e o dr. Gene Rudd, exercendo sua vocação de liderança, envolveram-se ativamente na realização do projeto. Muito obrigado àqueles que despenderam algum tempo para revisar cuidadosamente versões anteriores do manuscrito e oferecer sugestões que melhoraram o produto final: dr. Bruce Bagley, Patti Brown, dr. Baron Calhoun, dr. Reg Finger, dra. Patti Francis, dr. Jeff Ginther, dra. Libby Ginther, dr. Bernard Grunstra, dr. Ned Hallowell, dr. Julian Hsu, Kendra Lindberg, Tom Nevin, dr. Peter Nieman, Phil Swihart, Chris Twiggs e dr. Paul Williams.

Tenho grande apreço pela equipe do Kanakuk Kamps de Colorado, que me permitiu ficar em seu belo estabelecimento próximo a Durango para concluir este livro. Andy e Jamie Jo Braner foram excelentes anfitriões. Os funcionários Allison King e Emily Hicks me proporcionaram uma valiosa assessoria administrativa durante minha semana em Colorado Rockies.

Tenho o mais profundo reconhecimento profissional por meu bom amigo dr. David Larson. Antes de sua morte prematura em 2001, David fundou e dirigiu o National Institute of Healthcare Research. Nós nos conhecemos durante minha residência em Duke no final da década de 1970, e depois perdemos contato até o início dos anos de 1990, quando David se tornou mentor em minhas pesquisas, palestras e textos sobre o tratamento espiritual na clínica médica. Ele me doou porções generosas de seu tempo e ensino. Sua amizade foi um presente inestimável.

Devo um agradecimento especial ao dr. James Dobson. Quando eu era um jovem marido e pai, apoiava-me no seu aconselhamento prático sobre como educar filhos, ao qual tinha acesso por meio de seus livros e séries em vídeo. Na primeira vez em que o encontrei no outono de 1994, eu lhe disse: "Se meus filhos são pirados, a culpa é sua!". Nós dois rimos. Nos três últimos anos, tive o prazer de ser seu colega no *Focus on the Family*. Muitos dos conselhos e histórias deste livro tiveram sua origem na sabedoria que ele transmitiu a Barb e a mim.

Agradeço a Bill e Jane Judge, experientes mentores em quem Barb e eu nos apoiamos para educar nossos filhos. O casal, que criou cinco filhos altamente saudáveis, nos aconselhava e respondia a nossas perguntas. Eles nos ajudaram a nos tornar uma família mais saudável.

Quero agradecer o amor, as preces, o apoio e o encorajamento de Barb, minha melhor amiga há mais de quarenta e sete anos e minha esposa há trinta e três. Não há palavras para descrever tudo o que ela fez e sacrificou para tornar possível que eu escrevesse este livro. Barb, amo você.

A Kate e Scott, os dois filhos que Deus deu a Barb e a mim, devo a máxima gratidão por me permitirem partilhar suas histórias. De muitas formas, eles foram meus professores mais talentosos na tarefa de educar filhos altamente saudáveis. Agora sou o grato pai de dois jovens adultos altamente saudáveis. Ser pai deles é um dos mais maravilhosos privilégios de minha vida.

Finalmente, agradeço a Deus por ter-me permitido servi-lo com meus escritos. Minha oração mais profunda é para que esta obra possa trazer glória a ele, e os princípios saudáveis dele a você.

Dr. Walt Larimore

Colorado Springs, Colorado,

Junho de 2003

Introdução

Escrevi este livro para mães e pais que querem educar filhos altamente saudáveis. Para ajudá-los nessa tarefa, vou partilhar com vocês histórias e experiências de médicos que admiro e de pacientes a quem tratei e até hoje respeito. Vou lhes transmitir informações médicas pertinentes e enfatizar sem nenhum escrúpulo princípios bíblicos relacionados à saúde que foram testados durante muito tempo. Juntos, vamos examinar não só o que torna as crianças altamente saudáveis, mas também medidas práticas que você pode adotar para manter, encorajar e proteger o crescimento, o desenvolvimento e a saúde de seus filhos.

Cheguei à conclusão de que, a fim de educar filhos altamente saudáveis, devemos prestar atenção a dez princípios essenciais. No início, você poderá questionar se alguns desses princípios realmente afetam a saúde das crianças, mas logo descobrirá por que eles são tão importantes.

1. Ser proativo na prevenção de doenças físicas
2. Montar a equipe de saúde de seu filho

3. Garantir uma alimentação adequada
4. Proporcionar proteção adequada
5. Cultivar as relações familiares
6. Estabelecer um alicerce espiritual
7. Conectar-se à comunidade
8. Estimular um autoconceito equilibrado
9. Engajar-se em atividades positivas
10. Cultivar o crescimento e a maturidade

Embora este livro explore em profundidade cada um desses itens, quero que você perceba que este não é um manual ou livro de instruções esquematizado. Na verdade, esses princípios destinam-se a ser incorporados na essência daqueles que almejam ser um grande pai ou mãe. Se você entender esses princípios e aprender a incorporá-los ao estilo de vida de sua família, estará muito mais bem-preparado para educar filhos altamente saudáveis. Mas lembre-se de que educar uma criança altamente saudável requer mais do que conhecimento; exige ação — ação de sua parte! Pôr em prática os princípios essenciais explicados neste livro é, por assim dizer, essencial.

COMO TIRAR O MÁXIMO PROVEITO DESTE LIVRO

Este livro ajudará você em uma das tarefas mais difíceis e importantes que você já teve: tornar-se o pai ou mãe de uma criança altamente saudável. Existem pelo menos duas maneiras de maximizar os benefícios contidos aqui. A primeira opção é ler tudo rapidamente para ter uma visão geral. Não escreva diários, nem estude ou faça anotações — apenas leia e aprenda. A segunda opção é providenciar um diário e cuidadosamente ler e estudar o livro, fazendo as avaliações e considerando as sugestões apresentadas à medida que a leitura avança.

Você vai preferir a primeira opção se gosta de ter o quadro total — uma visão panorâmica — antes de decidir se deve voltar e investir o tempo e energia necessários para educar crianças altamente saudáveis. A segunda opção, que será a mais útil se você já está pronto *agora* para começar a educar crianças altamente saudáveis, é providenciar um diário e começar a ler e estudar cuidadosamente as informações. Prepare-se para parar e incorporar à sua vida ou à vida de seus filhos cada recomendação com a qual você concordar. Prepare-se para passar algum tempo meditando, estudando, aprendendo, orando, mas reserve tempo. Quando você terminar a leitura, o livro deverá estar cheio de orelhas de tanto ter sido manuseado — e terá valido a pena!

Em qualquer uma dessas opções, se você for casado, o casal pode considerar a idéia de examinar o livro a dois. A leitura conjunta de parte de um capítulo por dia permitirá que vocês considerem esses princípios também em conjunto. Minha esposa e eu fizemos esse tipo de leitura antes de dormir durante vários anos, especialmente quando nossos filhos eram pequenos.

COMO FAZER UM DIÁRIO DE LEITURA

Escrever um diário à medida que você lê este livro pode fazer diferença entre apenas ter boas intenções e realmente atingir os resultados desejados. Fazendo um diário, você poderá priorizar o que quer e precisa realizar. O diário ajudará você a tornar suas metas e planos bem mais específicos, e, quanto mais específico você for quanto a seu destino, mais probabilidade terá de "chegar lá".

Separe um caderno com páginas em branco. Na primeira página, escreva seu nome e a data em que você começará sua viagem na direção de desenvolver filhos altamente saudáveis e pais altamente saudáveis. Mantenha o seu diário e o livro juntos, e escreva observações para si mesmo à medida que ler. Esse diário é particular — só você (e seu cônjuge) deve(m) ter acesso a ele.

Fazendo o diário, você poderá revisar cada princípio aprendido e cada recomendação aplicada, assim como cada meta estabelecida. Certifique-se de escolher a data em que você pretende atingir cada meta. Mas lembre-se: na qualidade de pai ou mãe, você é uma obra em andamento; portanto, relaxe. Conceda a você mesmo tempo suficiente para realizar cada objetivo. Progredir na direção de seus objetivos — mesmo que o progresso seja lento — é muito mais importante do que estabelecer objetivos que você não consegue atingir.

USAR AS RECOMENDAÇÕES DA INTERNET

Às vezes, recomendo informações ou recursos que podem ser facilmente acessados na Internet. Entretanto, não incluí aqui os endereços dos *sites* que eu gostaria que você visitasse, por dois motivos: (1) Os endereços da Internet tendem a mudar com o tempo; (2) posso encontrar endereços melhores no futuro. Por causa disso, o programa *Focus on the Family* me ajudou a montar uma página (www.highlyhealthy.net) que você poderá acessar sem nenhum custo. No endereço www.highlyhealthy.net, você poderá encontrar (em inglês) uma lista dos *sites* que recomendei. Clicando duas vezes em um dos itens dessa lista, você será levado ao *site* mais atualizado que oferece a informação ou instrumento de saúde de que você precisa. Esse *site* será atualizado tanto quanto necessário, e nele você encontrará não apenas o conteúdo de *Crianças altamente saudáveis,* mas também o conteúdo de *Os dez hábitos das pes-*

soas altamente saudáveis[1] [*site* em inglês]. No futuro, também haverá algo sobre *The highly healthy teen* e provavelmente outras ferramentas, livros ou informações.

1 Lançado no Brasil pela Editora Vida [N. do T.].

PRIMEIRA PARTE

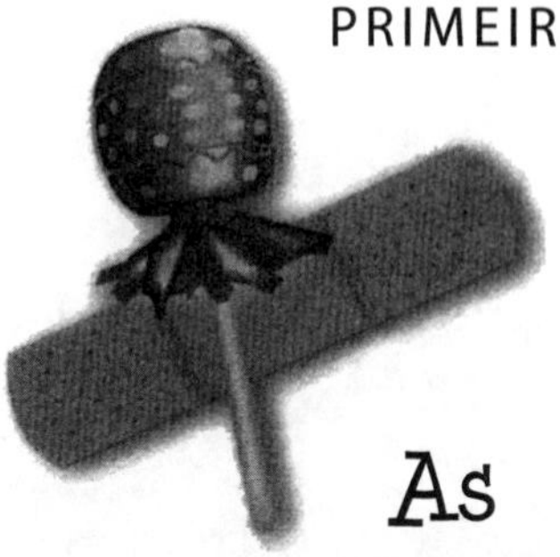

As BASES DA SAÚDE

Capítulo 1

O que é uma criança altamente saudável?

Daryl, de 8 anos, era um rapazinho impressionante. Creio não ter conhecido alguém com uma disposição mental mais positiva. Sua atitude era sempre otimista; seu riso, contagiante. Eu gostaria que você pudesse ver o sorriso dele. Era capaz de iluminar até a sala mais escura. Daryl era amado por sua família e tinha uma sólida fé em Deus. Em resumo, ele era extremamente saudável em termos emocionais, relacionais e espirituais. Era muito mais altamente saudável que a maioria dos meus pacientes, e mais saudável que a maioria das pessoas que eu conhecia.

Daryl tinha uma saúde global ainda mais impressionante se levarmos em conta onde eu o conheci. Ele estava visitando um lugar chamado "Give Kids the World" [Dê o Mundo para as Crianças], uma aldeia muito especial perto do Disney World, onde crianças que estão morrendo e seus familiares podem escapar do universo dos hospitais e tratamentos médicos e passar uma semana recebendo uma profusão de abraços, sorrisos e diversão com suas personagens favoritas. Embora Daryl estivesse careca como um pepino e praticamente pele e osso em virtude de seu câncer em estágio terminal, aproveitava a vida ao máximo. Ele expandiu muito meu entendimento sobre a saúde, demonstrando o que significa ser saudável — não apenas livre de doenças e sintomas —, mas *pleno* nos aspectos mais importantes.

Após interagir com Daryl, decidi que precisava conhecer seus pais. Crianças pequenas são tão influenciadas por seus pais que toda vez que conheço crianças impressionantes como Daryl (ou que me impressionam de forma negativa), quero saber mais sobre seus pais e seu ambiente doméstico. Mark e Sue eram de fato pessoas notáveis. Tive a bênção de poder passar algum tempo com eles.

Mark e Sue trabalhavam para manter seu casamento saudável e consideravam a tarefa de educar filhos altamente saudáveis a mais importante de todas as tarefas. Eles sabiam que a saúde de seus filhos não era responsabilidade de médicos ou escolas, de igrejas ou treinadores esportivos, da Associação Cristã de Moços ou do grupo dos escoteiros. Claro que essas pessoas e grupos podiam ajudar, mas Mark e Sue sabiam que o investimento pessoal deles em seus filhos era crucial. Embora seu filho estivesse definhando fisicamente e fosse sobreviver por apenas alguns meses, eles tinham feito bem seu trabalho.

O QUE É SAÚDE?

No início, por ter estudado a medicina convencional, eu enfatizava o lado físico da saúde, especialmente o tratamento de traumas ou doenças. Se meus pacientes estivessem livres de ferimentos e moléstias, eu os considerava saudáveis. No entanto, quanto mais eu praticava a medicina e encontrava indivíduos como Daryl, mais percebia que é necessário algo além de um corpo funcionando bem para ser altamente saudável. Então, qual é a relação entre o bem-estar físico e a verdadeira saúde? Explorei esse tema em meu livro *Os dez hábitos das pessoas altamente saudáveis*, e quero resumir essas idéias porque as considero cruciais para entendermos o que é uma criança altamente saudável.

Muitos escritores e médicos da atualidade tentaram decifrar o significado da saúde e como obtê-la. Como os clérigos, médicos e filósofos antigos, quase ninguém equaciona a saúde com a saúde física apenas. A palavra inglesa *health*, que significa saúde, deriva do inglês antigo, que significa "pleno". Assim, a definição de *saúde* deve incluir as coisas que "tornam uma pessoa plena".

O que significa "ser pleno"? O que mais, além do bem-estar físico, constitui a saúde?

Quanto mais eu fazia essa pergunta, mais intrigado ficava. Busquei uma resposta entrevistando informalmente profissionais de saúde e médicos em vários países do mundo e perguntando "O que é saúde?" e "Quais são os princípios essenciais da saúde?". Depois pesquisei a literatura médica de todo o mundo, revisei muitos estudos e relatórios médicos (alguns dos quais mencionarei mais adiante) e me concentrei especialmente nos itens relacionados ao bem-estar e à longevidade. Quando mais eu lia, mais entusiasmado ficava. Todas as evidências sugerem uma forte ligação entre o corpo físico de uma criança e seu bem-estar emocional, relacional e espiritual.

Dose de sabedoria

Quando as dimensões física, mental e espiritual do bem-estar estão em harmonia, você é uma pessoa saudável. Isso não significa que não existe espaço para uma corda dissonante, mas que a música da vida é agradável aos ouvidos.

DR. NICK ZERVANOS, médico de família

O dr. Nick Zervanos, um médico de família que deu aulas para residentes e estudantes de medicina por mais de trinta anos, foi quem conseguiu expressar melhor minha crença sobre a saúde quando disse:

> A verdadeira saúde envolve todo o nosso ser. Os elementos físicos, mentais e espirituais devem estar todos funcionando como Deus os projetou para funcionar a fim de que sejamos verdadeiramente saudáveis. O físico pode

na verdade ser o elemento menos importante dos três, porque com uma boa saúde mental e espiritual você ainda pode estar satisfeito, mesmo que seu corpo não tenha saúde.[1]

Essa definição traduz justamente o que me intrigou no pequeno Daryl. A música da sua vida era música para os meus ouvidos. Se você não tem certeza quanto aos aspectos espirituais e está perguntando a si mesmo *Será que a saúde física do meu filho não é suficiente?*, por favor, considere o seguinte: para que nossos filhos sejam altamente saudáveis, temos de pensar muito além de seu corpo e emoções. Precisamos olhar além de suas relações familiares e sociais. Precisamos considerar sua saúde espiritual.

A espiritualidade tem papel central em nossa saúde e afeta dramaticamente a saúde de nossos filhos. Assim, proponho que, além de analisar os pontos mais importantes das pesquisas médicas, a sabedoria médica acumulada ao longo de sua história e os aconselhamentos médicos atuais, examinemos um livro cheio de princípios atemporais — princípios que podem ser aplicados a pessoas de todas as idades, em qualquer cultura, em qualquer época. Esses princípios podem ajudar-nos a entender e aplicar as medidas necessárias para que sejamos altamente saudáveis. Esse livro, conhecido em todo o mundo como “O Bom Livro”, é a Bíblia. Embora possa parecer surpreendente, os tão antigos e testados princípios de saúde contidos na Bíblia são confirmados por uma quantidade impressionante de pesquisas científicas, e estou ansioso para partilhar alguns desses princípios com você.

AS PERSPECTIVAS DA BÍBLIA SOBRE A SAÚDE

Embora a Bíblia pareça não dizer quase nada sobre a saúde em termos estritamente médicos, ela revela importantes princípios relacionados ao assunto. Em primeiríssimo lugar, ela vê a saúde como um estado de

[1] Dr. Nicholas Zervanos, em comunicação pessoal, 2000.

completude e totalidade. A Bíblia nos dá pistas sobre o que constitui um alto grau de saúde, para nós como pais e para os nossos filhos.

Em seu livro *The Bible and Healing* [A Bíblia e a cura], John Wilkinson, médico e estudioso britânico da Bíblia, escreveu:

> A plenitude ou saúde humana é o principal tópico da Bíblia [...]. Só quando os seres humanos são plenos e seus relacionamentos são corretos é que eles podem ser descritos como verdadeiramente saudáveis.[2]

Talvez você conheça a palavra hebraica *shalom*, por exemplo. Ela aparece 338 vezes na Bíblia[3] e expressa o conceito de saúde como era visto durante a época pré-cristã. Embora *shalom* algumas vezes queira dizer "paz", a raiz de seu significado está relacionada a inteireza, completude e bem-estar geral. O termo exprime mais do que bem-estar físico e emocional, contudo. *Shalom* exprime uma forte ênfase no bem-estar relacional e espiritual — especialmente no que se refere ao nosso relacionamento com Deus.

A Bíblia ensina que o verdadeiro *shalom* vem de Deus. "O SENHOR dá força ao seu povo; o SENHOR dá a seu povo a bênção da paz [shalom]".[4] Assim, a Bíblia parece indicar que todas as pessoas, incluindo as crianças, só podem ser altamente saudáveis em termos físicos, emocionais e relacionais se também forem saudáveis espiritualmente. Além disso, a Bíblia mostra que os princípios nela ensinados são tão importantes para o nosso bem-estar que nós, pais, devemos ensiná-los aos nossos filhos dia após dia.[5] Várias personagens bíblicas também reconheceram e descreveram as conexões entre a saúde espiritual, emocional, relacional e a saúde física. O rei Salomão, conhecido como o homem mais sábio de toda a história

---

2 John WILKINSON, *The Bible and Healing:* A Medical and Theological Commentary. Grand Rapids: Eerdmans, 1998, p. 7.

3 Aqui o autor utilizou uma versão hebraica para ilustrar o ponto, porque as versões em inglês [e em português] traduzem *shalom* por "paz".

4 Salmos 29.11.

5 V. Deuteronômio 6.1-9.

humana, observou: "Um olhar animador dá alegria ao coração, e as boas notícias revigoram os ossos".[6] O pai de Salomão, o rei Davi, descreveu de forma pungente como a culpa por ter feito algo errado afetou sua saúde física, espiritual e emocional. Depois de cometer adultério e assassinato, ele escreveu:

> Enquanto eu mantinha escondidos os meus pecados, o meu corpo definhava de tanto gemer. Pois dia e noite a tua mão pesava sobre mim; minhas forças foram-se esgotando como em tempo de seca.[7]

O apóstolo João relacionou o nosso bem-estar geral à nossa vitalidade espiritual: "Amado, oro para que você tenha boa saúde e tudo lhe corra bem, assim como vai bem a sua alma".[8]

Espero que esteja tornando-se claro que o bem-estar de crianças altamente saudáveis depende tanto de sua vida interior quanto de sua saúde física. Deus quer nutrir e promover uma vida emocional e espiritual saudável, porque sem ela nossos filhos simplesmente serão menos saudáveis do que Deus os projetou para ser (Provérbios 17.22; Mateus 5.3-12; 6.33; 16.26; Lucas 6.20-26 e 1Coríntios 11.29,30 são apenas algumas passagens bíblicas que apóiam essa afirmação).

Será que essa visão bíblica eterna realmente importa no século 21? Acredito que sim. Muitas crianças de que tratei em minha prática eram fisicamente saudáveis, mas estavam envolvidas com pais ou famílias cuja vida relacional, emocional e espiritual era um desastre. Essas famílias simplesmente não conseguiam entender o que significa ser altamente saudável, e as conseqüências para seus filhos eram devastadoras. Em contrapartida, também cuidei de crianças que tinham sofrido traumas e doenças que resultaram em alguma deficiência, dor ou fadiga crônica. No entanto, embora essas crianças sofressem diariamente de maneiras que a maioria

---

6 Provérbios 15.30.

7 Salmos 32.3,4.

8 3João 2.

de nós nem poderia imaginar, elas se tornaram indivíduos altamente saudáveis.

Uma dessas crianças é Jill, que teve de superar muita coisa. Ela sofria de paralisia cerebral, o que a fazia comunicar-se com dificuldade, a impedia de alimentar-se sozinha e exigia que ela usasse uma cadeira de rodas. Embora o pai de Jill tivesse abandonado a família quando ela ainda era muito pequena, a mãe de Jill fazia todo o possível para nutrir todos os aspectos da vida da filha.

A mãe de Jill cuidava para que ela tivesse modelos da figura masculina em sua vida e que ela se envolvesse com outras crianças, apesar da dolorosa zombaria que às vezes era forçada a suportar. (Uma vez Jill perdeu o direito de usar sua cadeira de rodas motorizada na escola por uma semana, porque intencionalmente atropelou e feriu um menino que zombara dela. A punição funcionou bem, apesar de tudo. O menino teve de empurrá-la em uma cadeira de rodas manual durante toda a semana, e eles acabaram tornando-se bons amigos.)

A última vez que vi Jill foi no fim de sua adolescência: uma jovem agradabilíssima que tinha muitos amigos e era altamente saudável — apesar de seus gravíssimos problemas físicos. O nível de saúde que ela apresenta não acontece por acaso. É resultado de uma criação deliberadamente amorosa e comprometida que focaliza todos os aspectos da saúde. Vamos agora explorar o que chamo de "as quatro rodas da saúde"[9] e descobrir por que cada uma delas é tão importante para atingir o mais alto grau possível de saúde.

ENTENDA AS QUATRO RODAS DA SAÚDE

Para entender como nutrir a saúde de nossos filhos, precisamos entender um conceito que me foi ensinado por Harold, que morava em

[9] Adaptado de Walt LARIMORE, *Os dez hábitos das pessoas altamente saudáveis*. São Paulo: Vida, 2003, p. 43.

uma pequena cabana numa colina acima do rio Nantahala, perto de Bryson City, na Carolina do Norte. A verdadeira alegria da vida de Harold era reformar automóveis Ford, modelo T. Para ele, esses carros eram obras de arte. Quando demonstrei interesse em aprender mais sobre o Ford T, Harold me convidou para ir a sua oficina, onde pude apreciar melhor o seu *hobby*.

Harold trabalhava na restauração da carroceria e dos assentos dos carros, mas sua especialidade era reparar rodas. Ele me mostrou como a fragilidade em apenas um ou dois raios poderia causar o colapso de uma roda de muitos raios — e provavelmente causar um acidente. Explicou-me que, se um motorista quer fazer uma viagem suave e sem solavancos, as rodas precisam estar balanceadas no maior grau possível. Uma única roda desbalanceada pode forçar o motor, o chassi e as outras rodas. Em resumo, pode estragar todo o carro.

Comecei a pensar nos componentes da saúde nos mesmos termos que Harold considerava os componentes de uma roda firme e robusta: quatro rodas presas a um carro estável (as quatro "rodas" da saúde de uma pessoa altamente saudável), com todas as rodas balanceadas (todos os aspectos de uma criança altamente saudável desenvolvidos em equilíbrio). As quatro "rodas" das crianças altamente saudáveis são:

- a saúde física — o bem-estar do corpo da criança;
- a saúde emocional — o bem-estar das faculdades mentais da criança e a conexão com suas emoções;
- a saúde relacional — o bem-estar das associações de uma criança com seus pais, membros da família, amigos e a comunidade; e
- a saúde espiritual — o bem-estar da relação de uma criança com Deus.

Esses quatro componentes da saúde foram cruciais na vida de Jesus, mesmo durante sua infância. De acordo com a Bíblia, Jesus cresceu "em sabedoria, estatura e graça diante de Deus e dos homens".[10] Em outras palavras, ele cresceu nos aspectos mental/emocional, físico, espiritual e relacional.

Pais que querem educar filhos altamente saudáveis trabalharão muito para manter as rodas de sua saúde e da saúde de seus filhos balanceadas. Assim, vamos considerar o efeito de cada uma das quatro rodas da saúde e examinar os princípios essenciais que você pode começar a aplicar para formar uma criança altamente saudável.

A roda física

A mais simples definição de máxima saúde física é que o corpo da criança — todas as suas substâncias, partes e sistemas — esteja funcionando tão próximo quanto possível de como Deus o projetou para funcionar. Para que uma criança seja altamente saudável, as doenças devem ser evitadas sempre que possível e, quanto mais cedo forem tratadas, melhor. Quando ocorrem doenças ou distúrbios, a saúde física envolve aprender a lidar com essa situação e adaptar-se da forma necessária. Com uma boa saúde emocional, relacional e espiritual, mesmo a criança cujo corpo não tem uma "plenitude" física ideal ainda pode ser altamente saudável.

Permita-me apresentar um exemplo pessoal. Nossa filha mais velha, Kate, nasceu com paralisia cerebral. A maior parte do lado direito de seu cérebro e cerca de metade do lado esquerdo se dissolveram enquanto ela estava no útero. O dano no cérebro de Kate foi tamanho que era como se ela tivesse tido um derrame antes de nascer — tornando o lado esquerdo de seu corpo mais fraco e espasmódico que o direito, embora o lado direito também tivesse sido afetado. O dano cerebral prejudicou dramaticamente seu desenvolvimento físico. Quando chegou à adolescência, ela já tinha feito várias cirurgias para corrigir braços, pernas e olhos. Ela usou aparelhos ortodônticos, próteses, talas ortopédicas e tampões nos olhos,

10 Lucas 2.52.

e passou um tempo em uma cadeira de rodas. Aos 12 anos de idade, ela desenvolveu um grave distúrbio convulsivo. Passou algum tempo em um respirador na unidade de terapia intensiva e quase morreu.

Embora Kate tenha vencido muitos obstáculos médicos, ela ainda não é fisicamente "normal". Possui deficiências significativas, e sua condição é incurável. Entretanto, ela aprendeu a lidar com a situação e adaptar-se a ela. Embora não se alimente tão bem quanto poderia e devesse fazer mais exercícios, na maioria dos aspectos ela se preocupa consigo mesma em termos físicos. Kate está com suas vacinas atualizadas. Ela toma os remédios, vai a consultas médicas e administra o próprio tratamento. Sua mãe e eu consideramos que sua roda física está muito saudável — não porque sua saúde seja perfeita, mas porque está razoavelmente equilibrada.

Dados os seus desafios físicos, seria fácil para Kate ficar sem saúde. Conheci pacientes com deficiências semelhantes que tinham pouquíssima saúde emocional, relacional ou espiritual. Eram pessoas infelizes. Ficaram obesas, e sua saúde física se tornou terrível. Portanto, a saúde física de Kate precisa ser reconhecida. É necessário um esforço coordenado da parte dela para manter sua roda física, e sua saúde física depende muito do trabalho constante que ela realiza para manter balanceadas suas rodas emocional, relacional e espiritual. Se essas três rodas ficassem murchas, enfraquecidas ou desbalanceadas, Kate não poderia ter tanta saúde em termos físicos.

Dose de sabedoria

Uma criança saudável é aquela que não é apenas saudável fisicamente — aquela que faz exercícios, come a quantidade correta de cada grupo alimentar (até mesmo um pouco de chocolate de vez em quando) —, mas também é saudável espiritual e emocionalmente.

Kate Larimore

A roda emocional

Uma boa saúde emocional não significa ausência de tensão emocional. A saúde emocional envolve aprender a realmente lidar todas as emoções humanas que enfrentamos na vida — quer positivas quer negativas. A saúde emocional das crianças é significativamente incrementada pelo amor, pela segurança e por limites bem definidos estabelecidos no relacionamento entre pais e filhos. Sobre o alicerce do amor, nós, pais, devemos ensinar nossos filhos a reconhecer e expressar adequadamente o conjunto completo das emoções humanas. Samuel, garoto de 4 anos que é filho de um amigo meu, surpreendeu-me com o nível de saúde emocional que demonstrou um dia em nossa casa.

A irmãzinha de Samuel foi até o lugar onde ele brincava com um trenzinho. Ela se sentou e esticou o braço tentando pegar um dos vagões.

— Raquel —, eu não quero que você faça isso — disse ele, olhando furioso para a irmã.

Raquel olhou para o rosto de Samuel, agarrou um dos vagões do trem e o colocou em seu colo.

A mãe de Samuel, Barb e eu ficamos observando para ver a reação do menino.

Ele ficou uns minutos bufando. — Raquel — ele prosseguiu —, se você colocar o vagão de volta no trilho, podemos brincar juntos.

Fiquei surpreso com a maturidade do menininho.

Então, Raquel nos surpreendeu a todos. Ela pegou o vagão e bateu com ele na cabeça do irmão.

Samuel fez uma careta. Se fosse com meu filho, eu teria corrido até ele para tentar evitar a explosão que se pressentia. A mãe de Samuel, entretanto, ficou sentada observando.

Samuel levantou os olhos cheios de lágrimas. Depois ficou de pé e foi até a mãe. —Mamãe, a Raquel bateu com o trenzinho na minha cabeça.

— E o que você sentiu? — a mãe perguntou.

— Eu fiquei muito, muito, muito bravo, e com vontade de dar um soco nela.

— E por que não fez isso?

— Eu sabia que era errado.

A mãe o abraçou forte. — Samuel, eu o amo tanto — não importa quais sejam as decisões que você tome. Mas estou muito orgulhosa dessa sua decisão. Você e eu vamos fazer algo especial juntos assim que chegarmos em casa.

Em sua tenra idade, Samuel estava bem encaminhado na direção de uma boa saúde emocional. Sua reação não foi um comportamento natural; foi aprendida. Seus pais lhe haviam ensinado princípios com base nos quais ele agora agia. Ele tinha plena consciência de seus sentimentos e tomou uma decisão consciente sobre como reagir. Raquel provavelmente também aprenderá essas lições quando crescer.

A roda relacional

Uma boa saúde social ou relacional pode ser definida como um estado de máximo bem-estar em todos os relacionamentos da criança — com seus irmãos, pais, parentes, amigos, colegas de escola, professores, religiosos, treinadores esportivos, vizinhos e a comunidade em geral. Desde cedo, a saúde relacional exige que os pais envolvam seus filhos em relacionamentos saudáveis e os protejam de relacionamentos viciados e perigosos. À medida que as crianças amadurecem, convém ensiná-las a exercer seu discernimento nos relacionamentos.

Embora os relacionamentos tensos e a discórdia sejam inevitáveis à medida que as crianças aprendem a interagir com outras pessoas, é fundamental para o bem-estar de nossos filhos que aprendamos a desenvolver relacionamentos de forma saudável e também sejamos diligentes na prevenção ou no "tratamento" de relacionamentos conturbados aos quais nossos filhos serão expostos (dos quais entre nós mesmos). Queiramos ou não, nossos relacionamentos têm um impacto direto sobre nossos filhos, para o bem ou para o mal. Marshall se destaca em minha memória como exemplo da forma pela qual os relacionamentos dos pais afetam a saúde relacional de uma criança.

Quando Barb e eu vivíamos em Bryson City, ministrávamos aulas para a classe dos meninos na escola bíblica. Um dos meninos, Marshall, era um atleta talentoso, cheio de vivacidade e energia. Ele tinha dotes intelectuais e parecia captar a verdade espiritual. Apesar disso, era uma criança com feridas profundas. Ninguém na família de Marshall tinha aprendido a estabelecer relacionamentos saudáveis, de modo que a família inteira estava envolvida em relacionamentos viciados. Seu pai era alcoólatra e, críamos, abusava de Marshall de formas terríveis. O irmão mais velho era um delinqüente. A mãe, fisicamente frágil, vivia em sofrimento constante — um sofrimento que ela transmitiu aos filhos.

Esses relacionamentos extremamente conturbados afetaram Marshall emocionalmente e floresceram em seus relacionamentos com os outros. Não é de surpreender que, quando conhecemos Marshall, seu relacionamento com outras crianças se caracterizava pelo ódio ou pelo egoísmo. Enquanto as outras crianças aceitavam repreensões, Marshall se rebelava. Enquanto outras crianças seguiam instruções, Marshall desobedecia. Logicamente, ele não se saía bem na escola.

Como adultos preocupados, Barb e eu dedicamos muito tempo a Marshall. Tentamos ajudá-lo a balancear aquela roda sem saúde. Sabíamos que, se não conseguíssemos ajudá-lo a desenvolver uma estratégia para balanceá-la, provavelmente a estrada que ele tinha pela frente seria difícil. E de fato a estrada foi difícil. Marshall acabou deixando de freqüentar a escola e tornou-se alcoólatra como seu pai.

A roda espiritual

Embora talvez nem todos concordem comigo, estou convencido de que a roda espiritual é a mais importante. Uma boa saúde física, emocional e relacional não é suficiente. O bem-estar espiritual precisa ser nutrido desde uma idade muito tenra, para que seja uma prioridade consistente de crianças que se tornarão altamente saudáveis.

A boa saúde espiritual pode ser descrita como o estado de máximo bem-estar da criança em um relacionamento pessoal com Deus, o Criador. Para ser espiritualmente saudável, uma criança precisa aprender o que é um relacionamento pessoal com Deus e observar outras pessoas que lhe sirvam de modelo na construção desse tipo de relacionamento. Finalmente, a criança precisa crescer nesse relacionamento ao longo do tempo — exatamente como acontece em qualquer outro relacionamento.

Até as crianças pequenas precisam aprender sobre o plano que Deus concebeu para elas em termos de suas condições físicas, emocionais, relacionais e espirituais. Elas precisam conhecer a instrução e orientação pessoal de seu Criador em sua vida, e também aprender a aplicá-las de maneiras simples e práticas. As crianças podem começar esse aprendizado desde muito pequenas.

Uma mãe me contou que estava passeando a pé com sua filha de 2 anos. Elas se sentaram para descansar, e a filha olhou para o céu e disse: — Chéu, Deus faz chéu.

— Isso mesmo, Deus fez o céu — a mãe respondeu.

O vento balançava delicadamente as folhas nos galhos das árvores. A menina disse: — Arve, Deus faz arve.

— Isso mesmo, Deus fez as árvores — respondeu a mãe.

Nesse momento, um passarinho passou voando. — Pachalinho, vovó Rosa faz pachalinho.

— Ah — exclamou a mãe, rindo. — Vovó Rosa faz um monte de coisas para você, coisas que são fofinhas e macias como os passarinhos, mas Deus fez os passarinhos, igualzinho acontece com as árvores e o céu.

Tornar o desenvolvimento da saúde espiritual uma prioridade na vida diária é essencial, especialmente porque tantas pessoas consideram a saúde física, emocional, relacional e até mesmo financeira como prioridades máximas. As crianças muitas vezes recebem essa mensagem de seus colegas de escola, das propagandas, dos filmes e de suas interações com adultos, mas essa *não* é a visão dos pais de crianças altamente saudáveis. Esses pais ecoam a perspectiva de Jesus[11] quando ele disse que é mais importante buscar o Reino de Deus e sua justiça, e que as necessidades materiais de alimento e vestuário serão acrescentadas. Esses pais perguntam, tal como Jesus fez: — O que adianta um homem [uma criança] ganhar o mundo inteiro, se ele perder sua alma?[12].

Será que a ênfase na saúde física, emocional e relacional não é importante? Claro que é! Todas essas rodas devem ser vividas, apreciadas, estimuladas e desenvolvidas. No entanto, se a roda espiritual receber menos atenção que as outras três rodas, nossas crianças não serão altamente saudáveis. E elas não se tornarão adultos altamente saudáveis, a menos que desenvolvam uma roda espiritual por si mesmas. O balanceamento das quatro rodas é essencial. Infelizmente, muitas pessoas colocam o estepe no carro e jogam a roda espiritual no porta-malas!

Dose de sabedoria

O homem deve ter arcos e esteios que o sustentem a partir de seu interior. Caso contrário, o templo cairá por terra.

MARCO AURÉLIO, Imperador Romano

AVALIANDO A SAÚDE DE SEU FILHO

Acredito que você queira ajudar seus filhos a ser tão altamente saudáveis quanto possível, por isso eu gostaria de dividir com você um modo fácil de avaliar as quatro rodas da saúde de cada um de seus filhos. Criei esse instrumento de avaliação para crianças entre 4 e 12 anos aproximadamente. É um instrumento fácil — e por isso será apenas uma representação

11 V. Mateus 6.33.
12 Mateus 16.26.

grosseira da saúde global de seu filho —, mas a avaliação ajudará você a desenvolver rapidamente um quadro do equilíbrio de saúde de seu filho (ou da falta desse equilíbrio). É muito simples entender essas rodas, e usá-las para avaliar seu filho é bastante intuitivo. Então, vamos começar. Em uma folha separada, reproduza ou copie a ilustração na página 43.

Observe que cada uma das quatro rodas da saúde tem um eixo e dois pares de raios. O eixo é o ponto central em torno do qual a roda gira, e ele envolve a fé — não no sentido religioso, mas em termos de uma confiança de que, se você proporcionar aquilo de que seu filho precisa para ser saudável, ele terá maior probabilidade de se tornar mais saudável ao longo do tempo. Os raios representam a medida de saúde que seu filho tem em cada uma dessas áreas. Quanto mais longo o raio, melhor. Nesse exercício, você avaliará o comprimento de cada raio de cada roda, o que lhe mostrará as condições da viagem (tranqüila ou turbulenta?) que seu filho fará ao longo da estrada que conduz à saúde.

Cuidado! Esse exercício *não* deve ser utilizado para mostrar a seu filho em que pontos ele está aquém do desejado. Fazer isso pode ser altamente prejudicial para ele. Esse instrumento se destina exclusivamente a você, pai — para mostrar onde *você* precisa melhorar a fim de educar um filho mais saudável. Esse instrumento de medição não foi cientificamente testado. A orientação se baseia na minha experiência e também na minha leitura de pesquisas científicas.

À medida que você ler cada descrição abaixo, assinale o raio correspondente à avaliação que você faz da saúde de seu filho na área em questão. Quanto mais precisa for a sua avaliação, mais útil o instrumento será. O eixo é o ponto zero.

Saúde física

Eixo — confiança de que o corpo de seu filho se desenvolverá adequadamente.

Raios verticais = atividade e repouso

Raios horizontais = nutrição/crescimento e vacinas

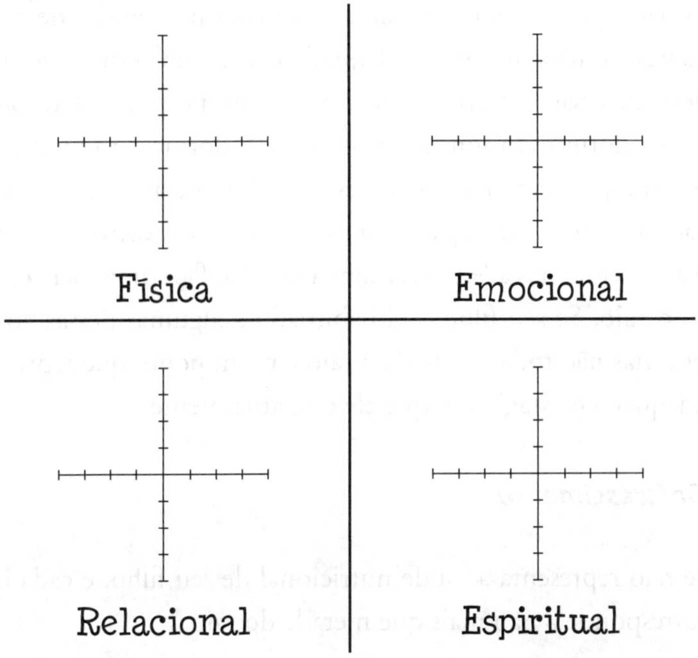

Atividade

Este raio representa a média diária de atividades físicas desempenhadas por seu filho nos últimos 2 ou 3 meses. Se seu filho é sedentário (sem aulas de Educação Física na escola, sem atividades esportivas, mais de 3 horas por dia em frente à televisão ou ao computador), assinale o raio no ponto zero ou em ¼. Se seu filho se exercita apenas nos finais de semana, dê a ele uma marca de ¼ no meio do raio. Se ele se exercita (brinca ou corre fora de casa) pelo menos 30 minutos por dias, de 4 a 6 dias por semana, faça uma marca na altura de ¾ do raio. Se seu filho faz exercícios pelo menos 30 minutos todos os dias, faça uma marca na extremidade do raio.

Repouso

Em que medida seu filho tem um repouso saudável? Se ele vai dormir tarde, não dorme bem na maioria das noites, fica cansado durante o dia, não passa pelo menos um dia por semana brincando, descansando ou relaxando, e não tira férias adequadamente (em termos de duração, freqüência, diversão e repouso), marque o raio no ponto zero ou ¼. Se seu filho vai dormir em um horário razoável; dorme oito ou mais horas de um sono reparador todas as noites e geralmente acorda disposto; tem um ou dois dias na semana para brincar, repousar e desenvolver atividades recreativas; e tem férias adequadas com a família, faça uma marca na extremidade do raio. Se seu filho está habituado a algumas dessas atividades saudáveis, mas não todas, assinale o raio em um ponto que represente de forma adequada o estágio em que ele está atualmente.

Nutrição/crescimento

Esse raio representa a saúde nutricional de seu filho, e cada componente corresponde a não mais que metade do raio.

Em primeiro lugar, vamos avaliar a parte do raio referente à *nutrição*. Se seu filho ingere bastante água todos os dias, come mais de quatro ou cinco porções de frutas e legumes e faz pelo menos três refeições nutritivas por dia, consome uma quantidade mínima de cafeína, refrigerantes, gorduras saturadas, alimentos altamente processados, *fast food* e doces — *e também* não está usando derivados do tabaco e drogas ilícitas nem está exposto a eles —, conceda-lhe o crédito de meio eixo. Caso contrário, diminua o resultado de forma apropriada. Por exemplo, se seu filho raramente come frutas, em geral não toma café da manhã, faz uma refeição nada saudável no almoço, bebe refrigerantes com freqüência e está exposto diariamente à fumaça do tabaco, deixe-o sem nenhum crédito.

Agora, vamos considerar o *crescimento* de seu filho. Se ele tem menos de 2 anos, peça ao pediatra a tabela de crescimento de seu filho ou utilize a tabela que está em minha página na *Web* (www.highlyhealthy.net) [disponível em inglês].[13]

---

[13] "Se seu filho tem altura *e também* peso entre os 5 e 95 centésimos percentuais, acrescente um crédito de ½ raio em sua avaliação de nutrição, mas, se o tamanho ou peso

Se seu filho tem 2 anos ou mais, a avaliação mais precisa de seu crescimento é o índice de massa corporal (IMC). Peça ao médico de seu filho uma tabela de IMC para crianças. Se o IMC de seu filho for normal, conceda-lhe o crédito de meio raio. Se o IMC estiver no limite, assinale no raio o ponto correspondente a ¼. Se o IMC estiver anormalmente alto ou baixo, assinale no ponto zero. A marca final que você fará nesse raio deve ser a soma dos valores referentes à nutrição e ao crescimento.

Vacinas

Você pode estar surpreso pelo fato de eu ter dedicado todo um raio para as vacinas, mas, de todas as medidas preventivas existentes que podem influenciar de forma positiva a saúde física de seu filho, essa é a mais essencial. As vacinas têm um impacto maior na redução de mortes ou deficiências causadas por doenças infecciosas do que quase qualquer outra medida de saúde pública, e discutirei a importância delas no Capítulo 3.

Para medir esse raio, determine quantas vacinas recomendadas seu filho tomou. Você pode encontrar uma lista dessas vacinas no Apêndice 2. Se seu filho tomou todas as vacinas recomendadas, assinale a extremidade externa do raio. Se não for esse o caso, assinale o ponto do raio que representa a porcentagem de vacinas que seu filho tomou.

Roda emocional

Eixo = confiança de que as emoções de seu filho terão um desenvolvimento adequado.

Raios verticais = estímulo e paz/tranqüilidade

Raios horizontais = aprendizado e segurança/amor

estiver abaixo de 5 centésimos ou acima de 95 centésimos percentuais, acrescente apenas um de ¼ de raio. Se a altura e o peso estiverem abaixo de 5 centésimos ou acima de 95 centésimos percentuais, assinale o eixo no ponto zero" [N. do A.]. O leitor encontra à disposição no Apêndice 2 material adicional sobre crescimento [N. do E.].

Estímulo

Nos EUA, quase nunca o problema é falta de estímulo, mas muito estímulo do tipo nocivo. Para medir esse raio, avalie se o nível de estímulo de seu filho é — como uma vez Cachinhos Dourados declarou sobre o mingau — "quente demais", "frio demais" ou "no ponto ideal". Preste atenção à quantidade de estímulos recebida pela televisão, vídeos e computador. Avalie o nível como "ideal" se seu filho é exposto costumeiramente por menos de uma hora a esse tipo de estímulo potencialmente nocivo. Considere também o nível de contato físico que você e seu cônjuge (se for o caso) tem com seu filho. Se vocês em geral trocam abraços, sentam-se próximos quando conversam e antes de dormir, assinale o raio no ponto "ideal". Se vocês não têm contato físico, assinale no raio o ponto "frio demais".

Se o estímulo mental e emocional de seu filho estiver "no ponto ideal", assinale a extremidade externa do raio. Faça uma marca próxima ao eixo se o estímulo a que seu filho se expõe for "frio demais" ou "quente demais".

Paz/tranqüilidade

A maioria das crianças não tem um período adequado de tranqüilidade. A "fórmula de Cachinhos Dourados" funciona bem para avaliar a saúde de seu filho também nesta área. Assinale o raio levando em consideração se a vida de seu filho está "calma demais", "agitada demais" ou "no ponto ideal". Ao analisar essa área, lembre-se de que o sofrimento emocional causado pela escassez de amor-próprio, pela ausência de intimidade com os outros e pela falta de intimidade com Deus pode diminuir o nível de paz e tranqüilidade de uma criança, mesmo que ela aparentemente tenha momentos suficientes de tranqüilidade. Se alguma dessas causas de desequilíbrio emocional tem um papel na vida de seu filho, assinale o raio da maneira correspondente.

Aprendizado

O aprendizado durante toda a vida, que é importante para a saúde do adulto, quase sempre começa na infância. Pesquisas mostram que o cérebro, tal qual um músculo, deve ser exercitado para permanecer altamente saudável. Assim como a atividade física ajuda a manter a saúde do coração, dos músculos e dos ossos de seu filho, o cérebro também se beneficia de atividades mentais. Atividades mentais como períodos regulares de leitura, educação continuada, tarefas desafiadoras e jogos de tabuleiro com os familiares apontam para uma mente mais brilhante ao longo da vida. Se seu filho gosta de aprender, independentemente de qual seja o estilo de aprendizado, faça uma marca na extremidade externa do raio. Se esse não for o caso, assinale o raio da forma correspondente.

Segurança/amor

O senso de segurança de uma criança, juntamente com a consciência de ser amada, é essencial para a sua saúde. Vamos avaliar primeiro o componente *segurança.* Se seu filho se sente seguro, e você estabelece limites, disciplinas e punições adequados, conceda-lhe um crédito de meio raio. Se a punição recebida por seu filho é excessiva ou infligida com ódio, ou se você é permissivo demais e raramente usa meios adequados de disciplina e punição, diminua a pontuação no raio.

Agora vamos analisar o componente *amor.* O amor incondicional dos pais por seus filhos é essencial para uma alegria saudável na idade adulta. O amor incondicional equilibra o amor com a disciplina, a liberdade com os limites, e os cuidados com a disciplina. Esse tipo de relacionamento entre pais e filhos é saudável e agradável, além de ser marcado pela afeição. Se você ama seu filho incondicionalmente e verbaliza seu amor mais de uma vez ao dia, conceda-lhe o crédito de meio raio. Em contrapartida, se seu amor está condicionado ao que seu filho faz ou diz e você não expressa verbalmente o seu amor todos os dias, conceda um crédito de menos da metade de um raio. Sua marca final deve ser a soma dos componentes aprendizado e segurança/amor.

Roda relacional

> Eixo = confiança nos relacionamentos saudáveis com as outras pessoas e consigo mesmo e estímulo desses relacionamentos.
> Raios verticais = relacionamento com os pais e outros membros da família
> Raios horizontais = sociabilidade e brincadeiras

Relacionamento com os pais

Entre todas as características dos pais altamente saudáveis, com exceção do aprendizado de como amar seus filhos incondicionalmente, o mais importante é a quantidade de tempo que pai e mãe doam a seus filhos em sacrifício. O tempo de qualidade *só acontece* quando há tempo em quantidade. Ponto final. Vamos examinar esse tópico com maior profundidade em um capítulo posterior.

O relacionamento com os pais é crucial para o autoconceito de uma criança e para sua habilidade de manter relacionamentos saudáveis. Se você *e também* seu cônjuge passam mais de 30 minutos por dia na companhia de seu filho, assinale o raio na extremidade externa. Se um de vocês passa mais de 30 minutos por dia e o outro passa entre 2 e 3 horas por semana com seu filho, assinale o raio na altura de ¾. Se você e seu cônjuge passam entre 2 e 3 horas semanais com seu filho, assinale o raio a meia distância do eixo. Se você e seu cônjuge passam menos de 2 horas por semana com seu filho, assinale o raio na altura do eixo.

Relacionamentos familiares

Se os pais biológicos da criança vivem juntos e sentem que têm um ótimo casamento, assinale o raio na extremidade externa. Se os pais biológicos moram juntos e têm um bom casamento, assinale o raio na altura de ¾. Se o casamento for apenas satisfatório, assinale o raio a meia distância do eixo. Se os pais biológicos vivem juntos e têm um casamento ruim, assinale o raio a ¼ de distância do eixo.

Se seu filho é adotado, subtraia ¼ da pontuação feita de acordo com as instruções do parágrafo anterior. Por favor, entenda que eu não estou afirmando que seu relacionamento com um filho adotado não pode ser altamente saudável — na verdade, pode ser. No entanto, no caso de uma criança adotada, bem como no caso de pais solteiros ou famílias mescladas (veja a seguir), há mais riscos afetando o relacionamento pai/filho. Vamos investigar esses riscos com profundidade mais adiante neste livro.

Se você é mãe solteira ou pai solteiro que passa pelo menos 30 minutos por dia com seu filho e proporciona a ele a convivência de 3 horas ou mais por semana com modelos de papéis relevantes do outro gênero, assinale o raio a ¾ de distância do eixo. Se você é mãe solteira ou pai solteiro que passa pelo menos 30 minutos por dia com seu filho, mas não proporciona a ele a convivência com modelos de papéis relevantes do sexo oposto, assinale o raio a ¼ de distância do eixo. Se você é mãe solteira ou pai solteiro e passa menos de 30 minutos por dia com seu filho e não proporciona a ele a convivência com modelos de papéis do sexo oposto, assinale o raio a ¼ de distância do eixo. De qualquer forma, se você for divorciado ou nunca foi casado com o outro genitor da criança, e se esse genitor tem um relacionamento ruim e sem envolvimento com seu filho, subtraia ¼ da pontuação do raio de relacionamentos familiares.

Se você faz parte de uma segunda ou terceira família saudável formada de um novo casamento, assinale o raio a ¾ de distância do eixo. Entretanto, se o seu relacionamento com seu cônjuge e enteados é apenas satisfatório ou ruim, assinale o raio próximo ao eixo ou a ¼ de distância dele. Se você pertence a uma família formada sem a oficialização de um casamento, subtraia ¼ na distância do raio em relação ao eixo. De qualquer forma, se você for divorciado ou nunca foi casado com o outro genitor da criança, e esse genitor tem um relacionamento apenas satisfatório ou ruim com ele, subtraia mais ¼ na pontuação.

Sociabilidade

A sociabilidade é fundamental para a saúde emocional e relacional de seu filho. As crianças são criadas com a capacidade de relacionar-se com os outros, embora algumas tenham distúrbios, tais como o autismo ou a síndrome de Asperger, que impedem a socialização. A sociabilidade começa com o amor incondicional e a segurança, que já foram analisados.

A sociabilidade se expressa por uma disposição de brincar de forma construtiva com os outros, uma atitude de "posso fazer", uma disposição para embarcar em novas aventuras, um senso de otimismo e uma capacidade de fazer amigos com facilidade. Se seu filho demonstra esses traços, assinale um raio inteiro. Se ele não demonstra nenhum deles, assinale o raio na altura do eixo. Se seu filho demonstra ter alguns desses traços, assinale o raio na altura adequada.

Brincadeiras

O "trabalho" da infância são as brincadeiras. Não me refiro a eventos de monitoria, ensino ou competição, mas a brincadeiras não estruturadas, como quando você diz a seu filho para "ir brincar". A brincadeira desenvolve a criatividade, a desenvoltura e a imaginação. Proporciona a cooperação e a solução de problemas. Até mesmo a brincadeira solitária ensina inspiração, engenhosidade e inventividade.

Se seu filho gosta de brincar e tem um tempo diário destinado exclusivamente a brincar — sozinho ou com outras pessoas — assinale o raio na extremidade externa. (Lembre-se, não considere o tempo gasto com a TV ou o computador como "tempo de brincadeira".) Se a vida de seu filho é repleta de atividades, mas não reserva tempo para brincar, faça sua marca no nível zero.

Roda espiritual

Eixo = confiança em um relacionamento saudável com Deus e estímulo a esse relacionamento.

Raios verticais = relacionamento pessoal com Deus e oração

Raios horizontais = instrução espiritual e atividade espiritual

Relacionamento pessoal com Deus

Defino a espiritualidade positiva e verdadeira em termos de um relacionamento pessoal com Deus resultando em uma mudança interna que produz amor, alegria, paz, paciência, generosidade, bondade, gentileza e autocontrole. Como discutirei no Capítulo 8, quanto mais profunda for a saúde espiritual de uma criança, mais probabilidade essa criança terá de ser física, emocional e relacionalmente saudável.

Se seu filho acredita em Deus e dá mostras de ter um relacionamento com ele, assinale o eixo na extremidade externa. Se seu filho acredita em Deus mas não tem um relacionamento perceptível com ele, pode ser adequado assinalar o eixo na metade. Se seu filho não acredita nem se relaciona com Deus, assinale o raio no ponto zero.

Oração

Em sua forma mais simples, a oração é uma conversa íntima entre o seu filho e o seu Criador. A oração pode acontecer em qualquer lugar, a qualquer tempo. Não exige uma igreja ou sinagoga, um lugar ou uma posição especial. A oração pode ser simples, como um agradecimento a Deus pelas boas coisas que acontecem todos os dias.

Se seu filho ora todos os dias, assinale o raio no ponto externo. Se a criança ora apenas algumas vezes por semana, assinale o raio na metade. Se seu filho ora apenas em feriados especiais ou antes das refeições familiares, assinale o raio a ¼ de distância do eixo. Se seu filho nunca ora ou apenas ora quando está enfrentando uma crise, assinale o raio no ponto zero.

Instrução espiritual

A base da saúde espiritual é construída com mais eficácia durante a infância e deve incluir a instrução espiritual. Atividades como a leitura bíblica em família, aulas na escola bíblica, escola bíblica de férias, grupo de jovens da igreja, acampamentos da igreja e outras semelhantes têm um papel na instrução espiritual.

A instrução espiritual que seu filho recebe *diária* ou *semanalmente* corresponde à metade do raio. Se seu filho participa de duas ou mais atividades semanais tais como freqüentar uma comunidade de fé e participar da leitura bíblica em família, assinale o raio na metade. Se essas atividades ocorrem mensalmente, conceda-lhe o crédito de ¼ de raio. Se seu filho não participa de nenhuma dessas atividades, assinale o raio no ponto zero.

Para o outro componente, avalie a atividade espiritual *anual*, como por exemplo ir ao acampamento da igreja, à escola bíblica de férias ou participar de alguma atividade proporcionada pela igreja. Para duas dessas atividades por ano, dê a seu filho um crédito de meio raio. Para uma única atividade, conceda-lhe o crédito de ¼ de raio. A marcação final nesse raio da instrução espiritual deve ser a soma das marcas referentes às atividades semanais e anuais.

Atividade espiritual

Para metade desse raio, avalie o *envolvimento* de seu filho em uma comunidade de fé como a igreja ou a sinagoga. Se você e seu filho estão envolvidos com uma comunidade espiritual saudável e positiva na qual recebem orientação e apoio e praticam o comprometimento, o raio deve ser assinalado na metade. Se seu envolvimento acontece menos de uma vez por semana, mas no mínimo uma vez por mês, assinale o raio a ¼ de distância do eixo. Se for menos de uma vez por mês, assinale o raio no ponto zero. Além disso, se a comunidade em si não é saudável, atribua menos créditos nesse item.

A outra metade desse raio relaciona-se à *doação*. Se seu filho doa tempo, recursos ou talentos pelo menos uma vez por mês (trabalhando como voluntário ao servir sopa aos necessitados, ajudando um vizinho ou limpando uma rua, doando dinheiro a uma igreja ou instituição filantrópica etc.), conceda-lhe um crédito de meio raio. Se seu filho faz isso uma vez por ano, conceda-lhe um crédito de ¼ de raio. A marcação final deve ser a soma das marcas dos aspectos "envolvimento" e "doação".

O quadro total

Agora que você marcou o comprimento estimado dos raios das quatro rodas da saúde de seu filho, desenhe o aro da roda ligando as marcas em cada raio às marcas dos raios adjacentes.

Observe o resultado. As rodas são arredondadas ou murchas em alguns pontos? Elas têm aproximadamente o mesmo diâmetro, ou será que uma é bem menor do que as outras? Elas são razoavelmente arredondadas e têm tamanhos semelhantes, mas são pequenas em seu diâmetro? Se você constatar alguma dessas situações, seu filho não chega a ser altamente saudável.

Se os pneus de seu carro se parecessem com as rodas da saúde de seu filho, você ficaria preocupado? Você pode imaginar como um veículo andaria se tivesse quatro rodas como as de seu filho?

A ilustração na página 55 mostra a avaliação do filho de um grande amigo meu. —Walt — declarou ele —, preciso trabalhar. Esses pneus murchos são em grande medida culpa minha. Vou começar hoje mesmo a consertá-los. Eu não apenas quero ter um filho altamente saudável. Quero também ser um pai altamente saudável.

Para educar um filho altamente saudável, você precisa assumir a responsabilidade pela sua própria saúde e pela saúde de seu filho, e agir de forma proativa em relação a elas. Você terá de estudar e aprender, ler e avaliar, a fim de atingir o objetivo de alongar os raios curtos das rodas da saúde de seu filho. Se você repetir esse exercício de análise uma ou duas vezes por ano, verá diferentes raios aumentando à medida que tomar as decisões de um pai que pretende educar um filho altamente saudável.

Devo adverti-lo, no entanto, de que esse é um trabalho árduo. Assim como é importante verificar a pressão dos pneus de seu carro, manter as rodas balanceadas e cuidar para que não haja desgastes excessivos que possam causar um estouro inesperado mais adiante na estrada, você precisa ser vigilante com a saúde de seu filho. Você deve monitorar o balanceamento de cada roda, procurar sinais de danos e fazer toda a manutenção preventiva para evitar problemas futuros e garantir uma viagem longa e tranqüila. Você ficará tentado a tomar atalhos, mas cada um de nós é responsável por tomar as melhores decisões e realizar as ações mais adequadas para ajudar nossos filhos a se tornarem pessoas altamente saudáveis. Nunca será demais repetir isso.

Nenhuma outra pessoa pode ser o pai ou a mãe de seu filho. Espero que você esteja animado diante da perspectiva de melhorar a saúde de seu filho. Independentemente da posição em que você e seu filho estão na viagem que leva à saúde, tenha este capítulo como ponto de referência — um ponto de partida — enquanto você se torna o pai ou a mãe mais altamente saudável de um filho mais altamente saudável. Tenho confiança de que você aprenderá a preparar o caminho para uma ótima viagem.

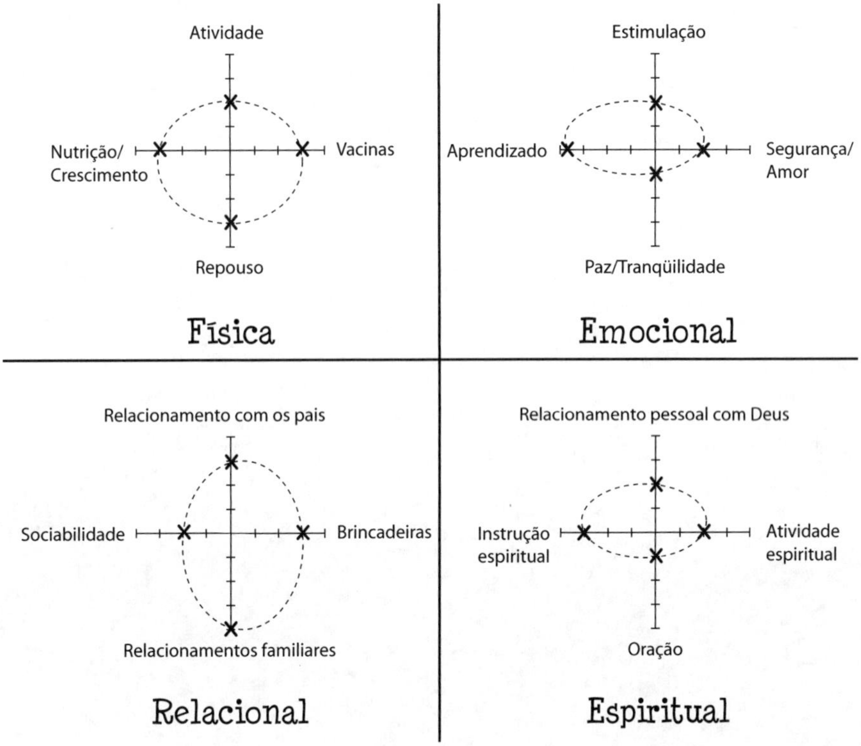
Atividade
Nutrição/ Crescimento
Vacinas
Repouso
Física
Estimulação
Aprendizado
Segurança/ Amor
Paz/Tranqüilidade
Emocional
Relacionamento com os pais
Sociabilidade
Brincadeiras
Relacionamentos familiares
Relacional
Relacionamento pessoal com Deus
Instrução espiritual
Atividade espiritual
Oração
Espiritual

Capítulo 2

O papel dos pais na formação da criança altamente saudável

Quando terminei a faculdade de medicina, fui convidado para passar um breve período dando aulas de clínica geral no Queen's Medical Center em Nottingham, na Inglaterra. Depois de dar essas aulas, passei vários meses viajando num *trailer* com Barb pela Europa Continental e pelo norte da África.

Num final de semana, quando estávamos visitando amigos recentes em Munique, na Alemanha, Barb ficou doente. Nosso anfitrião sugeriu que ela poderia estar grávida. Não achávamos que isso fosse possível, mas na manhã seguinte fomos correndo até a farmácia local e compramos uma das versões mais antigas do teste de gravidez caseiro. Naquela época, a amostra de urina tinha de reagir por várias horas antes de produzir um resultado legível, de modo que, enquanto o "bolo assava", Barb e eu fomos passear no zoológico. Na hora marcada, voltamos para o *trailer*, abrimos a porta e encontramos um teste de gravidez definitivamente positivo.

Chocada, Barb imediatamente ecoou o pensamento da maioria dos futuros pais: — Que faremos agora?

Entre pais e mães, atuais ou futuros, não há ninguém que não tivesse desejado que a gravidez e os filhos viessem acompanhados de um manual de instruções. Eu sempre dou risadas quando leio na Bíblia a história dos pais de Sansão.[1] Aparentemente, a mãe não conseguia ter filhos, mas um dia, quando ela estava sozinha num campo, um anjo apareceu e lhe disse que ela seria mãe. Ela foi correndo para casa contar a novidade ao marido. A resposta dele foi ótima: imediatamente começou a orar pedindo a Deus que enviasse de volta o anjo, para que este lhes ensinasse a educar um filho!

Felizmente para os pais de Sansão, o anjo de fato reapareceu. A maioria dos pais, entretanto, não tem o privilégio de uma consulta particular com um mensageiro de Deus sobre a criação de filhos. No entanto, existem princípios fundamentais que nós, pais e mães, podemos pôr em prática para aumentar a probabilidade de que nossos filhos não só se desenvolvam de forma normal, mas também se tornem tão saudáveis quanto possível. Esses princípios essenciais podem nos ajudar a administrar a incrível responsabilidade de educar filhos para que se tornem adultos altamente saudáveis.

PAI E MÃE: BASE DA EQUIPE DE SAÚDE

A tarefa de educar filhos altamente saudáveis começa com uma compreensão de nosso papel como pai e mãe. Devemos não apenas aprender os princípios, mas também ter um desejo intenso de educar filhos altamente saudáveis, e então nos disciplinar para fazer os sacrifícios exigidos. No entanto, por favor, não pense que você precisa ser um pai perfeito ou uma mãe perfeita para educar filhos altamente saudáveis. Ninguém pode ser perfeito no papel de pai ou mãe. Barb e eu com certeza não fomos.

Entretanto, você é absolutamente essencial na vida de seus filhos simplesmente por ser o pai ou a mãe deles. Você é o alicerce sobre o qual seu

[1] V. Juízes 3.2-25.

filho constrói a própria saúde. A experiência de ser pai/mãe não implica apenas o que fazemos, mas também o que nos comprometemos a ser. Isso se aplica não apenas a uma pessoa do casal, mas a pai e mãe. Ser pai e mãe é um trabalho em tempo integral para os dois. Deve ser o "principal trabalho" dos *dois*, pai e mãe.

Reconheço que eu talvez esteja fora de compasso com os tempos atuais, enfatizando uma estratégia de educação de filhos que exige uma equipe cuja base é formada por "mãe e pai". Por exemplo, entre as nações industrializadas, os EUA são a primeira em número de mães/pais solteiros.[2] Até o ano 2000, as famílias americanas compostas por casais casados constituíam menos de 25% de todos os lares.[3] Dadas essas perturbadoras tendências,[4] a previsão é de que cerca de metade das crianças americanas atualmente deva passar pelo menos parte de sua infância vivendo em um lar de mãe ou pai solteiros. Apesar dessas estatísticas, vários argumentos apóiam a tese de que um lar amoroso, composto de pai e mãe casados, tem mais chances de formar crianças altamente saudáveis. No entanto, quando essa vida familiar não existe, nem tudo está perdido. Mães e pais solteiros, tendo o desejo e a disciplina necessária, podem adotar medidas positivas para transpor os obstáculos enfrentados e maximizar a saúde de seus filhos. Vou considerar essas medidas com mais detalhes no Capítulo 7. Por enquanto, vamos refletir sobre a situação ideal e descobrir por que ela é tão importante para a saúde das crianças.

Milhares de anos de história humana registrada, a sabedoria da Bíblia, e uma fabulosa base de dados nas áreas de ciências sociais e médicas indicam claramente que crianças de lares formados por pais biológicos com um casamento estável são, em geral, muito mais saudáveis que as crianças de qualquer outro arranjo familiar, ou que convivem em uma família que está prestes a desmoronar. As crianças mais altamente saudáveis

---

2 Relatado em "Breakdown on Family Breakdown", *Washington Times*, March 25, 2001, B2.

3 Relatado em Eric SCHMITT, "For First Time, Nuclear Families Drop Below 25% of Households", *New York Times*, May 15, 2001, A1.

4 Relatadas em "Breakdown on Family Breakdown", B2.

tendem a surgir em lares com pai e mãe casados que se amam e estão dispostos a sacrificar-se em favor do papel especial que desempenham na formação de seus filhos. Esse é o solo em que a árvore da vida familiar cresce melhor.

Várias pesquisas constataram que um bom casamento e uma família unida melhoram o bem-estar de marido e mulher e parecem vacinar os filhos contra o desespero e muitos outros estados nocivos à saúde física ou mental. Por exemplo, o sociólogo Glen Elder constatou que, durante a Grande Depressão, meninas e meninos nascidos nos EUA na década de 1920 eram mais felizes se seus pais tinham um casamento sólido. Adolescentes que cresceram em famílias bem estruturadas durante tempos difíceis permaneceram, em geral, muito felizes quando adultos. Elder concluiu que o sólido relacionamento com os pais foi "uma fonte de resistência para os filhos".[5] Pesquisas mais recentes confirmam que um bom casamento ajuda a proteger a saúde mental dos filhos durante períodos de dificuldade financeira. Essas descobertas foram ainda mais impressionantes em famílias nas quais prevalecia a "união entre gerações".[6]

Um bom casamento é também um fator significativo na prevenção do abuso de drogas — uma grande ameaça à saúde das crianças. Uma pesquisa feita com 2 mil adolescentes e mil pais pelo Nacional Center on Addiction and Substance Abuse da Universidade de Colúmbia (CASA) demonstrou que os adolescentes menos ameaçados são

> aqueles que vivem em famílias com pai e mãe que estabelecem um bom relacionamento com ambos, recorrem a ambos quando têm decisões importantes a tomar, já discutiram o problema das drogas ilegais com eles e relatam

---

5 Citado em Marilyn ELIAS, "Families Provide Antidote to Unhappiness", *USA Today,* December 9, 2002, 11D; v. Glen H. ELDER, JR., *Children of the* Great *Depression: Social Changes in Life Experience* (Chicago: University of Chicago Press, 1974), republicado na edição de 25º aniversário (Boulder, Colo: Westview Press, 1999).

6 Citado em ELIAS, "Families Provide Antidote to Unhappiness".

que julgam o pai e a mãe igualmente exigentes em termos de notas, tarefas escolares e comportamento pessoal.[7]

Resultados positivos como esses são fruto do esforço de pais e mães que estão dispostos a construir um casamento sólido e uma vida familiar harmoniosa que proporcionará o ambiente adequado para a formação de seus filhos.

Dose de sabedoria

O poder dos pais é fundamental. Quando pai e mãe convivem na mesma casa — e mesmo quando um está fisicamente ausente —, ambos precisam participar da vida dos filhos. Os pais têm um poder enorme sobre o bem-estar de uma criança, mas muitos não valorizam nem usam esse poder.

Joseph A. Califano,

Ex- Secretário de Saúde, Educação e Previdência dos EUA.

Nunca será demais enfatizar a necessidade de comprometimento com o casamento e com a família por parte de pais que desejam educar filhos altamente saudáveis. Alguns casamentos são complicados e infelizes. Então, como saber se é melhor para os filhos o casal continuar junto e tentar consertar um casamento difícil, ou partir para a separação? Essa é uma pergunta extremamente complexa, e a sua resposta deve ser cuidadosamente ponderada levando-se em consideração todos os prós e contras.

[7] CASA, Luntz Research, QEV Analytics, "Back to School 1999 — National Survey of American Attitudes on Substance Abuse V: Teens and Their Parents" (New York: The National Center on Addiction and Substance Abuse at Columbia University, 1999), 6; disponível em: <www.casacolumbia.org/pdshopprov/files/2003_Teen_Survey_8_19_03.pdf> [consulta em 19/11/2007].

Um recente estudo feito em larga escala e por um tempo prolongado[8] sugeriu algumas respostas à perturbadora questão sobre o que é mais saudável para os filhos em meio a um casamento difícil. Esse estudo demonstrou claramente que a infelicidade conjugal e o desentendimento entre os pais têm um amplo impacto negativo em praticamente todas as dimensões do bem-estar de seus filhos. Entretanto, o mesmo efeito é causado por um divórcio. Para entender melhor as implicações que um casamento complicado ou um divórcio têm sobre a saúde, os pesquisadores examinaram mais de perto os impactos negativos sofridos pelas crianças. As conclusões foram notáveis — e talvez sejam um pouco surpreendentes para você, leitor.

Os pesquisadores descobriram que apenas os filhos que viviam em lares dominados por um conflito extremo foram beneficiados quando o divórcio eliminou esse conflito. Em casamentos menos conflitantes que acabaram em divórcio — e o estudo constatou que talvez cerca de dois terços dos divórcios eram desse tipo —, a saúde dos filhos quase sempre se agravou após a separação dos pais. Com base nesse e em outros estudos, constata-se que, à exceção dos casamentos extremamente problemáticos que compõem uma minoria, é quase sempre melhor para a saúde dos filhos se os pais permanecerem juntos tentando resolver os problemas do que se optarem pelo divórcio. É interessante observar que outra pesquisa de longo prazo sugere que permanecer em um casamento é geralmente melhor para os pais também.[9] Esses resultados reforçam minha crença no efeito devastador do divórcio sobre a saúde de filhos e pais.

---

8 Cf. David Popenoe, "The Top Ten Myths of Divorce" (New Brunswick, N. J.: National Marriage Project, Rutgers University, 2002); disponível em: www.rhfinc.org.au/docs/ten.pdf [consulta em 19/11/2007].

9 Cf. Linda J. Waite et al., "Does Divorce Make People Happy? Findings from a Study of Unhappy Marriages" (New York: Institute for American Values, July 11, 2002); disponível em: www.americanvalues.org/html/r-unhappy.html [consulta em 19/11/2007]. Usando ampla amostragem de nível nacional, os pesquisadores acompanharam uma série de casamentos americanos em que os parceiros classificavam sua união como infeliz. Ao serem entrevistados cinco anos mais tarde, 86% dos casais anteriormente infelizes que mantiveram o casamento revelaram estar significativamente mais felizes. Na verdade, três quintos dos casais pesquisados classificaram seus

Quanto se trata de formar crianças altamente saudáveis, simplesmente não há substituto para a equipe formada pelo pai e pela mãe. Como pais, deveríamos ter a sensatez de nos esforçar ao máximo para preservar o que é bom em nossos casamentos, fortalecer o relacionamento e fazer sacrifícios em prol de uma vida familiar que possa formar crianças saudáveis. No entanto, não se trata apenas disso. Cada pai e cada mãe também influenciam individualmente a saúde de um filho. Independentemente da saúde de nosso casamento, cada pai e cada mãe trazem qualidades e talentos pessoais à tarefa de educar os filhos. Portanto, é melhor reconhecermos nossa influência individual na saúde de nossos filhos e desenvolvermos os talentos e atributos que poderão formar crianças altamente saudáveis.

OS ATRIBUTOS DOS BONS PAIS

Não importa quais sejam suas circunstâncias, você pode, para o bem de seus filhos, trabalhar para desenvolver os atributos pessoais de um bom pai ou de uma boa mãe. Quanto maior o risco que seus filhos correm, mais significativos precisam ser seus esforços. Se você é um pai que trabalha 80 horas por semana, uma mãe que trabalha 60 horas semanais, um pai solteiro ou uma mãe solteira, ou um pai/mãe de uma nova família formada a partir de outras, a tendência é que seus filhos não sejam tão altamente saudáveis quanto poderiam ser — *a não ser* que você tome providências para reduzir os riscos. Deixe-me contar como um pai fez isso.

Quando a esposa o abandonou para viver com outro homem, David teve a sensatez de perceber que o que sua filha mais precisava era de um pai — e não de férias fantásticas ou milhões de "coisas". Por isso, David deixou sua empresa, que lhe exigia muitas viagens e longas horas de trabalho, e conseguiu um emprego como professor em uma escola secundária.

casamentos como "muito felizes" ou "razoavelmente felizes". Em contrapartida, apenas um em cada cinco casais infelizes que se divorciaram estavam "muito felizes" ou "razoavelmente felizes" cinco anos mais tarde.

A mudança reduziu dramaticamente sua renda, mas permitiu que ele levasse a filha à escola e a buscasse no final do dia, além de lhe possibilitar tirar férias quando ela estava de férias. David considerou que essas coisas eram cruciais para o bem-estar da filha. Ele também criou oportunidades para que a menina estabelecesse relacionamentos de proximidade e confiança com algumas mulheres que refletiam os valores e as virtudes que ele considerava importantes. Todas essas medidas fizeram diferença positiva na vida de sua filha e a ajudaram a transformar-se em uma jovem altamente saudável.

Eu tinha conhecimento das mudanças empreendidas por David para incrementar a saúde da filha. Foi por acaso, no entanto, que fiquei sabendo quanto ele estava pessoalmente comprometido em ser para a filha um modelo de caráter virtuoso. Eu havia levado meus filhos para almoçar e, durante a refeição, entreouvi trechos de uma conversa atrás de mim. Uma adolescente estava perguntando ao pai por que a mãe o havia abandonado para viver com outro homem. Embora ela estivesse fazendo comentários reprovadores sobre a mãe, o pai concentrava suas observações nos pontos positivos — O que você está dizendo é verdade — dizia ele —; o que ela fez não está certo, mas eu me lembro de quando a vi pela primeira vez... — e continuava dizendo algo positivo. Ele se recusava a censurar a ex-mulher. Quando me virei para sair do restaurante, vi que o pai era David.

Bons pais ensinam e praticam virtudes

Em nossa cultura, as virtudes são facilmente negligenciadas, mas nem sempre foi assim. Na Roma antiga, os pais ensinavam, e os cidadãos eram encorajados a desenvolver "as virtudes pessoais", o cerne da *Via Romana* — a Maneira Romana. Dizia-se que essas virtudes proporcionavam à República Romana a força moral para conquistar e civilizar o mundo. Alguns historiadores acreditam que um declínio generalizado dessas virtudes levou à queda do Império Romano. Basta um rápido exame de tais virtudes[10] para perceber que qualquer pessoa — adulto ou criança — que as praticar será um indivíduo altamente saudável:

- *Auctoritas:* Autoridade Espiritual — o senso da própria posição social, construído por meio da experiência, de *Pietas* e *Industria* (ver a seguir).
- *Comitas:* Humor — boas maneiras, cortesia, franqueza e simpatia.
- *Clementia:* Compaixão — brandura e suavidade.
- *Dignitas:* Dignidade — senso de auto-estima e orgulho pessoal.
- *Firmitas:* Tenacidade — força de vontade, capacidade de manter-se fiel aos propósitos pessoais.
- *Frugalitas:* Frugalidade — economia e simplicidade de estilo, sem ser miserável.
- *Gravitas:* Gravidade — senso da importância de um assunto ou questão, responsabilidade e seriedade.
- *Honestas:* Respeitabilidade — a imagem que se assume como membro respeitável da sociedade.
- *Humanitas:* Humanidade — refinamento, civilidade, conhecimento e cultura.
- *Industria:* Diligência — trabalho árduo.
- *Pietas:* Obediência — mais do que a obediência religiosa; respeito à ordem social, política e religiosa (inclui idéias de patriotismo e devoção a outras pessoas).
- *Prudentia:* Prudência — previdência, sabedoria e critério pessoal.
- *Salubritas:* Salubridade — saúde e limpeza.
- *Severitas:* Firmeza — seriedade e autocontrole.
- *Veritas:* Autenticidade — honestidade no tratar com os outros.

[10] Essa lista pode ser visualizada (em inglês) em www.novaroma.org/via_romana/virtues.html [consulta em 19/11/2007].

Se as virtudes latinas parecem meio assustadoras, Benjamin Franklin simplifica as coisas para nós. Ele definiu uma virtude simplesmente como "um bom hábito". Todos nós temos hábitos, que são como nos comportamos repetidas vezes. Franklin percebeu que um dos segredos para uma vida rica e satisfatória é entender quais hábitos vale a pena desenvolver e quais devemos eliminar. Ele também reconheceu que o desenvolvimento das virtudes é um processo deliberado que dura toda uma vida — e não algo que termina quando se atinge a idade adulta. Franklin se comprometeu a desenvolver uma virtude por vez, e conduzia um exame pessoal diário para determinar o que precisava melhorar.

Ainda em outra descrição de virtudes,[11] o apóstolo Paulo, cidadão romano e doutor da lei judaica que conhecia bem os ensinamentos de Jesus, os judeus e os romanos, condensou as virtudes conhecidas no que ele chamou de fruto espiritual: "é amor, alegria, paz, paciência, amabilidade, bondade, fidelidade, mansidão e domínio próprio".

Independentemente de qual lista de virtudes os pais prefiram, eles querem que seus filhos pratiquem virtudes. Em uma pesquisa realizada,[12] as virtudes que os pais consideraram essencial ensinar a seus filhos foram honestidade e autenticidade (91%), polidez e educação (84%), autocontrole e autodisciplina (83%) e um ótimo desempenho escolar (82%). Outras virtudes que esses pais afirmaram ser importante ensinar às crianças incluíram independência (74%), frugalidade (70%), nutrição e hábitos alimentares saudáveis (68%), disposição de ajudar os menos favorecidos (62%) e uma forte fé religiosa (61%).

Embora os pais considerem que o ensinamento de virtudes é essencial para o bem-estar dos filhos, essa tarefa não é considerada fácil. Os americanos admitem o fracasso generalizado de sua tentativa de ensinar as

---

[11] Gálatas 5.22,23.

[12] Relatado em Steve FARKAS; Jean JOHNSON; Ann DUFFETT, *A Lot Easier Said than Done: Parents Talk About Raising Children in Today's America* (New York: Public Agenda, 2002), 17; pode ser visualizada em www.publicagenda.org/specials/parents/parents.htm [consulta em 19/11/2007].

Dose de sabedoria

Temperança: Não coma a ponto de sentir-se embotado; não beba a ponto de ficar alterado.

Silêncio: Fale apenas o que possa beneficiar aos outros ou a si mesmo; evite conversas fúteis.

Ordem: Que todas as suas coisas tenham o seu lugar; que todas as parcelas de suas ocupações tenham o seu tempo.

Resolução: Decida cumprir o que precisa ser feito; realize sem falhas aquilo que você decidiu fazer.

Frugalidade: Não faça despesas que não tragam benefícios a você ou aos outros; em outras palavras, não desperdice nada.

Diligência: Não perca tempo; esteja sempre empenhado em algo útil; elimine todas as ações desnecessárias.

Sinceridade: Não lance mão de engodos que possam causar o mal aos outros; pense de forma inocente e justa; e, se falar, fale dentro dos mesmos princípios.

Justiça: Não prejudique ninguém com injúrias ou deixando de executar ações que são dever seu.

Moderação: Evite os extremos; evite ressentir-se de ofensas no grau que você considera merecido.

Limpeza: Não tolere a sujeira no seu corpo, nas suas roupas e na sua casa.

Tranqüilidade: Não se perturbe com coisas sem importância ou com acidentes comuns ou inevitáveis.

Castidade: Recorra ao sexo raramente, em prol da saúde ou para gerar descendentes; nunca em excesso, por fraqueza ou para destruir a paz e a reputação de sua pessoa ou de outrem.

Humildade: Imite Jesus Cristo e Sócrates.

Lista pessoal de virtudes e aplicação prática de cada uma delas

Benjamin Franklin

virtudes essenciais aos filhos. E talvez nosso fracasso em ensinar aos nossos filhos essas virtudes tenha tido um grande impacto na saúde moral de toda a nação americana. Uma pesquisa realizada em 2000 pelo Instituto Harris[13] indicou que apenas 19% dos americanos têm uma visão positiva da conduta moral e dos valores dos EUA, e um estudo realizado em 2001 pelo Barna Research Group demonstrou que 74% dos adultos se mostram preocupados com a condição moral do país.

Então, como achamos que as virtudes devem ser ensinadas? Alguns diriam que devemos fazer isso nas escolas. Em uma pesquisa conduzida em 1993,[14] entre 90% e 97% dos entrevistados afirmaram acreditar que as escolas públicas deveriam ensinar virtudes como honestidade, democracia, aceitação de diferentes origens étnicas e raciais, amor à pátria, cuidado com os amigos e membros da família, coragem moral e a Regra de Ouro contida em Mateus 7.12 ("Façam aos outros o que vocês querem que eles lhes façam"). Embora eu concorde com a importância do ensino de virtudes nas escolas (e alguns sistemas educacionais estão começando a implementar esse tipo de treinamento), ensinar virtudes é tarefa dos pais em primeiríssimo lugar.

O ensinamento de virtudes é uma área em que os atributos individuais dos pais são essenciais. É mais fácil perceber do que aprender virtudes. As crianças apresentam maior tendência a desenvolver as virtudes que os pais praticam. Quando as crianças vêem seus pais trabalhando arduamente, elas aprendem as virtudes da disciplina, da diligência e da tenacidade. Quando os filhos observam seus pais enfrentando situações emocionais difíceis com paciência, humildade, bondade e gentileza, aprendem a reagir da mesma forma. Quando os pais praticam a justiça e o respeito,

---

13 Harris Interactive, "The State of the Nation", February 3, 2000; pode ser acessada em www.harrisinteractive.com/news/allnewsbydate.asp?NewsId=52 [consulta em 19/11/2007]; Barna Research Group, "Most American are Concerned About the Nation's Moral Condition", April 30, 2001

14 Stanley M. Elam; Lowell C. Rose; and Alec M. Gallup, "The 25th Annual Phi Delta Kappa/Gallup Poll of the Public's Attitudes Toward Schools", *Phi Delta Kappan* 75 (October 1993); a pesquisa tem uma margem de erro de +/-3%.

os filhos aprendem a valorizar essas virtudes. É com os pais que as crianças melhor aprendem que as virtudes são valiosas e essenciais, o que as motiva a empenhar-se em aprendê-las e praticá-las.

É surpreendente a franqueza dos pais em admitir o fracasso de sua tentativa de ensinar virtudes que gostariam que seus filhos aprendessem. De acordo com uma pesquisa realizada nos EUA, pais e mães relataram que as virtudes mais difíceis de ensinar são o autocontrole e a autodisciplina.[15] Apenas 34% dos pais e mães consideram ter obtido sucesso nessa área, embora 83% julguem essencial ensinar essas virtudes — uma distância de 49 pontos percentuais. A segunda área mais difícil de ensinar às crianças diz respeito a poupar dinheiro e gastá-lo com parcimônia. Apenas 28% dos pais e mães afirmam ter obtido sucesso, embora 70% considerem essencial essa virtude — uma distância de 42 pontos percentuais. Os pais e mães também relataram dificuldades para ensinar independência (distância de 36 pontos), honestidade (distância de 36 pontos) e hábitos alimentares corretos (distância de 28 pontos).

Pais que querem educar filhos altamente saudáveis fazem todos os esforços para diminuir essa distância e transmitir a seus filhos as virtudes que valorizam. Eles buscam desenvolver virtudes e fortalecer o próprio caráter, ao mesmo tempo que agem segundo essas virtudes e as ensinam aos filhos. Permitam-me dar um exemplo. Barb e eu acreditávamos que era muito importante que nossos filhos não mentissem. Ensinávamos que eles não deveriam mentir e esperávamos que eles se comportassem de acordo com esse ensinamento. Se eles optassem pela mentira, enfrentariam conseqüências bem específicas. O horário do jantar também era muito importante para nós, e em geral não permitíamos que o telefone perturbasse nossa refeição em conjunto. Às vezes, Kate ou Scott atendiam o telefone enquanto estávamos preparando o jantar, e eu falava:
— Diga que eu não estou.

Então, um dia Scott veio até a mesa e perguntou: — Por que você me obriga a mentir?

---

[15] Relatado em Farkas; Johnson; Duffert, *A Lot Easier Said Than Done,* 18-9.

Vejam só! Meu objetivo de resguardar nossa convivência familiar era louvável, mas eu estava pedindo a meu filho que mentisse — e isso estava errado. Conversamos sobre o assunto, e admiti que eu estava completamente errado, agradecendo a Scott ter-me mostrado isso. Naquela noite, todos nós aprendemos mais sobre o que é preciso para transformar nossos valores em virtudes.

É claro que as virtudes são também ensinadas pela instrução e pelo exemplo, e existem bons instrumentos para ajudar as crianças nesse aprendizado. Uma nova série da TV americana com base em *O livro das virtudes* de William Bennett tem alcançado popularidade cada vez maior. Usamos o material do *Character Sketches* publicado pelo Institute in Basic Youth Conflicts. Embora Kate e Scott tenham agora mais de 20 anos, eles ainda citam espontaneamente partes dessas lições em situações apropriadas. Vários programas e propostas educacionais estão disponíveis em livros e na Internet. Escolha uma, leia e então comece a praticar! Esse será um importante passo no sentido de ensinar virtudes a seus filhos.

Bons pais desenvolvem suas habilidades de educadores

Muitos pais que observei ao longo de meus mais de vinte anos fazendo partos e cuidando de famílias se equivocam ao supor que as habilidades necessárias para educar os filhos são naturais. Na realidade, muitas das habilidades de que os pais precisam para educar filhos altamente saudáveis são aprendidas; não espontâneas. Pais altamente saudáveis vão ensinar e transmitir essas habilidades aos filhos. Se ninguém ensinou a você ou se você nunca aprendeu essas habilidades, aconselho que você (1) se comprometa a aprender e aprimorar suas habilidades como educador e (2) encontre um mentor que o ajude a desenvolver essas habilidades e a quem você possa prestar contas dos progressos realizados.

Elizabeth Pantley,[16] autora de *Perfect Parenting* [Pais perfeitos], oferece quatro amplas estratégias para uma educação positiva que todos nós

[16] Cf. Elizabeth PANTLEY, *Perfect Parenting*, New York: McGraw-Hill, 1998, p. xxxix.

podemos aprender e pôr em prática. Ela diz que a educação positiva está baseada em:

- enfatizar a ação; não a reação;
- enfatizar o conhecimento; não a sorte e o acaso;
- enfatizar a reflexão; não a raiva; e
- enfatizar o bom senso; não a ausência de senso.

Podemos também estudar e entender os estágios normais de desenvolvimento das crianças para saber diferenciar os comportamentos "normais" dos "problemáticos". Aprender e desenvolver estratégias sensatas para orientar e disciplinar os filhos é muito melhor do que reagir com raiva ou recorrer à manipulação.

Para demonstrar a importância de aprender a educar bem, vou contar a história de uma mãe e de um pai que aprenderam habilidades que mudaram o modo de eles se relacionarem com os filhos. A mãe estava cansada — e até um pouco irritada — de ler a mesma história várias vezes para a filha pequena antes de dormir. Em um curso sobre como educar os filhos, ela aprendeu que, a cada vez que repetia a história para a menininha, uma parte do cérebro dela se desenvolvia. A mãe ficou surpresa ao saber disso, e agora lê a história várias vezes com a maior satisfação. Essa informação a ajudou a estimular — e não sufocar — o desenvolvimento da filha.

O pai queria muito controlar o gênio forte do filho, mas tinha medo de intimidar o garoto. Quando a mulher conseguiu arrastá-lo para o curso de educação de filhos oferecido pela igreja, ele finalmente aprendeu a diferença entre intimidar e moldar o gênio do filho. Ele assumira a premissa de que poderia facilmente prejudicar a personalidade frágil do filho, e estava correto nisso. No entanto, ele também aprendeu que o gênio de uma criança pode ser de aço e que confrontar a desobediência deliberada gera benefícios para toda a vida. O pai começou a aprender modos de reagir ao filho que protegem seu caráter e domam sua natureza rebelde.

Vários programas provaram reduzir o conflito, melhorar a comunicação, aprimorar as habilidades para educar, aumentar a estabilidade, incrementar a felicidade do casal — fatores que melhoram a saúde dos filhos. Estudos demonstraram que os programas de aperfeiçoamento do casamento e das habilidades para educar os filhos são eficazes e corroboram a hipótese de que o casamento e o relacionamento entre pais e filhos podem ir além da mera sobrevivência — eles podem prosperar. Entretanto, isso exige pais que estejam dispostos a adquirir as habilidades necessárias para fazer seu casamento funcionar e para transformar-se em pais altamente saudáveis.

Bons pais investem seu tempo e seus recursos de forma sensata

Os pais devem escolher as melhores maneiras de investir seu tempo e seus recursos (dinheiro e bens) no casamento e nos filhos. Aqueles que optam por não investir de forma sensata afetarão negativamente a saúde de seus filhos, netos e bisnetos!

Os gurus da propaganda nas movimentadas avenidas comerciais das grandes cidades tentam convencer-nos de que, quanto mais coisas comprarmos para nossos filhos, mais seguros eles se tornarão. Muitos pais caíram nessa mentalidade do "mais é melhor" e "o melhor é tudo o que importa". Entretanto, fazer sempre a vontade dos filhos *não* é essencial para a saúde ou bem-estar deles; na verdade, pode prejudicá-los. Em termos financeiros, o efeito pode ser semelhante ao gerado pelos aprendizes de jardineiros que águam demais as plantas. Embora a quantidade certa de água seja necessária e benéfica, água demais pode matar uma planta.

Pais que investem demais dando presentes aos filhos cometem freqüentemente o erro de não investir tempo suficiente com eles. Por exemplo, muitos pais sacrificam o tempo que poderiam passar com os filhos (assumindo dois empregos, ou decidindo que o marido e a esposa terão emprego fora de casa) trabalhando para proporcionar mais riquezas que não vão contribuir para a saúde dos filhos.

De acordo com uma pesquisa realizada em nível nacional nos EUA, 50% dos pais afirmaram que as exigências dos filhos, que queriam ter "coisas da moda", acabaram por forçá-los a sacrificar uma viagem em família. O que é realmente trágico é que 25% dos filhos entrevistados classificaram uma viagem em família como um dos três melhores modos de passar tempo qualitativo com os pais, enquanto apenas 11% dos pais tinham a mesma opinião.[17] Em outras palavras, os pais estavam dispostos a negar aos filhos o que eles queriam, aquilo de que precisavam (tempo qualitativo com os pais), para lhes proporcionar luxos que os filhos sabiam não ser necessários.

Dose de sabedoria

A melhor herança que um pai pode deixar para os filhos é alguns minutos de seu tempo a cada dia.

ORLANDO A. BATTISTA, químico canadense-americano

O erro de dar muitas coisas a nossos filhos e privá-los de nosso tempo é demonstrado de forma mais cabal pelos mais de 20% dos pais que admitiram ter deixado de pagar contas domésticas para proporcionar aos filhos a última mania de consumo. Crianças na idade entre 11 e 15 anos demonstraram ser as mais exigentes, e as mães tendiam mais a renunciar em favor dos filhos (cerca de 58% afirmaram já ter desistido de comprar roupas para si mesmas, e 28% haviam-se privado de gastar com a própria aparência, como, por exemplo, num corte de cabelo). Quando

[17] Erin McCLAM, "What Makes for the Best Quality Time", *Athens Banner-Herald*, July 19, 2002; pode ser acessado em http://gameday.onlineathens.com/stories/071902/ent_20020719009.shtml [consulta em 19/11/2007].

percebemos que 47% dos jovens entre 16 e 18 anos ainda dão escândalos para obter o que querem, a pressão é compreensível. Essa pressão impediu que 44%[18] dos pais poupassem para o futuro.

O psicólogo da infância Richard Woolfson argumenta que é preciso estabelecer um equilíbrio:

> Os pais fazem sacrifícios para pôr um sorriso no rosto dos filhos. Isso é muito positivo, mas é importante que cada pai e cada mãe ajudem seus filhos a entender como as decisões referentes às compras são tomadas.[19]

O psicólogo adverte que os pais não devem levar o sacrifício a extremos porque podem acabar ressentidos com os filhos — e os filhos, com os pais. Além disso, dar coisas demais impede que as crianças aprendam verdades essenciais sobre a vida. Woolfson acrescenta:

> Independentemente de quantos sacrifícios de consumo um pai ou uma mãe esteja disposto a fazer pelos filhos, os filhos precisam aceitar que existem limites e que parte da vida em família envolve pensar nos outros.

Muitos pais têm a ilusão (no sentido de crença errônea) de que as riquezas têm uma influência mais forte na formação dos filhos do que o tempo. A pura e simples verdade, contudo, é que as crianças internalizam, valorizam e imitam as virtudes das pessoas que elas mais respeitam e com quem passam a maior parte de seu tempo. Dessa forma, pais que passam quantidades generosas de tempo com os filhos têm maior oportunidade de influenciar e moldar a vida deles. O tempo investido ao lado dos filhos constrói o alicerce de um relacionamento íntimo, seguro e insubstituível com eles. Proporciona uma base excelente para sua saúde emocional, relacional e espiritual no futuro.

---

[18] Relatado em "Parents Delay Paying Bills to Treat Children", *Western Mail,* November 23, 2002, 29.

[19] Citado em "Parents Delay Pying Bills to Treat Children", 29.

Muito mais que objetos que podem ser comprados por 60 horas semanais de trabalho ou uma segunda fonte de renda, os filhos precisam de quantidades generosas de tempo com o pai e a mãe regularmente. Alguns pensam que podem dedicar tempo de qualidade aos filhos sem lhes dedicar grandes quantidades de tempo, mas é impossível agendar tempos "de qualidade". As crianças partilham o que têm na cabeça à medida que essas idéias lhes ocorrem — e é por isso que os momentos de qualidade geralmente ocorrem durante o tempo quantitativo. Além disso, as crianças têm a cada dia pequenas experiências que influenciam sua vida. Portanto, pais que passam quantidades generosas de tempo com os filhos são mais capazes de entender e trabalhar seus medos, hesitações e ações.

A renomada psicóloga do desenvolvimento Mary Ainsworth observa: "É difícil ser uma mãe sensível e atenciosa quando você fica 10 horas por dia longe de seu filho".[20] E, contrariamente ao que pensam muitos pais, a necessidade de fortes laços paternos e maternos não desaparece à medida que a criança fica mais velha. O National Longitudinal Study of Adolescent Health, em pesquisa feita com 90 mil jovens que cursavam da sétima série do ensino fundamental à terceira série do ensino médio em 1997, revelou que os adolescentes que têm fortes laços emocionais com seus pais e professores apresentam menor probabilidade de usar drogas e álcool, tentar o suicídio, cometer atos violentos ou tornar-se sexualmente ativos em idade precoce.[21]

Mesmo assim, ainda ouvi pais declarando que lutariam por um tempo qualitativo com os filhos por não estarem dispostos a mudar seu estilo de vida para poder investir em tempo quantitativo com eles. Meu colega, fundador e presidente do conselho do programa *Focus on the Family*, renomado especialista em psicologia infantil, o dr. James Dobson, não acredita na falácia da escolha entre as virtudes da quantidade ou da qualidade.

---

20 Citado em Robert Karen, "Becoming Attached", *The Atlantic* (February 1990), 35.

21 Relatado em "National Longitudinal Study of Adolescent Health: Success in School, Healthy Relationships Can Offset Risky Teen Behaviors", *NASP Communiqué* 30 (November 2001): 3:55.

"Não estamos dispostos a aceitar essa escolha forçada em nenhuma outra área de nossa vida", ele observa, "então, por que só a aplicamos a nossos filhos?". O dr. Dobson prossegue, explicando sua opinião:

> Vamos supor que você tenha esperado ansiosamente o dia todo para comer em um dos melhores restaurantes da cidade. O garçom lhe traz um cardápio, e você pede o filé mais caro da casa. Quando a comida chega, porém, você vê um pedacinho de carne medindo cerca de 3 centímetros quadrados no meio do prato. Quando você reclama sobre o tamanho do filé, o garçom diz: "Senhor, reconheço que a porção é pequena, mas só trabalhamos com carnes nobres da melhor procedência. Jamais o senhor experimentará uma carne melhor do que esta que lhe servimos hoje. Quanto à porção, espero que o senhor entenda que não é a quantidade, mas a qualidade, que importa". Você ficaria zangado, e com razão. Por quê? Porque tanto a qualidade quanto a quantidade são importantes em muitos setores de nossa vida, até mesmo em nosso relacionamento com os filhos. Eles precisam de nosso tempo e do melhor que pudermos oferecer-lhes.[22]

Segundo os autores de um estudo conduzido pela Atlanta-based Boys & Girls Clubs of America, para desenvolver relacionamentos mais fortes e saudáveis é necessário que os pais ofereçam seu tempo aos filhos e se envolvam em atividades que os filhos apreciam. "As crianças manifestam o desejo de que as atividades sejam mais direcionadas, mais interativas", afirmou Roxanne Spillett, presidente da organização.[23] "A diversão é um ingrediente essencial."

As descobertas desse estudo — resultado de mil entrevistas telefônicas com pais e filhos das mesmas famílias — documentam padrões que observei em minha clínica durante muitos anos. Cinqüenta e dois por cento dos pais admitem não dedicar tempo de qualidade suficiente aos filhos, e 57% dos filhos acreditam que o trabalho dos pais os impede de

---

[22] James C. DOBSON, Ph. D., *Complete Marriage and Family Home Reference Guide* (Wheaton, Ill.: Tyndale, 2000), 379.

[23] Citado em MCCLAM, "What Makes for the Best Quality Time".

aproveitar momentos importantes juntos. Praticamente qualquer tempo que pais e filhos passam juntos é um momento bom. No entanto, se você optar pela oferta de tempo qualitativo sem tempo quantitativo, pode acabar não oferecendo nenhum dos dois.

OS DEZ COMPROMISSOS DOS BONS PAIS

Antes de concluir este capítulo, quero apresentar a você minha adaptação dos dez compromissos dos bons pais, desenvolvidos pelo psicólogo Todd E. Linaman.[24] Esses compromissos, que examinarei com detalhes nos capítulos subseqüentes, fazem-nos lembrar dos mais importantes sacrifícios que os pais podem fazer para formar filhos altamente saudáveis. Esses compromissos (talvez com a exceção do sétimo) são escolhas que cada um de nós pode fazer, independentemente de nossas circunstâncias pessoais de vida.

1. *Satisfaça as necessidades físicas.* Educar filhos exige dietas saudáveis, roupas adequadas, um atendimento de saúde de boa qualidade e proteção.
2. *Esteja ao lado dos seus filhos.* Quando seus filhos falarem com você, desligue a televisão, olhe para eles e *realmente* escute. Na medida do possível, compareça às competições esportivas, apresentações escolares e *shows* das bandas. Sua presença, atenção e disponibilidade farão diferença significativa na vida de seus filhos.
3. *Dê a seus filhos "raízes e asas".* As crianças precisam experimentar coisas novas, ou seja, de oportunidades para tentar e aprender com a experiência. A família que proporciona "raízes" amortece as quedas e dá aos filhos um lugar estável onde aterrissar.

---

24 Todd E. Linaman, Ph.D., "Ten Commitments of Great Parents", in: *Family Life Matters* on-line (Tucson, Ariz.: Family Life Communications); pode ser acessado em http://www.stmattumc.org/10commitments.shtml [consulta em 19/11/2007].

4. *Equilibre individualidades e absolutos.* Cada criança é única. Celebre as qualidades individuais de seus filhos e tente enxergar a vida com os olhos deles. Demonstre respeito pelas preferências e medos pessoais. Ao mesmo tempo, aja com a força de suas convicções. As crianças precisam da segurança de limites fixos e de orientação para o seu comportamento.
5. *Faça seus filhos responder pelos próprios atos.* As crianças querem fazer o que é certo e desejam ser aceitas. Se fizerem algo errado, devemos encorajá-las a corrigir a situação. Isso restaura o respeito próprio e permite que elas saibam que seu comportamento tem conseqüências.
6. *Admita quando estiver errado.* Na função de pai e mãe, cometemos erros, e nossos filhos podem percebê-los — quer os admitamos quer não. Se estivermos dispostos a dizer "Errei, desculpe-me", nossos filhos aprenderão que nosso relacionamento com eles é mais importante para nós do que manter o controle da situação. Isso dá a eles liberdade para também admitir seus erros. Enfrentar a verdade é um dos ingredientes da saúde emocional.
7. *Ame seu(sua) companheiro(a).* Seus filhos precisam da segurança e do exemplo do amor mútuo dos pais.
8. *Pratique o que você diz.* As ações falam mais alto que as palavras. Se você diz a seu filho que ele deve respeitar os professores e ao mesmo tempo fala mal de seu chefe, não espere que o comportamento dele seja elogiado na reunião de pais e mestres! Vença a tentação de apenas deixar as crianças na igreja — vá junto com elas.
9. *Demonstre amor pelo aprendizado.* Se você lê por prazer e auto-aperfeiçoamento, a tendência é que seus filhos também gostem de aprender. Leia junto com eles e discuta novas idéias para estimulá-los a pensar. Ajude seus filhos a tirar conclusões por si mesmos. Além disso, exponha-os a novas oportunidades de

aprender, tais como uma visita à biblioteca, uma navegação pela Internet e uma expedição a um museu.

10. *Nunca desista dos seus filhos.* À medida que nossos filhos crescem, alguns nos fazem acreditar que fizemos um bom trabalho; outros nos fazem desconfiar de que não realizamos nada certo. Chega a hora em que temos de nos afastar e deixar nossos filhos tomar as próprias decisões e cometer os próprios erros. Mas nunca devemos deixar de amá-los e encorajá-los a fazer o melhor possível.

Parabéns! Já cobrimos a parte básica da discussão sobre o que é ser uma criança altamente saudável e fizemos uma rápida consideração do papel fundamental dos pais — individualmente e como casal — na formação de crianças saudáveis. Agora começaremos a examinar os pontos essenciais na educação de uma criança altamente saudável.

SEGUNDA PARTE

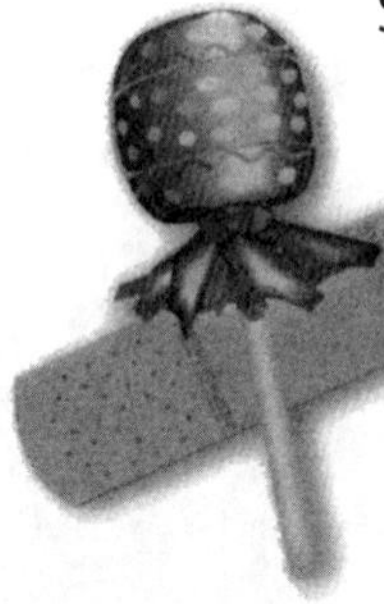

Os DEZ HÁBITOS NA EDUCAÇÃO DE CRIANÇAS ALTAMENTE SAUDÁVEIS

Capítulo 3

Ser proativo na prevenção de doenças físicas

Lembro-me da primeira vez que vi o filme *O mágico de Oz* com meus pais em casa. Você se lembra do trecho em que Dorothy exclama: "Não existe outro lugar como a casa da gente, não existe outro lugar como a casa de gente"? Eu estava sentado no chão na frente de meu pai, e a mão dele estava no meu ombro. Tínhamos acabado de voltar da ACM, depois de nadarmos juntos. Recordo que pensei: *É isso aí, não existe outro lugar como a casa da gente!*

A casa da gente, o lar — o lugar onde os filhos interagem com os pais e os observam todos os dias — é a sala de aula mais importante para a boa saúde da criança. Nossos filhos foram projetados para nos considerar modelos de seus pensamentos, valores e comportamentos. Eles aprendem mais observando e imitando nossos atos do que jamais aprenderão com nossas reprimendas ou críticas —, estas últimas podem oprimir o espírito

Dose de sabedoria

O que se aprende no berço perdura até o túmulo.

PROVÉRBIO FRANCÊS

deles. Assim, os pais que agem no sentido de proporcionar a prevenção de doenças são imitados por seus filhos e aumentam as chances de ter filhos altamente saudáveis.

No entanto, garantir a boa saúde de nossos filhos exige mais do que simplesmente ter uma atitude preventiva. Nós, pais, também precisamos agir efetivamente para manter a boa saúde e prevenir doenças. Existem medidas específicas em relação à saúde de nossos filhos que precisamos adotar, temas que precisamos ensinar a eles sobre saúde e pontos que precisamos monitorar para mantê-los saudáveis. Vamos, então, examinar os principais passos que você pode dar para evitar que seus filhos tenham problemas de saúde física.

LEVE SEUS FILHOS PERIODICAMENTE A CONSULTAS DE ROTINA

Exames de saúde periódicos são uma das maneiras mais importantes de proporcionar a seus filhos uma infância saudável. Uma consulta de rotina é simplesmente uma visita ao médico quando seu filho *não* está doente. As consultas periódicas que fiz com a dra. Gloria Weir muitas vezes me fizeram chorar. Minha mãe levava todos nós, os quatro irmãos, para consultar com a dra. Weir quando estávamos doentes e também para um acompanhamento periódico. Em geral, essas consultas de rotina incluíam uma vacina, de modo que eu chorava quando ia para o consultório dela e quando voltava de lá. Quando pequeno, eu não achava que uma mãe que ama seu filho deveria obrigá-lo a tomar vacinas, mas agora penso de forma diferente.

As consultas periódicas são importantes porque os primeiros anos de formação afetam toda a vida da criança. As consultas periódicas no primeiro ano de vida são especialmente importantes porque os bebês passam por mudanças substanciais em suas habilidades cognitivas, no crescimento físico, nas habilidades motoras, na coordenação das mãos e dos olhos e no crescimento social e emocional. Crianças em idade tenra precisam de consultas regulares para que seu crescimento e desenvolvimento possam ser medidos e para garantir que elas recebam as vacinas no tempo certo. Exames precoces e periódicos, juntamente com testes diagnósticos, são essenciais para um programa de saúde abrangente e preventivo.

A cada consulta, o médico deve avaliar de forma completa a história de saúde e de desenvolvimento de seu filho, além de realizar um exame físico geral. (Felizmente, a maioria dos planos de saúde atualmente cobre os custos desse tipo de consulta.[1]) Também podem ser necessários exames laboratoriais e vacinas. O médico de seu filho também tem a oportunidade de dar conselhos referentes à saúde que podem ajudar você a evitar possíveis problemas. Uma das partes mais valiosas da consulta é a oportunidade de fazer perguntas sobre a saúde da criança. É sempre bom anotar suas dúvidas antes da consulta, para não esquecer nenhuma pergunta.

Muitos estudos confirmam minha recomendação de que as crianças façam seis consultas de rotina durante o primeiro ano de vida. Embora existam várias programações nesse sentido, segue a que eu usei:

- Primeiro ano: 2 semanas, 2 meses, 6 meses, 9 meses e 12 meses
- Segundo ano: 15 meses, 18 meses, 2 anos
- Entre 3 e 5 anos: anualmente
- Entre 6 e 8 anos: pelo menos uma vez, mas de preferência a cada ano
- Entre 8 e 11 anos: pelo menos uma vez, mas de preferência a cada ano

Sempre é bom enfatizar a importância desse acompanhamento de rotina. Uma pesquisa demonstra[2] que muitas crianças americanas não

[1] O leitor deve confrontar as informações sobre a realidade americana com a realidade da saúde pública brasileira, que se distingue pelo fato de a maior parcela da população depender exclusivamente dos serviços públicos de saúde, nos níveis federal, estadual e municipal [N. do E.].

[2] Cf. Stella M. Yu et al., “Factors That Influence Receipt of Recommended Preventive Pediatric Health and Dental Care”, *Pediatrics* 110 (December 2002), e73;

fazem o número mínimo recomendado de consultas de atendimento preventivo. De fato, uma pesquisa da American Academy of Pediatrics [Academia Americana de Pediatria][3] constatou que mais de 23% das crianças não fizeram o número recomendado de consultas de rotina no ano anterior à coleta dos dados.[4]

A maioria dos médicos que atende crianças pode relatar dezenas de casos em que exames preventivos lhes permitiram descobrir problemas graves em estágios muito iniciais. Um dia, ao examinar o pescoço de um menino em idade pré-escolar, tive a surpresa de encontrar um caroço do tamanho de uma moeda. Era duro como uma pedra e não se movia sob meus dedos como um gânglio linfático normal. A biópsia constatou um câncer que é muito mais fácil de tratar nos primeiros estágios. Fico feliz em dizer que esse menininho já entrou na faculdade e está em remissão[5] há mais de quinze anos.

MONITORE DE PERTO A VACINAÇÃO DE SEUS FILHOS

No que se refere a proteger os filhos de doenças e problemas de saúde — o que é de suma importância para os pais e profissionais de saúde —, as vacinas são amplamente consideradas um dos modos mais eficazes de prevenir muitas moléstias infantis comuns. Entretanto, poucos pais reconhecem ou mencionam quanto as vacinas são essenciais para a saúde de seus filhos. Na realidade, muitos pais e mães

pode ser acessado em http://pediatrics.aappublications.org/cgi/content/full/110/6/e73 [consulta em 19/11/2007].

3 Para informações sobre a Sociedade Brasileira de Pediatria, o leitor pode acessar o *site* www.sbp.com.br/ [consulta em 19/11/2007].

4 Cf. *ACPM Headlines* (boletim eletrônico para os membros do American College of Preventive Medicine, January 3, 2003).

5 "enfraquecimento, diminuição ou atenuação temporária dos sintomas de uma doença" (*Dicionário Houaiss da língua portuguesa.* Rio de Janeiro: Objetiva, 2001) [N. do E.].

Caixa de recursos **Dicas úteis**

O que uma consulta de acompanhamento deve incluir

- avaliação da altura e do peso (com cálculo do índice de massa corporal a partir dos 2 anos);
- avaliação do estágio de desenvolvimento em referência à idade;
- exame de audição e visão;
- verificação dos sinais vitais, incluindo a pressão arterial, a partir dos 3 anos;
- avaliações nutricionais;
- vacinas;
- procedimentos laboratoriais como exame de urina, teste cutâneo para tuberculina (TB), e quantificação de chumbo (em algumas consultas);
- aconselhamento sobre medidas preventivas.

americanos estão confusos em relação às vacinas.[6] Muitas vezes, eles não entendem o conceito de imunização populacional e sabem pouco a respeito das doenças contra as quais seus filhos são vacinados.

Conversando com mães e pais, percebo como pode ser difícil obter informações claras e precisas sobre vacinas. No entanto, para que seus filhos se tornem altamente saudáveis, você *precisa* estar bem informado. Se você sabe pouco sobre vacinas ou toma decisões nessa área com base em

---

[6] Dada a realidade distinta da saúde pública no Brasil, as campanhas de vacinação levadas a cabo pelo Ministério da Saúde têm obtido resultados consideráveis na erradicação de doenças como a poliomielite, a tuberculose e a varíola. Nesse sentido, a mídia brasileira tem atuado mais como incentivadora da vacinação em massa do que como crítica. De qualquer forma, os relatos sobre a realidade americana e européia representam um alerta também aos pais e autoridades no Brasil [N. do E.].

informações incertas, está arriscando-se a prejudicar seus filhos. Você simplesmente precisa instruir-se a respeito.

Deixe-me dizer por que isso é tão importante. Nos EUA, as vacinas infantis reduziram dramaticamente a incidência de doenças como coqueluche, caxumba, pólio, varíola, difteria, tétano, sarampo e catapora. Como temos pouca experiência com essas moléstias hoje em dia (a varíola, por exemplo, foi erradicada há décadas), é fácil esquecer como elas podem ser graves.

Foi isso o que aconteceu na Grã-Bretanha durante a década de 1970. O programa de vacinação tinha sido tão bem-sucedido que doenças antes comuns e potencialmente fatais como a coqueluche (tosse comprida), a rubéola e a pólio eram raramente encontradas, se é que chegavam a ser encontradas. Na verdade, os efeitos colaterais das vacinas, embora muito raros, haviam-se tornado mais comuns do que as doenças que essas vacinas preveniam. Assim, um número cada vez maior de pais se recusava a vacinar os filhos. No final da década de 1970, na época em que eu trabalhava no Queen's Medical Center em Nottingham, na Inglaterra, essas doenças estavam ressurgindo com força. É por isso que, durante meu treinamento lá, acompanhei muitos casos de doenças que conhecia apenas dos livros — coqueluche, difteria, caxumba e sarampo.

O caso mais terrível que presenciei foi na sala de parto. Uma mãe adolescente, cujos pais nunca lhe haviam permitido tomar vacinas, devia ter entrado em contato com o vírus da rubéola no início da gravidez. A recém-nascida apresentava síndrome da rubéola congênita e deformações horríveis. Tinha catarata e doença cardíaca congênita. Cega e surda, sua cabeça era minúscula e apresentava um evidente dano cerebral, um baço aumentado que impedia que o sangue coagulasse adequadamente e um fígado que mal funcionava. Eu nunca tinha visto um caso como aquele e, graças a Deus, nunca vi nada parecido depois.

Ainda me lembro do quase estóico obstetra, com os olhos marejados, agitando a cabeça e dizendo: "Isto poderia ter sido evitado, isto poderia ter sido evitado". A criança morreu poucos dias depois. Os avós tiveram de conviver com as conseqüências fatais do que anteriormente julgaram ser uma decisão sensata. Decisões tomadas com base em informações equivocadas ou imprecisas são, sem dúvida, uma ameaça para a saúde de seus filhos.

Infelizmente, algumas das informações mais prontamente acessíveis tornam o problema complexo. Mais de dois terços dos adultos nos EUA utilizam a Internet para buscar informações relacionadas à saúde. No entanto, uma pesquisa[7] mostra que menos de 20% das informações médicas disponíveis na Internet são confiáveis segundo os parâmetros da profissão. Em virtude de como os programas de busca na Internet fazem ligações entre os *websites* — que têm muito pouco que ver com qualidade —, pais incautos, embora cheios de boas intenções, que buscam orientação na Internet podem ter acesso a informações imprecisas, enganosas ou totalmente falsas antes de chegar a uma fonte confiável.

Em 2002, pesquisadores[8] buscaram na Internet orientações sobre vacinas e concluíram que existe alta probabilidade de os pais encontrarem *sites* que, sob falsa aparência de respeitabilidade, divulgam informações tendenciosas e altamente imprecisas, promovendo uma campanha contra a vacinação. Os pesquisadores também constataram que o conteúdo de muitos *sites* não passava de retórica apelativa desprovida de qualquer validade científica. Por causa disso, muitos médicos estão cada vez mais preocupados com grupos que se opõem às vacinas e utilizam a Internet para fazer campanhas de modo completamente antiético.

Então, qual é a verdade sobre as vacinas? Realmente, não é difícil entender. Numa época em que a maioria dos pais leva os filhos para serem vacinados, aqueles que se recusam a vacinar os seus acreditam

---

7 Relatado em H. Juhling McClung; Robert D. Murray; Leo A. Heitlinger, "The Internet as a Source of Current Patient Information", *Pediatrics* 101 (June 1998), e2; pode ser acessado em http://pediatrics.aappublications.org/cgi/content/abstract/101/6/e2 [consulta em 19/11/2007].

8 Relatado em P. Davies; S. Chapman; J. Leask, "Antivaccination Activists on the World Wide Web", *Archives of Disease in Childhood* 87 (2002), 22-5; pode ser acessado em http://adc.bmjjournals.com/cgi/content/abstract/archdischild%3B87/1/22 [consulta em 19/12/2007].

equivocadamente que eles estão a salvo sem a vacina e que sua atitude não afeta as outras crianças. Enquanto poucos casos da doença estejam ocorrendo, baixas são as chances de que as crianças (vacinadas ou não) venham a contraí-la. Entretanto, à medida que um número crescente de pessoas opta por não vacinar os filhos, tudo muda. Quando os níveis de imunização caem abaixo de 90% em qualquer região, os pais que não vacinam os filhos os expõem, juntamente com outras crianças não vacinadas, a um risco mais alto de contrair a doença. Por exemplo, nos EUA,[9] crianças não vacinadas têm probabilidade cerca de 22 vezes maior de contrair sarampo e estão seis vezes mais expostas à coqueluche que as crianças vacinadas.

A queda nos índices de vacinação, observada em várias áreas dos EUA até o momento em que este livro estava sendo escrito, dá credibilidade aos temores de que doenças que eram comuns e agora evitáveis possam voltar a afetar nossas crianças. Em 2002, um exemplo dramático ocorreu na Europa.[10] Considerem-se estes fatos:

- Menos de cinco profissionais da área de saúde que se opunham à vacinação de crianças contra o sarampo são considerados responsáveis por uma epidemia de sarampo ocorrida no distrito de Coburg, na região da Bavária, Alemanha.
- Coburg tem uma população de menos de 100 mil habitantes, mas mais de 1.100 deles contraíram sarampo em 2002.
- Cerca de 90% dos casos ocorreram em crianças de até 14 anos, e várias delas precisaram ser hospitalizadas.

---

9 Relatado em D. R. Feikin et al., "Individual and Community Risks of Measles and Pertussis Associated with Personal Exemptions to Immunization", *Journal of the American Medical Association* 284 (December 27, 2000): 3145-50; pode ser acessado em http://jama.ama-assn.org/cgi/content/abstract/284/24/3145 [consulta em 19/11/2007].

10 V. "Measles Outbreak in Germany; Docs May Be at Fault" (New York: Reuters Health Online, April 16, 2002); pode ser acessado em www.sabin.org/news_apr16_4.htm [consulta em 19/11/2007].

- Setenta e seis por cento das crianças de Coburg tinham sido vacinadas, mas pelo menos 90% das crianças em determinada população precisam estar vacinadas para que se possa combater uma epidemia de sarampo de forma eficaz.

A possibilidade de ocorrerem surtos semelhantes de doenças infecciosas evitáveis me amedronta. As vacinas são essenciais para termos crianças altamente saudáveis.

Caixa de recursos **Dicas úteis**

Que vacinas meu filho deve tomar?

A maioria das vacinas da infância é ministrada durante os dois primeiros anos de vida, algumas nas primeiras horas após o nascimento. Praticamente todas as escolas e pré-escolas exigem comprovantes de vacinação antes de admitir um aluno novo — a não ser que a criança tenha a dispensa de um médico. Verifique com seu pediatra ou posto de saúde para saber quais vacinas seus filhos devem tomar.[1] Vacinas para crianças também estão disponíveis na maioria dos centros de atendimento de saúde, onde elas são gratuitas ou custam muito pouco.

Uma vacina que não é considerada por muitos pais e mães é a vacina anual contra a gripe. Embora a maioria das pessoas entenda a importância de uma vacina anual contra a gripe para cidadãos com mais de 65 anos ou crianças com doenças crônicas ou de alto risco, muitos pais não percebem a necessidade de vacinas contra a gripe para crianças saudáveis — o que é lamentável, porque a maioria dos

---

[1] No *site* Portal da Saúde (http://portal.saude.gov.br), os pais podem encontrar orientação do Ministério da Saúde quanto à vacinação das crianças no território nacional. V. tb. informações detalhadas no Apêndice 2 [N. do E.].

especialistas acredita que uma epidemia de gripe começa com crianças pequenas e se alastra entre os adultos a partir delas. Além disso, como crianças pequenas saudáveis e não vacinadas correm um risco maior de serem hospitalizadas em virtude da gripe, os Centers for Disease Control (CDCs) e a American Academy of Pediatrics (AAP) recomendam atualmente a vacina contra a gripe para crianças saudáveis na faixa entre 3 e 23 meses. Para crianças acima de 2 anos,[1] a vacina é opcional. Crianças de 5 anos ou mais podem receber uma vacina em forma de *spray* nasal, evitando assim a injeção.[2]

[1] C. B. Bridges et al., "Prevention and Control of Influenza: Recommendations of the Advisory Committee on Immunization Practices (ACIP)", *Morbidity and Mortality Weekly Report Recommendations and Reports,* April 25, 2003; pode ser acessado em www.cdc.gov/mmwr/preview/mmwrhtml/rr5208a1.htm [consulta em 19/11/2007].

[2] O Ministério da Saúde mantém no Brasil um programa de vacinação contra a gripe para pessoas acima de 65 anos, mas não há previsão de atendimento a outras faixas da população [N. do E.].

A verdade sobre os mitos em torno das vacinas

Na qualidade de pais, podemos ser expostos a artigos de jornal e programas de televisão enganosos que promovem um lado aterrorizador das vacinas. Nessas histórias, afirma-se que os vilões são indústrias farmacêuticas inescrupulosas, médicos relapsos e órgãos de fiscalização burocráticos. Talvez o subproduto mais perigoso desse tipo de relato — sem falar na possibilidade de os pais acreditarem nessas histórias e se recusarem a vacinar os filhos — seja que esses mitos são apresentados em muitos *sites* de uma forma que parece confiável. Assim, eu gostaria de ajudar você a analisar os mais recorrentes mitos sobre vacinas, com base em uma fonte de informação excelente, fruto de pesquisas aprofundadas, intitulada *Vaccines: What Every Parent Should Know* [Vacinas: o que os pais deveriam saber], livro escrito pelos doutores Paul A. Offit e Louis M. Bell.[11] À medida que progredirmos, vou ajudar você a distinguir o que é fato do que é ficção.

Mito: As vacinas não funcionam

Provavelmente o melhor exemplo do impacto positivo das vacinas nos últimos tempos seja a Hib, vacina que previne a meningite, otites e outras infecções graves causadas pela bactéria *Haemophilus influenzae tipo b* (Hib). Quando a vacina atual contra o *Haemophilus* foi introduzida nos EUA em 1990, essa bactéria era a causa mais comum de meningite bacteriana. Durante várias décadas anteriores, era comum surgirem aproximadamente 15 mil casos de meningite a cada ano, e 400 ou 500 desses pacientes iam a óbito. Após a introdução da vacina, a incidência de meningite bacteriana causada por *Haemophilus* diminuiu para menos de 50 casos por ano — resultado típico de todas as vacinas amplamente usadas. A incidência de uma doença fica dramaticamente reduzida alguns anos após a introdução da vacina que a combate. As vacinas não só funcionam, mas funcionam maravilhosamente bem — e salvam vidas!

Mito: As vacinas não são necessárias

A maioria dos pais e mães nunca viu um caso de sarampo, caxumba, rubéola, pólio, difteria, tétano ou coqueluche. Assim, é compreensível que algumas pessoas questionem a necessidade continuada de vacinas. Mesmo que a incidência dessas doenças seja baixa, ainda existem três importantes motivos para a vacinação.

- Algumas doenças (como a catapora) ainda prevalecem, e a opção de não aplicar a vacina é quase equivalente à opção de contrair a doença.

---

[11] Paul A. Offit, M.D. & Louis M. Bell, M.D., *Vaccines: What Every Parent Should Know,* 2. ed. (New York: IDG Books, 1999).

- Algumas doenças (como o sarampo, a caxumba, a rubéola e a coqueluche) continuam a ocorrer, embora sua incidência seja muito baixa. Se os índices de vacinação caírem, surtos dessas doenças voltarão a ocorrer, e crianças podem morrer.
- Algumas doenças (como a pólio e a difteria) foram praticamente eliminadas dos EUA, mas ainda ocorrem surtos delas em outros países. Dada a grande freqüência de viagens internacionais, pessoas que viajam e imigrantes poderiam com facilidade importar essas doenças (como aconteceu com a SARS [síndrome respiratória aguda grave] em 2003.

Mito: As vacinas são arriscadas

Apesar do que é falsamente relatado na mídia, principalmente a americana, todas as vacinas recomendadas são extraordinariamente seguras. Quando consideramos que entre 3,5 e 4 milhões das crianças nascidas anualmente nos EUA recebem mais de 20 vacinas diferentes que as protegem de pelo menos 11 doenças evitáveis antes de completarem 6 anos, e que algumas dessas vacinas já existem há mais de cinqüenta anos, somos obrigados a concluir que os níveis de segurança das vacinas são notáveis.

Na maioria dos casos, os efeitos colaterais das vacinas se limitam a dor e inchaço no local da aplicação ou uma ligeira febre. Ainda resta alguma preocupação, contudo, em razão de alguns problemas que ocorreram com a "antiga" vacina contra a coqueluche e a "antiga" vacina oral contra a pólio (OPV ou Sabin) — problemas esses que foram sanados.

A antiga vacina contra a coqueluche (preparado que se chama DTP, mas que deixou de ser recomendado nos EUA em 1997) causava em raros casos quadros temporários de convulsão, choro persistente e febre alta, mas nenhum dano permanente. Para os pais, era difícil ver os filhos sofrendo esses efeitos colaterais, o que é totalmente justificado. A nova vacina contra a coqueluche (DTaP) aprovada pelo FDA (Food and Drug

Administration) em 1991 é mais pura que a antiga e elimina quase completamente esses raros efeitos colaterais.

Em virtude de ser uma vacina preparada com vírus vivo, a OPV [Oral Polio Vaccine] causava — embora em casos extremamente raros — paralisia completa e permanente, em geral após a primeira dose. Como o vírus selvagem da pólio foi eliminado do mundo ocidental em 1991, as únicas crianças que podem pegar pólio nos EUA são aquelas que receberam a OPV. Portanto, em 2000, os Centers for Disease Control (CDCs) recomendaram a descontinuação da OPV, que deveria ser substituída por quatro doses da vacina antipólio inativada (IPV), que não demonstrou causar paralisia, mas precisa ser aplicada por meio de injeção.

Mito: Os bebês são muito novos para serem vacinados

É muito importante garantir que os bebês sejam inteiramente imunizados contra determinadas doenças até os 6 meses de vida. As crianças precisam ser vacinadas durante os primeiros meses de vida porque várias doenças evitáveis por vacinas poderiam infectá-las caso elas não recebam a dose da vacina. Por sorte, os bebês são surpreendentemente capazes de desenvolver imunidade contra vírus e bactérias. Cerca de 95% das crianças que receberam as vacinas DTaP, Hib e a vacina contra a hepatite B estarão totalmente protegidas até completarem 6 meses de vida.

Algumas das doenças contra as quais os bebês precisam ser protegidos são a coqueluche, a meningite por Hib e a hepatite. Considerem-se estes fatos: [12]

- A coqueluche (tosse comprida) infecta cerca de 7 mil crianças e causa 6 mortes por ano nos EUA. Quase todos os casos ocorrem em crianças não vacinadas com menos de 1 ano de idade.

[12] Relatado em "Vaccine Myths" (reimpressão do Cap. 16 de Offit & Bell, *Vaccines: What Every Parent Should Know,* Immunization Action Coalition [2000]), 2.

- Crianças não vacinadas com idade inferior a 2 anos têm uma probabilidade 500 vezes maior de contrair a meningite por Hib do que as crianças vacinadas quando há alguém infectado em suas casas.
- Cerca de 90% dos recém-nascidos cujas mães estão infectadas com o vírus da hepatite B contraem hepatite e desenvolvem doenças hepáticas crônicas, cirrose e até câncer de fígado. Alguns vão a óbito.

Mito: É melhor ser infectado naturalmente que imunizado

É verdade que a infecção natural quase sempre proporciona uma imunidade melhor do que a vacinação. Na verdade, apenas as vacinas contra a meningite por Hib e o tétano são melhores indutoras de imunidade do que a infecção natural. A infecção natural causa a imunidade depois de apenas um episódio, mas as vacinas em geral criam imunidade apenas após várias doses ministradas ao longo de determinado período de tempo. Por exemplo, a vacina DTaP, a vacina contra a hepatite B e a vacina contra a pólio devem ser ministradas pelo menos três vezes cada uma durante os primeiros 6 meses de vida.

A diferença está no preço pago pela imunidade. O preço pago pela vacinação é o inconveniente de várias aplicações e ocasionalmente uma inflamação no local onde foi aplicada a vacina. O preço pago por uma única infecção natural pode ser uma paralisia causada pela infecção natural pelo vírus da pólio, retardamento mental ou dificuldades de audição decorrentes da infecção natural pelo vírus Hib, insuficiência renal ou morte em virtude da infecção pelo vírus da hepatite B, surdez decorrente da infecção natural pelo vírus da caxumba ou pneumonia decorrente da infecção natural pelo vírus da varicela. Que preço você quer que seu filho pague pela imunidade?

Mito: As vacinas debilitam o sistema imunológico

A infecção natural por determinados vírus pode debilitar o sistema imunológico. Assim, quando crianças são infectadas por um vírus, elas não podem combater outros vírus ou bactérias com a mesma facilidade. Isso acontece principalmente durante uma infecção natural pelo vírus da catapora ou do sarampo. As crianças com catapora ficam suscetíveis a certas infecções bacterianas (fasciite necrosante, por exemplo). Crianças infectadas com sarampo ficam mais suscetíveis a infecções bacterianas (que resultam em septicemia) da corrente sangüínea.

Contudo, as vacinas são diferentes. Os vírus existentes nas vacinas contra a catapora e o sarampo (os chamados vírus atenuados) são muito diferentes daqueles que causam os processos infecciosos do sarampo e da catapora (os chamados vírus selvagens). Os vírus atenuados não debilitam o sistema imunológico.

Mito: As vacinas causam autismo

Em 1998, um estudo publicado pelo jornal inglês *Lancet*[13] afirmou que o autismo poderia ser causado pela combinação das vacinas contra sarampo, caxumba e rubéola (MMR). A reportagem alegava que as crianças que recebiam essa vacina tinham uma inflamação intestinal que precedia o desenvolvimento do autismo. Em reação a isso, o Medical Research Council of Britain organizou um painel para investigar uma possível ligação entre a vacina MMR e o autismo. Um estudo subseqüente[14] demonstrou que não havia relação alguma entre vacinas e o autismo.

---

13 A. J. Wakefield et al., "Ileal Lymphoid Nodular Hyperplasia, Non-specific Colitis, and Regressive Developmental Disorder in Children", *Lancet* 351 (February 1998): 637-41.

14 John Bignall, "UK Experts Convinced on Safety of MMR", *Lancet* 351 (March 1998): 966. V. tb. Brent Taylor et al., "Measles, Mumps, and Rubella Vaccination and Bowel Problems or Developmental Regression in Children with Autism: Population Study", *British Medical Journal* 324 (2002): 393-96; pode ser acessado em http://bmj.bmjjournals.com/cgi/content/abstract/324/7334/393 [consulta em 19/11/2007]. Dois estudos foram conduzidos — cada qual diferente na qualidade e na análise dos dados. O segundo estudo (que constatava não existir relação alguma entre a vacina e o autismo) avaliou 500 crianças; o primeiro estudo avaliou apenas 12 crianças. O segundo estudo incluiu métodos estatísticos adequados para determinar se o MMR causa autismo; o primeiro estudo, não. O segundo estudo avaliou cuidadosamente o efeito do MMR (quando introduzido pela primeira vez na Grã-

Desde então, vários estudos em grande escala feitos em diversos países demonstraram que não existe ligação entre a vacina MMR e o autismo. Associações médicas como a American Academy of Pediatrics, os Centers for Disease Control and Prevention, a American Academy of Family Physicians, o Institute of Medicine e o Advisory Committee on Immunization Practices (filiado aos Centers for Disease Control), cujos membros são cientistas, clínicos, epidemiologistas, pais e estatísticos, concluíram de forma unânime que essa ligação não existe. Se estudos bem controlados e bem analisados comprovassem claramente que a vacina MMR causou ou poderia causar autismo, especialistas na área rapidamente solicitariam a retirada da vacina.

Mito: Um conservante contido em muitas vacinas prejudica as crianças

Em 1999, um estudo[15] anunciou que o conservante timerosal, composto que contém mercúrio e está presente em muitas vacinas, provocava um aumento dos níveis de mercúrio no sangue de vários bebês, e que esse aumento excedia as diretrizes recomendadas pela EPA (Environment Protection Agency). (Os conservantes são utilizados nas vacinas para reduzir o risco de contaminação por bactérias depois que o frasco é aberto). A exposição a altos índices de mercúrio, especialmente antes do nascimento da criança, está associada a distúrbios neurológicos. Quando esse estudo foi descrito pela primeira vez, médicos, cientistas e autoridades do governo americano ligados às agências de saúde pública rapidamente avaliaram a situação e constataram que:

Bretanha) na incidência de autismo; o primeiro estudo, não. Portanto, em resumo, o segundo estudo era muito melhor que o primeiro e permitiu concluir que não há ligação entre o MMR e o autismo.

15 V. "Thimerosal in Vaccines: A Joint Statement of the American Academy of Pediatrics and the Public Health Service", *Morbidity and Mortality Weekly Report* 48 (July 9, 1999): 563; pode ser acessado em www.cdc.gov/epo/mmwr/preview/mmwrhtml/mm4826a3.htm [consulta em 19/11/2007]. V. tb. "Mercury in Vaccines: What We Know"; pode ser acessado em http://www.vaccinationnews.com/dailynews/December2001/MercInVaxWhatWeKnow.htm [consulta em 19/11/2007].

- Os níveis de mercúrio não ultrapassavam as diretrizes recomendadas pelo FDA (Food and Drug Administration), órgão responsável pela segurança dos remédios e produtos biológicos (como a vacina);
- As vacinas que contêm timerosal são usadas desde a década de 1930, e não ficou provado que nem uma criança sequer tenha sido prejudicada por vestígios de timerosal encontrados nas vacinas;
- O timerosal contém etil-mercúrio; não metil-mercúrio (a forma mais prejudicial de mercúrio); e
- O mercúrio é eliminado do corpo em dois meses, intervalo que geralmente se mantém entre uma aplicação de vacina e outra.

Embora o FDA e os Centers for Disease Control (CDCs) tenham concluído que o timerosal é seguro para bebês, havia o receio de que a população julgasse que as vacinas contendo timerosal eram arriscadas. Por isso, em 1999 os CDCs recomendaram que o timerosal fosse eliminado das vacinas com a maior rapidez e eficiência possível. Hoje em dia, todas as vacinas recomendadas no programa infantil de vacinação aparecem em formas livres ou quase livres de timerosal (com uma redução de mais de 95%).

Mito: Doenças evitáveis pelas vacinas ocorrem com mais freqüência em pessoas vacinadas que em pessoas não vacinadas.

Em termos superficiais, essa afirmação é verdadeira. Entretanto, é importante entender por quê. Os doutores Paul Offit e Louis Bell[16] explicam:

[16] Citado em "Vaccine Myths" (reimpressão do Capítulo 16 de OFFIT & BELL, *Vaccines: What Every Parent Should Know*, 5; pode ser acessado na Internet o endereço www.immunize.org/catg.d/4038myth.pdf [consulta em 19/11/2007].

Digamos que, entre 100 jovens adultos que vivem no alojamento de uma faculdade, 95 tenham sido vacinados contra o sarampo, e 5, não. Ocorre, então, um surto de sarampo. Seis das 95 pessoas vacinadas contraem sarampo, e o mesmo acontece com 4 das 5 pessoas não vacinadas. Isso pareceria indicar que as pessoas vacinadas pegam sarampo com mais freqüência que as não vacinadas. Mas vamos lançar um olhar mais crítico. O índice de infecção entre as pessoas não vacinadas foi de 80% (4 entre 5), ao passo que o índice de infecção entre as pessoas vacinadas foi de apenas 6% (6 entre 95). Assim, as pessoas que foram vacinadas tinham muito menos chances de contrair sarampo.

Um estudo recentemente publicado no *Journal of the American Medical Association*[17] constatou que as pessoas não vacinadas tinham uma probabilidade 35 vezes maior de contrair sarampo que as pessoas vacinadas.

Mito: As vacinas, se aplicadas durante os primeiros dois anos de vida, podem causar diabetes.

Um pesquisador[18] alegou que bebês imunizados com uma dose de vacina contra o vírus Hib aos 24 meses de vida tinham menor probabilidade de desenvolver diabetes do que se tivessem recebido as quatro doses da vacina (aos 3, 4, 6 e 18 meses). Ele concluiu que o risco de diabetes poderia ser reduzido se as crianças não fossem vacinadas em idade muito tenra.

Depois de examinar cuidadosamente os dados, pesquisadores descobriram que os métodos analíticos usados no estudo estavam incorretos. Um estudo de acompanhamento com duração de dez anos demonstrou

---

17 D. Salmon et al., "Health Consequences of Religious and Philosophical Exemptions from Immunization Laws: Individual and Societal Risk of Measles", *Journal of the American Medical Association* 282 (July 7, 1999): 47-53; pode ser acessado em http://jama.ama-assn.org/cgi/content/abstract/282/1/47 [consulta em 19/11/2007].

18 J. B. Classen & D. C. Classen, "Clustering of Cases of Insulin Dependent Diabetes (IDDM) Occurring Three Years After Hemophilus Influenza B (HiB) Immunization Support Causal Relationship Between Immunization and IDDM", *Autoimmunity* 35 (2002): 247-53.

que a incidência de diabetes era a mesma entre aqueles que tinham sido vacinados cedo e aqueles que tinham recebido vacinas mais tarde. Não existem evidências que comprovem que as vacinas deveriam ser aplicadas posteriormente.

Mito: A Vacina DTP causou surdez na Miss América 1994

Acreditava-se que a vencedora do concurso Miss América tivesse ficado permanentemente surda por causa de uma vacina DTP de má qualidade, mas essa história era totalmente falsa. A surdez da moça ocorreu depois que ela contraiu meningite bacteriana causada pelo *Haemophilus influenzae tipo b* (Hib), uma bactéria contra a qual já existe uma vacina. Felizmente, a vacina Hib praticamente eliminou a meningite por Hib e a conseqüente surdez por ela causada.

Mito: A vacina contra o vírus da pólio é contaminada com um vírus que causa câncer

Os primeiros lotes de vacina contra a pólio usados no final da década de 1950 e no início da década de 1960 estavam contaminados com um vírus de macaco chamado Vírus Símio 40 ou SV40. Recentemente, um pesquisador encontrou proteínas produzidas pelo vírus SV 40 em tumores não comuns em adultos. Os estudos sugeriram com veemência que os Institutos Nacionais de Saúde continuassem a pesquisar essa ligação. No entanto, estudos posteriores *não* confirmaram a observação inicial. Atualmente, as vacinas manufaturadas não contêm o vírus SV40, de modo que a vacinação contra a pólio não representa hoje em dia nenhum risco de efeitos colaterais causados por esse vírus.

TRATAMENTO PREVENTIVO DOS DENTES

Embora este tópico possa ser para você uma surpresa — certamente ele surpreendeu a maioria dos pais e mães que atendi em minha clínica

Caixa de recursos **Dicas úteis**

Também existem questões morais e éticas em torno do uso de determinadas vacinas. Um dos mais perturbadores é a utilização de tecidos de crianças não nascidas no preparo de determinadas vacinas. Você pode encontrar essa informação no Apêndice 2 (página 423).

—, o tratamento dentário preventivo para crianças, até mesmo crianças bem pequenas, é muito importante. A intervenção dentária precoce é relativamente fácil e eficaz. Sem um tratamento dentário preventivo, mais de 50% das crianças desenvolvem cáries até o meio da infância, e no final da adolescência 80% delas já possuem infecções evitáveis.

As doenças bucais infantis têm conseqüências médicas e financeiras significativas. Se a perspectiva de ter dentes ruins, cáries e mau hálito não é suficiente para que seus filhos mantenham o hábito da escovação, um relatório publicado em maio de 2000 pelo Ministério da Saúde dos EUA[19] oferece um novo incentivo: a saúde bucal precária contribui para outros problemas graves de saúde, como diabetes e doenças cardíacas. O relatório também indicou que a má saúde bucal pode contribuir para doenças pulmonares, derrames e baixo peso ao nascer. Entretanto, uma pesquisa recente constatou que quase metade das crianças americanas não seguiam as recomendações mínimas da American Academy of Pediatric Dentistry de visitar o dentista duas vezes por ano, e 21% de todas as crianças não tinham feito uma única consulta no ano anterior. Crianças muito pequenas eram as que menos tendiam a receber cuidados dentários.[20]

---

19 "Oral Health in America: A Report of the Surgeon General", pode ser acessado em www.nidr.nih.gov/sgr/execsumm.htm [consulta em 19/11/2007].

20 Relatado em Stella M. Yu et al., "Factors That Influence Receipt of Recommended Preventive Pediatric Health and Dental Care", *Pediatrics* 110 (December 2002): e73; pode ser acessado em http://pediatrics.aappublications.org/cgi/content/full/110/6/e73 [consulta em 19/11/2007].

A American Academy of Pediatrics (AAP) recomenda[21] que aos 6 meses de vida todos os bebês — mesmo que tenham poucos ou nenhum dente — devem ser examinados por um médico ou um dentista para determinar seu risco de desenvolver cáries. Crianças que parecem mais propensas a desenvolver cáries devem fazer sua primeira consulta ao dentista antes da idade recomendada de 12 meses.

Além de exames dentários de rotina, os pais precisam garantir que seus filhos aprendam e pratiquem a higiene bucal diária. Uma boa higiene bucal e hábitos alimentares saudáveis podem ajudar a reduzir as cáries, mas na história recente o uso de flúor reduziu dramaticamente a incidência de cáries. Pesquisas médicas e odontológicas comprovaram que o flúor reduz as cáries em crianças e adultos, ajudando a preveni-las e até recuperando estágios iniciais da lesão. Por esse motivo, adiciona-se flúor à água, aos produtos de enxágüe bucal e aos cremes dentais.

Infelizmente, muitos pais são mal informados sobre o flúor e a fluoração. O flúor, mineral que ocorre naturalmente em quase todas as fontes de água, origina-se do elemento fluorita — o décimo sétimo entre os mais abundantes elementos na crosta terrestre. O flúor, como qualquer outro nutriente, é seguro e eficaz quando usado de forma apropriada e em quantidades adequadas. A fluoração da água comunitária, que tem sido praticada há mais de cinqüenta anos, é simplesmente o processo de ajustar o conteúdo de flúor do reservatório local de água aos níveis recomendados para uma saúde dentária ideal, uma prática que comprovadamente reduz a incidência de cáries em crianças e adultos.

---

21 Em sua declaração de política sobre "Oral Health Risk Assessment Timing and Establishment of the Dental Home" (*Pediatrics* 111 [May 2003]: 113-6), a American Academy of Pediatrics inclui essas duas frases na sua lista de recomendações: "3. Toda criança deve começar a ser examinada quanto aos riscos com a saúde oral aos 6 meses por um pediatra ou um profissional de saúde qualificado. 4. Pediatras, atendentes de famílias, atendentes de saúde e pediátricos e assistentes de pediatras devem ser treinados para realizar uma avaliação de risco de saúde bucal em todas as crianças a partir dos 6 meses de idade, para identificar fatores de risco conhecidos para cáries precoces na infância"; pode ser acessado em www.aap.org/policy/s040137.html [consulta em 19/11/2007].

O flúor pode ser aplicado em preparações sistêmicas (fluoração da água ou de suplementos alimentares) ou tópicas (creme dental e produto de enxágüe bucal aplicado por profissionais). A American Dental Association[22] lembra os pais de que a prevenção eficaz de cáries exige "a combinação adequada de ambas as formas de flúor (tópica e sistêmica)". Passemos, então, a considerar os benefícios de cada uma delas.

O *flúor tópico* fortalece os dentes, tornando-os mais resistentes às cáries. O método mais comum de "auto-aplicação de flúor" é o uso de um creme dental que contenha a substância. A American Dental Association recomenda que crianças (acima dos 2 anos de idade) e adultos utilizem um creme dental com flúor que contenha o selo de qualidade da ADA.

Entretanto, é preciso ter cuidado. Se a criança engolir ou usar creme dental em demasia, isso pode ser prejudicial. Por esse motivo, e como crianças pequenas tendem a não escovar os dentes muito bem, a maioria dos odontopediatras recomenda que os pais apliquem à escova uma quantidade de creme dental equivalente a uma ervilha e escovem os dentes dos filhos. Quando os pais (ou o dentista) estiverem convencidos de que a criança está fazendo a escovação corretamente, ela pode fazer isso sozinha.

O *flúor sistêmico* é ingerido e incorporado às estruturas dos dentes de dentro para fora. O flúor sistêmico também pode proporcionar uma proteção tópica quando a substância está presente na saliva, que umedece continuamente os dentes. Embora a fluoração da água comunitária seja um meio extremamente eficaz e barato de obter o flúor necessário para uma prevenção ideal das cáries, nem todos vivem em uma comunidade que conta com uma fonte de água fluorada, e a maioria dos filtros domésticos retira o flúor da água. Para crianças entre 6 meses e 16 anos, o flúor está disponível em tabletes, gotas ou pastilhas que podem ser obtidos mediante receita médica. O dentista ou o médico de seu filho pode prescrever a dosagem correta.

---

[22] V. American Dental Association, "Fluoride and Fluoridation"; pode ser acessado em www.ada.org/public/topics/fluoride/fluoride_article01.asp [consulta em 19/11/2007].

QUANDO É A HORA DE CHAMAR O MÉDICO?

Embora seja "melhor prevenir do que remediar", em algumas ocasiões nenhuma prevenção impedirá que nossos filhos fiquem doentes. Quando isso acontece, o que devemos fazer? Em que medida você tenta tratar seu filho em casa? Quando é necessário ligar para o consultório do médico? Quando você precisa levar seu filho para uma consulta? Em minha clínica, essas eram as perguntas mais freqüentes dos pais — especialmente dos pais de primeira viagem.

Cuidar dos filhos é um processo de aprendizado, e os pais precisam aprender quando chamar o médico e quando não chamar. Em nossa clínica, orientávamos aos pais que chamassem nossa equipe toda vez que estivessem preocupados com a saúde ou o bem-estar da criança e não soubessem o que fazer. Conversando com um dos profissionais de saúde de seu filho, você aprenderá os cuidados de rotina e como lidar com problemas ou doenças mais comuns. É essencial que o médico de seu filho encoraje você a fazer perguntas e proporcione uma atmosfera em que você se sinta à vontade para tirar suas dúvidas. À medida que você se tornar mais experiente — e mais confiante também — descobrirá que precisa ligar com menos freqüência.

Nunca subestime seus instintos, principalmente se for mãe. Os pais quase sempre conhecem melhor seus filhos. Eles geralmente sabem quando algo está errado antes que isso fique óbvio para os outros — até mesmo para o pediatra. Portanto, a regra em minha clínica era esta: Se *você* está preocupado, precisa ligar para o médico de seu filho ou alguém de sua equipe. A maioria dos pais não tem formação médica. Alguns problemas que podem parecer graves para você como pai ou mãe não me deixariam preocupado como médico. Em contrapartida, você pode pensar que algo é trivial quando é um sinal realmente importante de um problema de saúde. Você aprende a diferença ao telefonar para o médico de seu filho ou alguém de sua equipe.

Algumas doenças corriqueiras e ferimentos leves podem ser tratados em casa, mas seu filho vai, em algum momento, exibir sintomas que exigem atenção médica. Acrescentei uma lista de sintomas com a indicação de como você deve proceder diante da manifestação deles no Apêndice 1 (página 417). Em termos de orientação mais geral, você deve ligar para o médico de seu filho se notar mudanças no comportamento ou no nível de atividade dele, ou se observar outros sintomas que lhe causem preocupação. Quando ligar, esteja preparado para descrever para o médico os sintomas e o comportamento de seu filho.

Caixa de recursos ***Dicas úteis***

Sintomas que requerem atenção

Você precisa agir rapidamente diante de qualquer um dos seguintes sintomas:

- mudanças de cor (palidez ou tom azulado em torno dos lábios, no rosto e nas unhas; pele ou olhos amarelados);
- o corpo torna-se estranhamente flexível ou rígido;
- um dos olhos (ou ambos) torna-se rosado, vermelho ou inchado, ou ainda solta uma secreção viscosa;
- umbigo avermelhado ou sensível;
- placas esbranquiçadas na boca;
- dificuldade para respirar, engolir, mamar, comer ou falar;
- sangue nas fezes;
- choro prolongado; impossível acalmar a criança;
- a criança recusa-se a comer;
- a criança fica estranhamente irritada ou cansada;
- arrepios fazem tremer o corpo;
- a criança perde a consciência (desmaia, tem convulsões etc.);

- dor de cabeça intensa;
- secreção nasal de cor estranha, com mau cheiro ou sangue;
- dor de ouvido;
- perda da audição;
- sangue ou secreção saindo da boca ou dos ouvidos;
- mudanças na visão; os olhos doem na presença de luz;
- rigidez ou dor no pescoço;
- forte irritação na garganta;
- salivação descontrolada;
- respiração rápida;
- tosse forte, tosse que provoca sangramento e dura um longo tempo;
- dor estomacal muito forte;
- inchaço no estômago;
- dor das costas, dor ao urinar, vontade freqüente de urinar;
- urina com cor estranha, mau cheiro ou muito escura;
- dor, vermelhidão ou inchaço em torno de uma articulação que não foram causados por um ferimento;
- corte ou arranhão que parece infectado (avermelhado, vertendo pus, inchado, quente).

E AS RODAS RELACIONAL, ESPIRITUAL E EMOCIONAL?

Este capítulo inteiro concentrou-se em alguns princípios da medicina preventiva, pelo menos naqueles que pertencem à roda da saúde física. Você pode estar se perguntando: *E as outras rodas da saúde? Será que não é igualmente importante evitar problemas nas rodas emocional, relacional e espiritual?*

Essa pergunta é importante, e minha resposta pode surpreender você: "Não!".

"O quê?!", você pode protestar. "Você está maluco? Será que ele realmente pensa que a roda física é mais importante que as outras?"

Eu iria sorrir e responder? "Não". Quando você se acalmasse, eu explicaria que as outras três rodas são na verdade *mais* importantes que a roda física. Será que a roda física é importante? Sem dúvida alguma. Lembre-se, contudo, de que a roda física é a única das quatro que com certeza se desgastará lentamente e um dia acabará parando de vez. A roda física fica mais lenta à medida que envelhecemos e pára quando morremos. No entanto, as outras três rodas — a emocional, a relacional e a espiritual — não param quando morremos. Elas continuam eternamente. É por isso que o apóstolo Paulo escreveu: "O exercício físico é de pouco proveito; a piedade, porém, para tudo é proveitosa, porque tem promessa da vida presente e da futura".[23]

Seu trabalho como pai ou mãe inclui, sem dúvida, a prevenção de doenças físicas sempre que possível; contudo, mais importante ainda é seu papel na prevenção de doenças, distúrbios e deficiências emocionais, relacionais e espirituais. Como você vê, criar e educar uma criança que é altamente saudável nessas três áreas é tarefa da família. Quanto mais saudável sua família for nessas áreas, maior será a probabilidade de seus filhos também serem saudáveis.

Quando há problemas nas trincheiras da família, as crianças podem sofrer fisicamente, mas elas sofrem mais emocional, social e espiritualmente. Uma comissão especial de nível nacional reuniu-se na década de 1980 para examinar a saúde das crianças americanas em geral, dando atenção especial aos adolescentes. Essas autoridades em desenvolvimento infantil ficaram tão preocupadas com o que constataram que o resultado foi a publicação de um relatório intitulado *Code Blue* [Código Azul]. A conclusão foi a seguinte: "Nunca antes na história dos EUA,

---

[23] 1Timóteo 4.8.

os adolescentes foram menos saudáveis, menos cuidados e menos preparados para a vida".[24]

Comentando esse relatório, o dr. James Dobson observa:[25] "Isso está ocorrendo, veja você, em uma das nações mais ricas e privilegiadas da história do mundo. Esse é um resultado direto da desintegração conjugal e de outras forças contrárias à família". O dr. Dobson conclui que mesmo quando as famílias permanecem intactas, a pesquisa demonstra claramente que nossas crianças são altamente propensas a não se tornarem saudáveis em termos emocionais, relacionais e espirituais porque nós — seus pais — estamos "distraídos, exaustos de tanto trabalhar, desinteressados, quimicamente dependentes, divorciados ou simplesmente sem capacidade de enfrentar a situação".

Portanto, é claro que preservar e melhorar a saúde física de seu filho é essencial, mas eu vou despender muito mais tempo orientando você sobre como concentrar seu tempo, seus esforços e orações na construção e na proteção da saúde emocional, relacional e espiritual de seus filhos.

---

[24] The National Commission on the Role of the School and the Community in Improving Adolescent Health, National Association of State Boards of Education, American Medical Association, *Code Blue: Uniting for Healthier Youth* (Alexandria, Va.: National Association of State Boards of Education, 1990).

[25] James C. Dobson, Ph.D., *Bringing Up Boys* (Wheaton, Ill.: Tyndale House, 2001), 54-5.

Capítulo 4

Montar a equipe de saúde de seu filho

Tonya trouxe Abby, de 5 anos, ao meu consultório para que eu a examinasse. A menina estava febril e prostrada. — Dr. Larimore, acho que ela está com meningite.

Não fiquei alarmado. Mães novatas como Tonya se apavoram com doenças sem a menor importância, mas examinei Abby cuidadosamente. Ela parecia alerta, não tinha rigidez na nuca e não apresentava absolutamente nenhum sinal de infecção. *Não acho que ela esteja com meningite*, pensei.

— Tonya, acho que é só uma virose.

— Mas eu estou preocupada — respondeu ela com franqueza.

Expliquei por que achava que Abby não tinha meningite, mas Tonya não se convenceu. — Entendo o que está me dizendo, doutor. Só estou preocupada de que seja meningite.

Eu compreendia a preocupação dela. A meningite é uma infecção da membrana que reveste o cérebro e a medula espinhal, e resulta em febre, rigidez na nuca, prostração e algumas vezes erupções na pele. A mais perigosa dessas infecções pode ser fatal se não for tratada rapidamente. Tendo aprendido a valorizar e a respeitar a intuição das mães, eu disse:

— Deus deu a intuição materna apenas para as mães.

Expliquei, então, que, se Tonya quisesse ter 100% de certeza, Abby deveria ser submetida a uma punção lombar. Discutimos os riscos e os benefícios do procedimento e as opções de tratar a febre em casa com acetaminofen e líquidos. Meio relutante, mas com sabedoria, segundo pensei, Tonya escolheu a segunda opção. Pedi a ela que me ligasse se houvesse algum problema.

Cerca de três horas mais tarde, Tonya ligou para minha casa à minha procura. Minha esposa atendeu o telefone. Tonya mal podia falar, tão trêmula estava sua voz.

— Acho que Abby piorou. O pescoço dela está duro. Não consigo controlar a febre. Ela parece tão sonolenta...

Demonstrando sensatez, Barb aconselhou que Tonya levasse Abby ao pronto-socorro e garantiu que eu iria encontrá-las lá.

Abby ainda parecia normal quando a vi. Até sua contagem de glóbulos brancos estava normal (em caso de infecção, o número de glóbulos brancos geralmente se eleva). No entanto, Tonya continuava convencida de que sua filha estava muito doente. Por insistência dela, eu fiz a punção lombar. O líquido parecia perfeitamente normal, mas os testes de laboratório não deixaram nenhuma dúvida: Abby tinha uma forma muito inicial de meningite bacteriana por Hib! (Devo esclarecer que isso aconteceu na época em que a vacina Hib ainda não estava disponível, e foi o último caso de infecção invasiva por Hib que encontrei em minha carreira. Muitos médicos que se formaram após o surgimento da vacina Hib nunca viram casos como aquele.)

Logo depois que a internei no hospital, Abby ficou muito doente, e seu tratamento foi complicado. Ela se recuperou, mas perdeu uma porcentagem de sua audição em virtude da infecção. Tenho certeza de que, se a mãe não tivesse insistido, Abby só teria sido tratada num estágio muito mais avançado da evolução da doença, e as conseqüências poderiam ter sido desastrosas.

A pessoa mais importante na equipe de saúde de Abby era sua mãe — a única pessoa no mundo que Deus havia designado para ser a mãe *dela*. Deus havia equipado Tonya para que ela conhecesse sua filha de um modo que nenhum profissional jamais poderia — ou deveria — conhecer. Tonya é um exemplo de por que eu acredito que os pais têm um papel essencial na equipe de saúde de seus filhos.

SUA TAREFA: SER O CAPITÃO DA EQUIPE DE SAÚDE DE SEU FILHO

Montar uma equipe de saúde eficiente para seu filho é essencial, e vocês — pai e mãe — são as pessoas mais importantes nessa equipe. Para que você entenda a importância de seu papel, permita-me uma analogia futebolística que utilizei com meus pacientes durante anos: os pais precisam ser os *capitães* da equipe de saúde de seus filhos. Você também precisará de um bom clínico de atendimento primário — um médico que esteja disposto a ouvir você, dar-lhe orientação e acompanhamento, e algumas vezes até mesmo ficar bravo com você — na qualidade de seu *técnico*. Você pode precisar de alguns especialistas treinados em um aspecto importante do jogo, para que sejam *assistentes de técnico*. Os especialistas sabem quase tudo o que se pode saber sobre alguma parte do corpo, mas não conseguem ver o jogo inteiro da mesma forma que você e seu técnico conseguem. As melhores equipes de futebol têm grandes capitães que trabalham com grandes técnicos.

No "jogo" que é a saúde de seu filho, você, o capitão, precisa aprender a liderar as jogadas. Alguns pais de pacientes meus tinham dificuldades com essa função. Eles queriam que eu, o médico, lhes dissesse o que fazer — indicasse quais tratamentos ou técnicas de educação seriam melhores para seus filhos. Eles me diziam, indignados: — Doutor, essa é a *sua* função; *não* a minha! *Diga* o que eu devo fazer.

No entanto, o sistema de saúde atual e nossa cultura exigem que os pais tomem conta do atendimento de saúde de seus filhos. Você, como pai ou mãe, *deve* tornar-se o capitão da equipe de saúde de seu filho.

Você pode estar pensando: *Mas eu não sou formado em medicina, nem quero ser. Vocês, médicos, ficam estudando na faculdade durante anos para adquirir o conhecimento de que eu preciso desesperadamente quando meu filho tem um problema de saúde. Eu não quero atrapalhar vocês em uma crise.*

Se é isso o que você está pensando, entendo perfeitamente, mas existe uma grande diferença entre esperar (ou exigir) que um médico tome decisões em seu lugar e escolher um médico dedicado que trabalhará em parceria para que você possa assumir as responsabilidades referentes aos cuidados com seu filho. O trabalho do médico é diagnosticar o problema e fazer julgamentos médicos, para depois organizá-los em ordem de prioridades e recomendações que você como pai ou mãe possa entender. Entretanto, o médico pode não ser a melhor pessoa para tomar decisões médicas não emergenciais. Um filho é singular, de modo que cada decisão médica é — e deveria ser — singular. Portanto, *você* deve envolver-se nas decisões que afetam a saúde de seu filho e, em última instância, tornar-se responsável por elas.

O dr. Isadore Rosenfeld,[1] professor de clínica médica no Cornell Medical Center, explica por que você deve ser um participante ativo nos cuidados com a sua saúde e com a saúde de seu filho:

> A verdade é que [...] os médicos estão despendendo menos tempo com seus pacientes. Muitos agora trabalham para empresas de seguro ou medicina de grupo que decidem quais exames ou tratamentos irão pagar. Você pode não ser nem avisado de que existem opções melhores do que aquela que lhe ofereceram. Portanto, atualmente, mais do que nunca, você está essencialmente sozinho quando se trata de proteger a sua saúde e bem-estar [e também a do seu filho].

[1] Isadore ROSENFELD, M.D. "Power to the Patient", *Parade* (February 24, 2002), 4.

Sem dúvida, existem muitos profissionais éticos na medicina de grupo e muitos médicos dedicados que se esforçam para investir mais — e não menos — tempo com seus pacientes. No entanto, muitos pacientes e pessoas com quem conversei nos meus programas de rádio e TV declaram estar assombrados — se não impotentes — diante dos milhares de opções de planos de saúde. Eles se mostram confusos com as reportagens sobre medicina que aparecem na mídia. Como me contou uma ouvinte:

— Um dia, eles dizem que a TV não vai prejudicar a saúde de meu filho e, no dia seguinte, dizem que a TV é prejudicial. Em quem devo acreditar? Será que os médicos não podem esclarecer as coisas uma vez por todas?

Como expliquei a essa senhora, o problema não são apenas os médicos; até certo ponto, o problema envolve a própria ouvinte. Enquanto ela depender totalmente de outras pessoas — mesmo que sejam profissionais treinados que podem ter uma infinidade de opiniões sobre tudo, de A a Z, dos tratamentos de TDA (transtorno de déficit de atenção/hiperatividade) até vacinas —, ela provavelmente ficará *mais,* e não menos, confusa. Uma nova onda de informações médicas nos atinge diariamente pelos jornais da manhã ou da tarde, e por notícias no rádio, além da enorme quantidade de informações na Internet. Muitas vezes, os consumidores ouvem a respeito de relatórios médicos semanas antes de as revistas especializadas com essas novidades chegarem aos consultórios dos profissionais.

Para os médicos, é muito mais fácil dizer o que fazer do que orientar você sobre como tomar suas próprias decisões de saúde. A especialização profissional cumpre sua mais importante missão quando o médico de seu filho lhe indica quais são as melhores opções de atendimento e tratamento, recomenda a melhor escolha segundo sua especialização profissional, e deixa a decisão final a seu encargo. Quando você participa ativamente do atendimento de saúde de seu filho em parceria com um médico que encoraja e deseja esse tipo de trabalho em equipe, você está trabalhando de acordo com o melhor modelo de medicina — aquele que tem mais chances de tornar seu filho altamente saudável.

Sempre encorajei meus pacientes, quando eles começavam a aprender a ser os capitães da equipe de saúde de seus filhos, a fazer pelo menos duas coisas: (1) serem mais proativos e assumirem maior responsabilidade no atendimento de saúde de seus filhos do que haviam feito anteriormente e (2) encontrarem um médico que atuasse como o técnico da equipe.

Dose de sabedoria

Conhecimento é poder. Você deve ter o máximo de informação possível sobre sua condição de saúde — e sobre seus direitos — para ter a segurança de participar das decisões que afetam a sua saúde [e a saúde de seus filhos], a sua qualidade de vida e a sua própria sobrevivência. Quanto mais preparado você estiver para fazer perguntas informadas, maiores serão as chances de você ter um atendimento médico ideal.

DR. ISADORE ROSENFELD, editor de saúde, *Parade*.

Para atendimentos médicos de emergência, sem dúvida, o modelo que proponho aqui não é necessário nem mesmo factível. Certos problemas exigem a atenção imediata de um médico bem treinado e experiente. Raramente, uma discussão prolongada das opções disponíveis é necessária e, às vezes, nem mesmo é possível. Na maioria das situações de atendimento de saúde de seu filho, entretanto — para acompanhamento de rotina ou problemas de saúde crônicos e potencialmente perenes como transtorno de déficit de atenção/hiperatividade (TDA), asma ou diabetes —, é melhor que você aprenda a atuar como o capitão da equipe de saúde de seu filho sob a orientação de um bom técnico de saúde, até que seu filho esteja em condições de tomar as decisões por si próprio.

Ser o capitão da equipe de saúde do seu filho não é fácil, mas é possível. Por mais de vinte anos, esse é o modelo que tenho ensinado aos pais de meus jovens pacientes. Deleito-me em relatar que a maioria dos pais foi maravilhosamente bem-sucedida. Em algumas ocasiões, eles me trouxeram informações ultra-atualizadas sobre tratamentos que eu desconhecia completamente. Por causa do trabalho desses pais, eu me tornei um médico melhor, e os filhos deles se tornaram mais saudáveis. Assim, para o bem de seu filho ou filha, dedique tempo e esforços para tornar-se o capitão da equipe de saúde deles.

A TAREFA DO MÉDICO: SER O TÉCNICO DE SAÚDE DE SEU FILHO

Depois que você tiver aceitado a função de capitão da equipe de saúde de seu filho, a próxima tarefa é encontrar um técnico adequado — o médico do seu filho. Com certeza, um médico de alta competência é um membro importantíssimo da equipe de saúde de seu filho.

Insisto em recomendar que você escolha um médico de atendimento primário — um clínico geral ou um pediatra — como técnico de saúde de seu filho. O clínico geral atuará como um médico generalista, cuidando da saúde de seu filho em termos gerais e trabalhando ao seu lado para tomar as melhores decisões médicas que forem necessárias. Um clínico geral conhece você, seu filho, sua família e sua comunidade, e pode colaborar com outros profissionais de saúde, quando necessário, na identificação e no tratamento das necessidades genéricas de saúde de seu filho. Ter um clínico geral permite que você estabeleça ao longo dos anos uma relação de confiança com um médico, mantenha a continuidade do tratamento de seu filho, e possa agir com serenidade tanto em momentos de crise ou problemas agudos de saúde quanto nos procedimentos de manutenção preventiva.

Entretanto, não há como desempenhar as funções descritas anteriormente se o médico de seu filho não está disposto ou não pode dedicar algum tempo para oferecer informações importantes e necessárias, e para ensinar (ou solicitar que seus assistentes ensinem) o que você precisa aprender. *Mas,* talvez você esteja pensando, *freqüentemente é difícil conseguir que um médico permaneça comigo em uma sala tempo suficiente para proporcionar esse tipo de informação e orientação. A maioria das consultas parece durar menos de dez minutos — e não posso fazer quase nada em relação a isso.*

Para essa linha de raciocínio, minha resposta é um sonoro "Não". Para conseguir o atendimento que você quer para seu filho, você precisa saber que esse atendimento está disponível e depois tomar providências para encontrá-lo. Você também precisa solicitar esse tipo de atendimento e ter a expectativa de recebê-lo.

Como "contratar" um médico para ser o técnico de saúde de seu filho

Escolher o melhor médico para ser o técnico de saúde de seu filho exige uma coleta de informações. Embora muitas empresas de seguro limitem as escolhas dos segurados, mesmo assim você deve procurar uma condição que lhe pareça adequada. Pense bem e responda às perguntas a seguir. As respostas certas podem fazer toda a diferença do mundo.

- Você quer um médico orientado para as doenças ou orientado para a saúde?
- Você prefere opções de tratamento conservadoras ou agressivas?
- Você prefere um médico caloroso e informal, ou um formal e distante?
- Você prefere um homem ou uma mulher como médico de seu filho?
- Você prefere um médico que está preocupado com seus interesses espirituais ou que pelo menos os entenda e apóie?

Depois que você tiver determinado suas preferências pessoais em relação a um médico, pergunte a amigos, vizinhos, parentes e religiosos sobre quais médicos eles recomendariam. Particularmente, consulte pessoas em quem você confia e que estejam ligadas de alguma forma ao sistema de saúde. Considere sempre a opinião de outros profissionais confiáveis que cuidaram de você ou de seu filho. Se seu filho tem necessidades especiais, grupos de defesa ou apoio, em nível local ou estadual, podem ser uma excelente fonte de informação sobre profissionais de saúde competentes nessas áreas.

Para refinar sua busca, você pode pesquisar informações públicas sobre profissionais de saúde disponibilizadas por organizações profissionais e pelos órgãos de regulamentação profissional. Alguns conselhos estaduais também disponibilizam bases de dados pela Internet, que permitem que você investigue casos e queixas de mau procedimento médico. Você deve ser capaz de saber se um médico está autorizado a praticar atualmente e se o conselho estadual impôs a esse profissional medidas disciplinares. [2]

Tenha em mente, no entanto, que qualquer pessoa pode mover um processo médico a qualquer momento por quase qualquer razão. A existência de uma queixa ou processo por erro de conduta não significa necessariamente que o médico seja ruim. Pode significar apenas que um único paciente não ficou satisfeito com alguma coisa. Além disso, o resultado esperado poderia estar fora do controle do médico. Entretanto, vários processos legais — ou certo tipo de ações — podem ser causa de preocupação.

Você também vai querer considerar as relações financeiras entre o médico de seu filho, a empresa do convênio e o hospital. Se o médico de seu filho é conveniado, talvez se preocupe em defender, em primeiro lugar, as necessidades "da empresa". Você quer ter a certeza de que seu médico está, acima de tudo, trabalhando pelo bem-estar de seu filho.[3]

---

[2] No Brasil, v. particularmente os *sites* do Conselho Nacional de Saúde em www.conselho.saude.gov.br [consulta em 19/11/2007] e do Portal Médico do Conselho Federal de Medicina em www.portalmedico.org.br [consulta em 19/11/2007] [N. do E.].

[3] Para mais informações sobre a medicina de grupo no Brasil, o leitor pode consultar na Internet o *site* da ABRAMGE — Associação Brasileira de Medicina de Grupo —, no endereço www.abramge.com.br [consulta em 19/11/2007] [N. do E.].

Quando você tiver definido os médicos preferidos na sua lista, ligue para os respectivos consultórios e pergunte se um assistente pode dedicar alguns momentos para responder às suas perguntas:

- Vocês aceitam novos pacientes? Vocês aceitam meu convênio?
- Quanto tempo faz que o médico atua nessa área? Quanto tempo ele tem de prática?
- O médico trabalha sozinho ou em grupo? No segundo caso, quantos membros participam do grupo e quais são as especialidades de cada um deles?
- Quem atende meu filho quando o médico não está disponível?
- Em que hospital o médico interna os pacientes? Existe alguma restrição para internações que ele pode fazer?
- Se o médico não interna os pacientes, quem cuidará do meu filho se ele precisar ser encaminhado para o pronto-socorro ou ser internado?
- O médico tem seu título de especialista reconhecido? Por qual órgão ou instituição? Em qual especialidade?
- Se eu ligar com alguma dúvida, o médico me atenderá pessoalmente — ou seu assistente o fará em seu lugar? Qual é o melhor horário para eu telefonar?
- Qual é a freqüência recomendada para consultas de rotina e vacinações preventivas, e esses procedimentos são cobertos pelo meu plano de saúde? Quais são os exames de rotina feitos?
- Um familiar ou amigo pode acompanhar meu filho nesses procedimentos e exames?
- Em que medida o médico está disposto a permitir que eu tenha um papel ativo no tratamento do meu filho? Como o médico reagirá se eu perguntar sobre um medicamento ou exame com

o qual ele não está familiarizado ou se eu trouxer informações obtidas de outras fontes?

- No caso de adolescentes, o médico insiste para que a consulta seja feita apenas entre ele e o jovem, ou ele permite que eu permaneça na sala com meu filho caso eu assim deseje?
- Qual é a opinião do médico sobre a medicina alternativa?

Escolhido um profissional, solicite um encontro *rápido* para entrevistá-lo. É importante que você respeite o tempo do médico. Fazendo isso, você demonstrará seu interesse em desenvolver um relacionamento médico/paciente em que ambas as partes saiam ganhando. Cada vez mais, os médicos que cuidam de crianças estão abertos a essas entrevistas, que proporcionam aos pais uma oportunidade de fazer perguntas específicas e mostrar suas expectativas quanto à condução do atendimento e tratamento de seu filho. Cada vez mais, os médicos oferecem esse tipo de atendimento sem cobrar nada. Depois de terminar a entrevista, faça a si mesmo as seguintes perguntas:

- Fui tratado com cortesia e respeito? Ou me senti destratado e desrespeitado?
- O consultório era arrumado, confortável e limpo? As instalações proporcionam segurança, conforto e privacidade suficientes?
- A equipe do médico foi amigável e atenciosa?
- Tive de esperar muito além da hora marcada para ser atendido? (Você deve ser atendido sem muita demora ou informado de algum atraso. Neste último caso, deve ter a opção de consultar outro médico, marcar outro horário para a consulta ou continuar esperando. Uma espera prolongada só deve acontecer com o seu consentimento.)
- Obtive respostas para todas as minhas perguntas?

- O médico enfatiza um atendimento *preventivo* em cada uma das quatro rodas da saúde, além do atendimento *intensivo?*
- Eu acredito que o médico proporcionará um atendimento de alta qualidade, a um bom preço e baseado em pesquisas, independentemente da raça, do sexo, da religião ou da origem nacional de meu filho?

Se você não ficou satisfeito, passe para o próximo nome da sua lista.

Como trabalhar com o técnico da equipe de saúde de seu filho

Para que você e o técnico de saúde de seu filho trabalhem juntos de forma eficaz, vocês precisam comunicar-se bem. Segue um modelo que recomendo aos pais que querem trabalhar bem com o médico de seus filhos. O acróstico S-A-B-E-R refinará suas habilidades como capitão da equipe de saúde.

S = Saiba dos fatos

A = Aprenda quais são os diferentes níveis de atendimento médico

B = Busque um aconselhamento espiritual sábio

E = Explore opções de tratamento

R= Registre num diário pessoal

S = Saiba dos fatos

Toda vez que você tiver de tomar uma decisão sobre a saúde de seu filho, solicite um resumo completo do assunto em questão. Seguem algumas perguntas que você pode fazer para o seu técnico de saúde:

- Qual é o diagnóstico de meu filho?

- Qual é o grau de certeza a respeito da precisão desse diagnóstico?
- Que outras doenças ou problemas, além da que está sendo considerada, esses mesmos sintomas podem indicar?
- Quais são as possíveis causas da doença ou problema de meu filho?
- Que outros sintomas podem ser esperados ou se manifestam em geral?
- Que testes ou avaliações são recomendados para meu filho? Quanto vão custar? Meu plano de saúde cobre esses custos?
- Onde posso aprender mais sobre esse problema? Que materiais informativos você pode oferecer? Existe algum livro ou página da Internet que você recomendaria?
- Você conhece pais de outras crianças com o mesmo problema que estejam dispostos a partilhar o que aprenderam ou viveram?

Se o tempo de sua conversa com o médico é muito curto, marque outro encontro para discutir suas preocupações. Faça uma lista com todas as perguntas e considere a hipótese de levar à consulta seu marido/esposa ou um amigo que possa escutar, tomar notas e talvez fazer perguntas. (Isso é especialmente útil se você está lidando com um problema sério de saúde. Pode ser difícil ouvir e recordar tudo o que um médico diz quando você está passando por uma tensão emocional forte.) Se o médico de seu filho não pode ou não está disposto a dedicar a você o tempo necessário, procure outro profissional que se disponha a fazê-lo. Esse é um direito seu e, na minha opinião, também uma responsabilidade sua.

Confirme tudo o que você ouvir e aprender. Se for a verdade, você poderá obter documentações de várias fontes. Se as fontes entrarem em conflito, peça ao médico ou ao assistente dele que ajude você a resolver as contradições. Nesse estágio do acompanhamento de saúde de seu filho, enfatize a coleta de informações úteis e confiáveis. É tarefa sua instruir-se sobre o problema de seu filho.

A = Aprenda quais são os diferentes níveis de atendimento de saúde

Dentro do sistema de saúde, existem vários níveis que podem oferecer-lhe tratamento e informação.

- **Atendimento primário:** para a maioria das crianças, a melhor escolha para um técnico de saúde é um *médico de atendimento primário,* que é responsável pelos cuidados iniciais mais básicos. Esses médicos são generalistas (médicos de família ou pediatras) treinados para diagnosticar e tratar mais de 90% dos problemas encontrados. Entretanto, existem ainda dezenas de problemas para cujo tratamento eficaz um médico de atendimento primário talvez não tenha treinamento, experiência ou tempo. A maioria deles está pronta para ajudar você a encontrar o tipo de atendimento especializado necessário caso eles não possam oferecê-lo. Se eles *puderem* prestar esse atendimento especializado, mas você quiser uma segunda ou terceira opiniões, a maioria deles não encontrará problema em ajudá-lo a obter essas opiniões. Muitos médicos de atendimento primário têm em seus consultórios médicos assistentes ou enfermeiras que podem dedicar mais tempo aos pacientes do que os próprios médicos — uma qualidade apreciada pelos pais.
- **Atendimento secundário:** médicos que prestam atendimento secundário são *especialistas* ou *subespecialistas* que em geral cuidam apenas de um único sistema do corpo humano. Por exemplo, os cardiologistas pediátricos cuidam dos problemas cardíacos e vasculares de crianças, ao passo que os neuropediatras cuidam de problemas do cérebro, medula e nervos de crianças. Os especialistas são altamente treinados para cuidar dos problemas

em determinada área de especialidade, e podem ser a melhor escolha em termos de técnico de saúde nos casos de crianças com doenças específicas (como anemia falciforme, problemas cardíacos graves e fibrose cística).

- **Atendimento terciário:** crianças com problemas de saúde raros ou que exigem tratamentos novos e experimentais podem precisar de médicos de grandes centros associados a uma faculdade de medicina, um centro de pesquisa ou um programa de residência médica. Embora um médico de atendimento primário possa deparar com um ou outro caso de uma doença rara ao longo de anos de clínica, os médicos de um grande centro podem tratar vários desses casos anualmente.

B = Busque um aconselhamento espiritual sábio

O aconselhamento espiritual é um componente fundamental do atendimento de saúde de seu filho, especialmente se ele enfrenta uma situação de risco de morte. Se sua comunidade de fé tem pastores ou líderes da igreja local, marque um horário para lhes contar o problema de seu filho e pedir que eles orem e dêem conselhos e apoio. Pastores e presbíteros geralmente se sentem tranqüilos para ajudar pais cujos filhos sofrem de algum problema de saúde. Eles podem fazer perguntas desafiadoras sobre a saúde espiritual de seu filho ou mesmo sobre a sua saúde, e muitas vezes são capazes de oferecer sábios conselhos. Eles podem pôr você em contato com pessoas da congregação ou da comunidade que enfrentaram problemas de saúde semelhantes.

Se sua comunidade de fé não tem pastores ou presbíteros, marque uma visita a um profissional religioso de sua confiança. Se você não está envolvido em uma comunidade de fé, peça a seus amigos que recomendem alguém — a maioria dos religiosos está preparada e disposta a aconselhar pais que enfrentam difíceis decisões relacionadas a problemas de saúde. Ou, então, pense em ligar para o capelão do hospital local. A maioria dos hospitais dispõe de capelães que adorariam ajudar você em sua busca de sabedoria e consolo durante um dilema ou uma crise médica.

E = Explore as opções de tratamento

Sempre que possível, obtenha informações completas sobre os riscos, benefícios e custos de cada opção de tratamento sugerida. Pergunte sempre a todos os especialistas que consultar: "Quais são *todos* os possíveis tratamentos disponíveis, e como você acha que podemos analisá-los para escolhermos o melhor tratamento para nosso filho?".

Pergunte como se espera que o problema de seu filho evolua com e sem o tratamento. Mesmo no caso das opções mais comumente recomendadas, pergunte ao seu médico: "Você discutirá comigo todos os possíveis riscos e benefícios do que está recomendando? Quanto isso vai custar? Dentre esses custos, o que precisarei pagar?".

Infelizmente, muitos médicos não estão acostumados a cuidar de crianças cujos pais atuam como seus capitães de saúde e podem mostrar-se irritados com esse tipo de discussão. Se o médico de seu filho parece pouco à vontade ou muito apressado, considere a possibilidade de dizer a ele: "Doutor, você parece estar com pressa [ou ocupado, ou pouco à vontade]. Poderíamos discutir essas questões em outra ocasião?".

Quando uma amiga minha perguntou a seu médico algo parecido, ela ouviu como resposta: — Creio que *nunca* terei tempo para esse tipo de discussão.

— Tudo bem —, disse ela calmamente. — E você conhece algum outro médico que tenha?

O médico sorriu. Ele entendeu o que ela queria dizer. Desde então, o médico passou a arranjar tempo para ela. Se ele não tivesse feito isso, ela estaria disposta a procurar outro profissional para receber o atendimento de que necessitava.

R = Registre num diário pessoal

Comece a fazer um registro pessoal — por escrito — das necessidades de saúde de seu filho. Compre um caderno especialmente para isso. Reserve um tempo tranqüilo diariamente para pensar, meditar, orar e registrar os acontecimentos do dia. Não registre apenas fatos. Escreva o que familiares e amigos em quem você confia comentam sobre a saúde de seu filho e os tratamentos que estão considerando. Escreva como você se sente a respeito dos desafios médicos, emocionais, relacionais e espirituais enfrentados por seu filho, bem como a respeito dos desafios que você mesmo enfrenta. Escreva honestamente. Esse diário só deverá ser lido por você.

Como parte de seu diário, considere cuidadosamente o que sua intuição lhe diz sobre os problemas de saúde de seu filho. Se você não temesse nenhuma conseqüência, o que faria? Se dinheiro não fosse problema, que atitude você tomaria? Qual você sente ser a orientação de Deus?

Você também pode optar por escrever suas orações e registrar por escrito as respostas que for colhendo. Passe o tempo que for necessário ouvindo as respostas que chegarão a você por seus ouvidos espirituais, pela orientação sábia de outras pessoas e pelas circunstâncias que se apresentarem.

Finalmente, escreva sobre o apoio de que você e seu filho precisam agora e durante o tratamento. Com que tipo de apoio você conta? Onde você poderia conseguir apoio suplementar?

Procure tomar decisões bem informadas

Os passos do S-A-B-E-R podem ajudar você a tomar decisões bem informadas, seguras em termos espirituais e sensatas em termos de saúde. Contudo, eu logo me adianto para lhe fazer uma advertência: Alguns de meus pacientes acreditaram que seguir o processo do S-A-B-E-R *garantiria* bons resultados. Não é bem assim. Seguir o S-A-B-E-R apenas aumenta as chances de seu filho obter os melhores resultados possíveis.

Caixa de recursos ***Dicas úteis***

Preocupado em evitar erros médicos?

Um artigo [em inglês] com sugestões para evitar erros médicos pode ser encontrado em minha página: www.highlyhealthy.net.

Estar informado sobre as opções, os resultados esperados e as possíveis complicações ou efeitos colaterais das opções de saúde de seu filho reduz dramaticamente o potencial de ira ou desapontamento caso os resultados fiquem aquém do esperado. Quase sempre, a ira e o desapontamento resultam de expectativas não satisfeitas — desapontamento se você alimentou alguma expectativa; ira se nutriu expectativas desproporcionais à situação. Por exemplo, você espera determinado resultado para seu filho, quer ele tenha sido abertamente anunciado por seu médico quer tenha ficado implícito. Aparecem complicações sobre as quais você não tinha sido avisado. Surgem efeitos colaterais dos quais você nunca tinha ouvido falar antes de começar a dar a medicação a seu filho. Esse tipo de resultados inesperados causa desapontamento ou ira — emoções que não são altamente saudáveis.

Em contrapartida, quando se torna o capitão da equipe de saúde de seu filho, você faz perguntas *antes* de iniciar o tratamento. Você compara os benefícios do tratamento prescrito com as complicações ou efeitos colaterais que ele pode gerar. Você fica sabendo — antecipadamente — das chances de completo restabelecimento de seu filho e tende a ter menos surpresas.

Entretanto, não há neste mundo, mesmo quando você assume responsabilidade total pelo tratamento de saúde de seu filho e trabalha com o médico para evitar problemas, possibilidade de controlar completamente os resultados. Se você e seu filho têm uma roda espiritual saudável, entretanto, você pode ter certeza de que Alguém está no controle. De acordo com Romanos 8.28, Deus age em *todas* as coisas (boas e más) para o bem daqueles que têm um relacionamento pessoal com ele, o amam e vivem de acordo com seu plano e propósitos. Embora não possamos ser capitães de saúde perfeitos, podemos optar por conhecer Aquele que é, e nele confiar.

Caixa de recursos **Dicas úteis**

O que fazer quando meu médico e eu não conversamos francamente sobre o tratamento de meu filho?

Se você não entende o curso de tratamento recomendado pelo médico de seu filho ou não concorda com ele, não precisa entrar em pânico. Isso é comum. Aqui estão algumas ações que você pode tomar:

1. Não tenha medo de fazer ao médico (ou a seu assistente) perguntas específicas. Certifique-se de ter entendido as recomendações do médico e as motivações por trás delas. Pergunte sempre sobre tratamentos alternativos. Se esquecer de fazer alguma pergunta, ligue quando chegar em casa ou discuta esse item na próxima consulta.
2. Busque uma segunda opinião. Nunca é demais contar com mais de uma opinião, principalmente se o problema de saúde de seu filho não for rotineiro. É seu direito obter toda a informação necessária para tomar uma decisão sensata. Se o médico de seu filho não se sente à vontade diante de uma segunda opinião, acredito que você não deve sentir-se à vontade com o médico de seu filho. Os planos de saúde em geral pagam por uma segunda opinião.

3. Você tem o direito de escolher outro profissional médico caso se sinta continuamente em conflito com o médico de seu filho.
4. Se você alguma vez suspeitar que o médico de seu filho não prestou o atendimento médico adequado ou prestou atendimento indevido, discuta isso com ele ou com um de seus assistentes. Se não ficar satisfeito, ligue para o seu plano de saúde. Peça para falar com um defensor ou porta-voz dos segurados, cujo trabalho é ajudar você a resolver esse tipo de problema. A maioria dos planos de saúde conta com um setor de atendimento ao cliente que pode discutir objetivamente a situação com você. Se você continuar insatisfeito, entre em contato com o representante de seu empregador, caso o seu plano de saúde seja empresarial, ou recorra à secretaria estadual de saúde ou ao conselho regional de medicina para registrar uma queixa.

Dose de sabedoria

Desenvolva uma atitude de gratidão para com o médico de seu filho. Se você já tem uma equipe de saúde vencedora e não precisa de novos jogadores, escreva um breve bilhete de agradecimento aos profissionais de saúde que atendem seu filho. Muitos deles só escutam reclamações. É muito raro que o paciente escreva apenas para dizer: "Você está fazendo um belo trabalho no tratamento de meu filho, e eu o admiro muito".

Dr. Walt Larimore

OUTROS JOGADORES NA EQUIPE DE SAÚDE DE SEU FILHO

Diane era uma mãe sem experiência alguma. Seu filho de 15 meses, Tommy, parecia perfeito. Entretanto, a mãe de Diane achava que havia algo de errado com Tommy. Para a avó, Tommy estava desenvolvendo muito lentamente a linguagem. Ele parecia comunicar-se mais com gestos do que com palavras, preferia ficar sozinho e era bastante sensível ao toque físico, além de ficar agitado ou chorar quando o carregavam. Mesmo assim, Diane não estava preocupada. Como médico de Tommy, eu também não estava. A avó, entretanto, demonstrou preocupação suficiente a ponto de vir à consulta de rotina do décimo quinto mês para expressar sua opinião. Tentei tranqüilizá-la, mas ela insistia em que Tommy deveria ser avaliado em um centro especializado em desenvolvimento infantil que havia nas redondezas.

Eu sempre apreciava quando meus pacientes buscavam uma segunda opinião. Quase sempre, eu aprendia coisas novas, e o mesmo acontecia com os pais de meus jovens pacientes. Nesse caso, fiquei chocado quando os médicos do centro concluíram que Tommy tinha uma das variantes da síndrome do autismo! Diane e eu teríamos percebido que havia algo errado com Tommy mais tarde, mas não tínhamos notado os primeiros sinais sutis do distúrbio. A avó deu um tiro certeiro — o que possibilitou que o menino fosse tratado muito antes do que a maioria das crianças (quanto mais cedo começar o tratamento dos distúrbios autistas, melhores são os resultados).

Família e amigos

Na maioria dos casos, os pais e as mães das crianças que atendi como médico de família não consideravam a possibilidade de sua família estendida e seus amigos tomarem parte em sua equipe de saúde. Entretanto, como aconteceu no caso de Tommy, esses indivíduos podem ter um papel crucial. Estudos mostram que familiares e amigos são consistentemente classificados como um apoio vital para pais cujos filhos estão passando por uma séria crise de saúde. Eles também podem ser uma ótima fonte de aconselhamento sobre a criação de filhos. Entretanto, por mais cooperativos que sejam os familiares e amigos, sempre existe a possibilidade de alguns deles prejudicarem seu filho ou introduzirem valores que você considera negativos e insalubres. Assim, você precisa saber dispensar familiares ou amigos que afetam negativamente a saúde de seu filho.

Você pode estar perguntando: *E se eu não tenho nenhum familiar na minha cidade?* Ou: *E se eu for mãe solteira ou pai solteiro?* Ou: *E se eu acabei de mudar para uma nova cidade e não tenho amigos?* Caso uma dessas hipóteses descreva a sua situação, você precisa começar a recrutar mais membros para a equipe de saúde de seu filho. Estou convencido de que a saúde dele depende disso.

Fico pensando em Margie, que ficou chocada quando, após um casamento de quinze anos, seu marido saiu de casa sem maiores explicações para viver com uma jovem que conhecera na Internet. Ele a deixou com três meninos, nas idades de 7, 9 e 12 anos, e sem nenhum apoio financeiro. Margie logo precisou procurar emprego para sustentar a família. Da noite para o dia, seus filhos transformaram-se em "prisioneiros de apartamento", e não demorou muito para que começassem a se meter em problemas. Margie me consultou com queixa de insônia, ansiedade e depressão.

À medida que conversávamos, percebi que Margie precisava de ajuda, e depressa. Ela possuía pouquíssimos jogadores em sua equipe de saúde. A solução para ela não estava em uma receita de antidepressivo, em pílulas para dormir ou conta a ansiedade; ela precisava montar uma equipe de apoio.

Com a permissão de Margie, liguei para o pastor da igreja dela, que logo fez contato com um grupo de mães solteiras da igreja, as quais prontamente incluíram Margie em seu grupo de apoio. O pastor recrutou um pequeno grupo de homens da igreja que concordaram em ajudar Margie em algumas tarefas, fazer escolhas e — mais importante de tudo — atuar como mentores dos filhos dela. Também encorajei Margie a recrutar ajuda de sua família estendida. Seus familiares moravam longe, mas entravam imediatamente em ação quando ela sugeria modos específicos em que eles podiam ajudar.

Embora a situação de Margie continuasse difícil, as coisas melhoraram quando ela montou e pôs em ação uma pequena rede de amigos e familiares para ajudá-la a tornar sua família mais altamente saudável. Aquela que poderia ter-se tornado uma mãe solteira amarga, solitária, isolada e rancorosa, rodeada de filhos sem controle, formava agora uma unidade familiar muito mais saudável.

O dr. J. W. Pennebaker,[4] autor de *Opening Up: The Healing Power of Confiding in Others* [Abrindo as portas: como confiar nos outros pode trazer a cura], argumenta que ter amigos e familiares em sua equipe de saúde — e na de seu filho — é fundamental para a sua saúde e a de seu filho, principalmente quando você se sente à vontade para expressar suas emoções sobre seus problemas e provações. Entretanto, não basta apenas ter os familiares e os amigos; é partilhando e confessando nesses relacionamentos que você pode proteger e melhorar sua saúde. O dr. Pennebaker explica:

> O ponto é o seguinte: se você sofreu um trauma sobre o qual não falou com ninguém, o número de amigos que você possui não influi em sua saúde. O apoio social só protege sua saúde se você utilizá-lo de maneira sábia... apenas ter amigos não é suficiente.

Desenvolver relacionamentos íntimos com pelo menos um pequeno número de amigos ou familiares é essencial para criar uma equipe de saúde campeã.

---

4 J. W. Pennebaker, *Opening Up: The Healing Power of Confiding in Others* (New York: Morrow, 1990), 118-9.

Caixa de recursos ***Dicas úteis***

Ligação com a comunidade

A Bíblia ensina que os seres humanos não foram criados para serem solitários. Devemos fazer parte de uma comunidade — que a Bíblia chama de "corpo" vivo. Idealmente, esse corpo é para nós como uma família. Quando Jesus orava por aqueles que se tornariam seus seguidores, pedia que eles apoiassem uns aos outros e se cuidassem mutuamente, em união e harmonia. Leia as seguintes passagens bíblicas para saber mais sobre esse assunto: Gênesis 2.18; Atos 2.42; 1Coríntios 12.12-27; 2Coríntios 6.14-18; João 17.11, 21,22.

Grupos de apoio

Se seu filho está enfrentando um problema crônico de saúde, ou se você está lidando com situações complicadas na educação de seus filhos, pode incluir outro grupo de jogadores na sua equipe de saúde — aqueles que lutam com problemas de saúde iguais ou semelhantes aos que você e seu filho enfrentam. Além de proporcionar um grande fórum para a disseminação de informações úteis e o compartilhamento de experiências pessoais, esses grupos ajudam a evitar ou a aliviar o isolamento, a alienação e a solidão. Eles demonstram o poder de cura dos gestos de compartilhar e ouvir. Embora as pessoas nesses grupos comecem como estranhos, para alguns esse tipo de contexto anônimo facilita a comunicação e a expressão de sentimentos.

Os grupos de apoio assumem variadas formas. Alguns se concentram em uma doença específica como a TDA (transtorno de déficit de atenção/hiperatividade), distúrbios de aprendizado, diabetes, autismo ou asma. Outros focalizam a educação de filhos ou os problemas enfrentados por mães ou pais solteiros. Outros ainda giram em torno de problemas emocionais como depressão, ansiedade e transtorno bipolar. Você pode localizar esses grupos por intermédio de hospitais locais, associações nacionais, comunidades de fé, médicos ou profissionais de saúde mental.

Na Internet, você encontra dezenas de grupos de apoio que lidam com problemas de saúde e decisões iguais ou semelhantes aos que você e seu filho deverão enfrentar. Eles podem ser úteis, mas aqui se fazem necessárias algumas advertências: (1) Um grupo de apoio pela Internet nunca pode proporcionar o nível de apoio pessoal e cura potencial proporcionado por um grupo de pessoas com quem você se encontra pessoalmente e (2) muitos dos aconselhamentos médicos oferecidos na Internet em salas de bate-papo, boletins de notícias e páginas de grupos de apoio são imprecisos e algumas vezes até mesmo nocivos.

Mentores

Se existe nos EUA uma arte que se perdeu, é a arte praticada pelos mentores. A Bíblia[5] encoraja os que são mais velhos e sábios e orientar os mais jovens e menos experientes — mas muitos nessa categoria acabam fracassando. Agradeço a Bill e Jane Judge, mentores que aconselharam a mim e a Barb. Bill e eu nos encontramos quase todas as terças-feiras durante cerca de dezesseis anos. Ele me orientava, me ouvia, orava por mim e me aconselhava, me ensinava, me corrigia e me advertia. Também nos encontrávamos na condição de casais, e Bill e Jane nos aconselhavam e respondiam a nossas perguntas. Durante esses anos, Barb e eu enfrentamos dezenas de decisões de saúde relacionadas a nossos filhos e a nós mesmos. Bill a Jane foram mentores que nos ajudaram a ser uma família mais saudável.

---

[5] V. 1Timóteo 2.2-8; Tito 2.2-8.

Membros de comunidades de fé, grupos de estudos bíblicos e grupos de oração

A socialização tem um efeito positivo na saúde, e a socialização em uma comunidade de fé é excepcionalmente benéfica para a sua saúde e a de seu filho. À medida que você lida com a saúde de seu filho, é importante que você e a criança tenham pessoas que possam orar por vocês. *Mas eu não tenho o hábito de orar*, você pode estar pensando. Então, você precisa saber que a oração afeta uma ampla variedade de resultados, incluindo problemas como a ansiedade, a depressão, as deficiências, a satisfação conjugal, a dor e o bem-estar geral.[6] Além disso, pesquisadores demonstraram que os mais importantes fatores que determinam o bem-estar (satisfação com a vida e felicidade) são a freqüência das orações e a própria experiência de orar.[7]

A oração tem sido considerada tão importante que alguns hospitais atualmente perguntam aos pais se eles desejam que sejam feitas orações antes ou durante as cirurgias — por eles e por seu filho. Se os pais dizem que sim, o hospital contata um grupo local de oração para que ele preste esse importante atendimento de saúde. Um médico amigo meu que é chefe de uma UTI pediátrica em um grande hospital providenciou que os capelães do hospital orassem diariamente por todos os pacientes que assim consentissem durante toda a internação.

Profissionais de saúde mental

Você pode estar surpreso por eu ter incluído esta seção, mas as crianças vêm apresentando distúrbios de saúde mental em uma escala

---

6 Relatado em Harold G. Koenig; Michael E. McCullough; David B. Larson, *Handbook of Religion and Health* (New York: Oxford University Press, 2001), 104-6, 151-2, 199-200, 247-9, 313-4, 368-9.

7 Relatado em M. M. Paloma & B. F. Pendleton, "Religious Domain and General Well-Being", *Social Indicators Research* 22 (1990): 255-76; e "The Effects of Prayer and Prayer Experiences on Measures of General Well-Being", *Journal of Psychology and Theology* 19 (1991): 71-83.

epidêmica. Nos EUA, os profissionais de saúde observam índices crescentes de TDA (transtorno de déficit de atenção/hiperatividade), ansiedade, depressão, distúrbios de aprendizado e transtorno bipolar em crianças e adolescentes. De acordo com a National Mental Health Association,[8] uma em cada cinco crianças tem um distúrbio diagnosticável de natureza mental, emocional, de aprendizado, de nutrição ou de comportamento. E mais de uma em cada dez sofre de um distúrbio emocional grave. Uma em cada 33 crianças e um em cada oito adolescentes podem estar clinicamente deprimidos. Entretanto, 70% dessas crianças não recebem atendimento de saúde mental.

Psicólogos, orientadores profissionais e assistentes sociais têm licença, autorização e treinamento para diagnosticar e tratar vários problemas mentais, emocionais e relacionais em crianças. Na maioria dos Estados americanos, eles não receitam medicamentos e freqüentemente trabalham em parceria com médicos de atendimento primário. Os conselheiros pastorais e os capelães podem ser de grande ajuda no caso de problemas espirituais, bem como em alguns problemas emocionais e relacionais, mas, se seu filho tem problemas emocionais ou relacionais mais graves, eu recomendaria a consulta a um terapeuta autorizado em uma das especialidades de saúde mental.

Os psiquiatras infantis — médicos especialmente treinados para avaliar e tratar da saúde e dos problemas mentais das crianças — também têm um importante papel na equipe de saúde de algumas crianças. Diferentemente de outros profissionais de saúde mental, eles podem prescrever medicamentos, pedir exames laboratoriais e outros testes diagnósticos, bem como internar pacientes em hospitais. Com muita freqüência, os psiquiatras infantis trabalham com uma equipe de profissionais de saúde mental.

Nutricionistas

Talvez você perceba — ou não — que em geral o médico que cuida de crianças não tem quase nenhum treinamento em nutrição. Entretanto,

8 National Mental Health Association, "Key Facts and Statistics", pode ser acessado em http://www.acmhck.org/index.asp?NID=28 [consulta em 19/11/2007].

como discutiremos no capítulo seguinte, os hábitos alimentares podem afetar de forma significativa as rodas da saúde física, emocional e relacional de seu filho. Hoje em dia, existe uma epidemia de sobrepeso e obesidade entre crianças e adolescentes nos EUA. Nutricionistas podem oferecer um aconselhamento inestimável a médicos, pais e crianças. Muitos nutricionistas têm clínicas particulares; outros trabalham em equipes de hospitais e estão disponíveis para consultas particulares.

Se os hábitos alimentares de sua família precisam de reparos, peça ao médico de seu filho que indique um nutricionista e faça uma consulta. Esse profissional fará uma análise cuidadosa de sua história nutricional e sugerirá estratégias para melhorar a saúde alimentar de sua família. Pode ser uma das melhores consultas que você fará, como aconteceu com a família Roflinger.

Tive o privilégio de cuidar de Bill, Sherry e seus quatro filhos. A família inteira tinha sobrepeso e passava por dificuldades de saúde. Eles resistiam de forma sistemática à minha sugestão de tomar uma atitude e mudar seus hábitos alimentares — até que o pai de Bill caiu morto de um ataque do coração aos 58 anos. Depois disso, eles ficaram *muito* interessados.

Os nutricionistas do hospital da cidade ofereciam aulas semanais de nutrição para a comunidade. Sugeri que toda a família se comprometesse a freqüentar essas aulas durante três meses. Eles fizeram isso. Aprenderam a preparar suas refeições prediletas de maneira mais saudável. Aprenderam a jantar juntos e entenderam que esse hábito fazia muito bem à vida em família. Aprenderam sobre controle de porções, a diferença entre açúcares bons e ruins e também como distinguir as gorduras boas das gorduras nocivas. Aprenderam até a fazer exercícios físicos em família.

Eu gostaria que você os tivesse visto um ano depois! Estavam todos chegando perto de seu peso ideal. Bill parou de tomar remédios para controlar a pressão, e Sherry não precisava mais de remédios para diabetes. As crianças pareciam e se sentiam ótimas. Toda a família tinha percebido uma reação positiva dos amigos. Estavam todos a caminho de tornar-se saudáveis!

Farmacêuticos

Juntamente com o médico de atendimento primário de seu filho, o farmacêutico pode ser um dos membros mais importantes da sua equipe de saúde. Os farmacêuticos podem orientar os pais sobre o uso apropriado de medicações de venda controlada ou não, bem como a respeito de produtos comprados no balcão, ervas, vitaminas e suplementos. Eles ainda podem dar orientações aos pais sobre como evitar superdosagens e interações entre diferentes agentes.

Pastores ou profissionais religiosos

Um conselheiro espiritual é um acréscimo inteligente à sua equipe de saúde. Pastores, padres, rabinos e outros profissionais religiosos como capelães e conselheiros pastorais são escolhas óbvias. Em muitas comunidades de fé, presbíteros, decanos ou líderes leigos especialmente treinados também oferecem orientação espiritual para os pais. Sem dúvida alguma, pastores da juventude podem ser uma das *mais* importantes aquisições para a equipe de saúde de seu filho.

Caixa de recursos **Dicas úteis**

Faça um inventário espiritual

Encontrar um médico e outros membros da equipe de saúde que partilham com você a mesma prática espiritual é muito simples se você utilizar um diário espiritual. Cada vez mais os médicos utilizam diários (ou histórias) espirituais no tratamento de seus pacientes. Assim como um médico pode perguntar sobre as crenças espirituais de um paciente, um paciente pode perguntar sobre as crenças e práticas espirituais do médico em relação à sua profissão. Profissionais de saúde podem se surpreender se alguém lhes fizer perguntas sobre seu diário espiritual — suspeito que isso raramente aconteça —, mas eles deveriam estar totalmente dispostos a expor sua posição em relação a essas questões.

Este é um ponto que merece ser lembrado: uma vez que o processo de encontrar jogadores para a equipe de saúde de seu filho se aplica a profissionais de saúde complementares e alternativos (além de se aplicar a médicos), talvez seja fundamental fazer essas perguntas. Por quê? Porque alguns profissionais alternativos usam sua terapia a fim de recrutar pacientes ingênuos para sistemas de crença espiritual que eu não considero nada saudáveis.

Pense na possibilidade de fazer as seguintes perguntas durante sua entrevista ou sua primeira consulta oficial com o seu profissional de saúde. Percebo que a maioria dos pais não faria todas essas perguntas, especialmente durante a primeira consulta. Entretanto, se sua espiritualidade for muito importante para você, e você desejar um profissional de saúde que tenha as mesmas crenças que as suas, pode ser útil acabar discutindo essas questões. (Não tenho dúvidas de que você terá suas próprias perguntas para acrescentar à lista.)

- Você está disposto a considerar minhas preferências religiosas ou espirituais ao tratar de meu filho?
- Você está disposto a discutir as implicações religiosas ou espirituais do tratamento de meu filho?
- Você está disposto a trabalhar com meus mentores espirituais (por exemplo, um pastor, padre, rabino, presbítero) e outros membros de minha equipe de saúde (familiares, amigos,

mentores, grupos de apoio etc.) no intuito de prestar a meu filho o melhor atendimento de saúde possível?

- Você está disposto a orar comigo, ou por meu filho, se sentirmos necessidade de oração?
- O que a espiritualidade significa para você? Em que medida sua fé religiosa é fonte de força e consolo para você?

JOGADORES QUE TALVEZ VOCÊ NÃO QUEIRA INCLUIR NA EQUIPE DE SAÚDE DE SEU FILHO

Quiropráticos

Quiropráticos são profissionais de saúde que utilizam terapias músculo-esqueléticas como a manipulação, o alongamento e outras terapias físicas. Você precisa saber que, ao longo dos anos, o tratamento quiroprático foi separado em duas áreas: a *quiropraxia tradicional*, cujos profissionais aderem à filosofia original de localizar e eliminar o que eles chamam de "subluxações" (desalinhamentos da espinha), e a *quiropraxia holística*, que combina a manipulação e os ajustes músculo-esqueléticos a outras terapias como o alongamento suave, o tratamento de pontos-gatilho, tratamentos a quente ou a frio, o aconselhamento e terapias nutricionais, a recomendação de suplementos e programas de exercícios.

Durante meus anos de prática no centro médico da Flórida, eu e alguns de meus pacientes, jovens e adultos, nos beneficiamos dos serviços de um quiroprático holístico cientificamente embasado que se comprometia a fazer parte de uma equipe de saúde de tendência tradicional. Os pacientes que mais se beneficiaram com esse tipo de tratamento quiroprático tinham graves lesões músculo-esqueléticas, principalmente certos tipos de dores no pescoço e nas costas. Entretanto, nunca me utilizei de um tratamento quiroprático com crianças pequenas. Na verdade, a maioria dos especialistas em atendimento infantil acredita que os quiropráticos quase não têm lugar na equipe de saúde de uma criança.

Esteja alerta para os seguintes sinais de perigo:

- *Teoria da subluxação.* Muitos quiropráticos acreditam que as doenças são causadas por desalinhamentos da espinha — as por eles chamadas *subluxações* — que pinçam os nervos que vão da coluna espinhal até outras partes do corpo. Eles acreditam que, após uma manipulação ou ajuste adequado, as transmissões nervosas normais são restauradas, e o corpo retoma sua capacidade inata de recuperar-se de doenças e até de preveni-las. Do meu ponto de vista, e da esmagadora maioria dos médicos e pesquisadores, não existe praticamente nenhuma comprovação científica[9] para essa teoria.
- *Práticas de recrutamento.* Os pais precisam ter consciência de que alguns programas de formação de quiropráticos são voltados ao atendimento pediátrico. É preciso tomar cuidado com quiropráticos que tentam recrutar futuras mães e crianças, impondo a elas tratamentos caros, desnecessários e potencialmente perigosos.
- *Desinformação sobre as imunizações.* Outro importante problema relativo ao atendimento quiroprático de crianças é que muitos desses profissionais têm visões não científicas sobre os riscos e as vantagens das vacinas. Um número significativo de quiropráticos dos EUA não estimula a vacinação.

Em virtude dessas preocupações, eu me alinharia com muitos especialistas em atendimento pediátrico, médicos de atendimento primário e pesquisadores que concordariam com Samuel Homola,[10] que pratica

[9] Cf. Stephen BARRETT, "Chiropractic's Elusive 'Subluxation'"; o artigo pode ser acessado em www.quackwatch.com/01QuackeryRelatedTopics/chirosub.html [consulta em 19/11/2007].

[10] Samuel HOMOLA, "Is the Chiropractic Subluxation Theory a Threat to Public Health?" *Scientific Review of Alternative Medicine* 5 (Winter 2001); pode ser acessado em www.chirobase.org/01General/risk.html [consulta em 19/11/2007].

a quiropraxia há mais de quarenta e cinco anos, em sua opinião sobre o atendimento quiroprático para crianças:

Os quiropráticos não têm treinamento adequado no diagnóstico e tratamento de afecções infantis. E eles não podem recorrer aos antibióticos e outros métodos de tratamento médico que são essenciais no combate de doenças potencialmente fatais ou incapacitantes.

Uma discussão relacionada às questões referentes à utilização da quiropraxia pode ser encontrada no Apêndice 3 (página 430).

Outros profissionais de saúde alternativos

O crescente interesse pela medicina alternativa entre adultos acabou atingindo as crianças e os consultórios de pediatras e médicos de família. Os pais se perguntam se a equinácea, popular medicamento contra a gripe mas cuja eficácia não foi comprovada cientificamente, deve ser dada a uma criança que está com o nariz escorrendo. Será que o óleo de alho é melhor para dor de ouvido do que os produtos comerciais fabricados especificamente para crianças? E o que dizer da acupuntura para crianças que têm paralisia cerebral, ou uma terapia com megavitaminas, ervas ou suplementos para crianças com TDA? Pesquisa realizada pela American Academy of Pediatrics[11] comprovou que 93% dos pediatras associados à instituição relataram que já haviam sido interrogados sobre terapias alternativas pelos pais de seus pacientes. Outra pesquisa[12] constatou que 2% dos pais americanos utilizam a medicina alternativa com seus filhos.

Os pais adotam para seus filhos terapias alternativas e os remédios à base de ervas pelos mesmos motivos que os adotam para si mesmos:

---

11 Relatado por Kathi J. Kemper, M.D., professor assistente de pediatria na Harvard Medical School, in: *AMNews* (American Medical News [March 27, 2000)], que pode ser acessado em www.ama.assn.org [consulta em 19/11/2007].

12 Relatado em Susan M. Yussman et al., "Complementary and Alternative Medicine Use in Children and Adolescents in the United States", 2002 Pediatric Academic Societies Abstract; pode ser acessado em www.aap.org/research/abstracts/02abstract22.htm [consulta em 19/11/2007].

acreditam que são mais baratos ou mais seguros. Entretanto, nada pode estar mais distante da verdade do que a crença de que, se algo é natural, é também necessariamente seguro. O motivo da eficácia dos remédios alternativos, quando ela existe, é que eles *alteram* a química do corpo. Muitos pais esquecem que a maioria dos profissionais alternativos, especialmente os que lidam com terapias nutricionais, não têm licença, e a sua prática não é regulamentada. Além disso, salvo raras exceções, essas práticas não são testadas, provadas ou aprovadas para o uso com crianças. Todas as terapias naturais podem provocar reações adversas, e a maioria delas pode reagir com pelo menos um medicamento (com venda controlada ou não).

Caixa de recursos **Dicas úteis**

Em *Alternative Medicine: The Christian Handbook* [Medicina alternativa: o livro cristão], você pode ler sobre o que Dónal O'Mathúna e eu descobrimos em nossa pesquisa sobre o que há de mais popular em termos de terapias alternativas, medicamentos baseados em ervas, vitaminas naturais e suplementos alimentares disponíveis no mercado de saúde atual. Analisamos as evidências que apóiam cada terapia para cada doença ou problema que ela supostamente trata e consideramos questões espirituais subjacentes que podem influenciar a decisão de um paciente sobre usar ou evitar determinada terapia. Para saber mais sobre esse livro, acesse www.highlyhealthy.net.

Os pais que desejam saber mais sobre determinada erva, vitamina e suplemento têm acesso livre à maior e mais confiável base de dados (em inglês) sobre essas substâncias (The Natural Medicines Comprehensive Database) em minha página, no endereço acima.

Ainda faltam muitos anos para que uma ampla variedade de terapias e medicamentos à base de ervas possa ser adequadamente testada a ponto de garantir segurança e eficácia de seu uso em crianças. Até lá, os pais devem limitar a utilização dos tratamentos alternativos àqueles que não alteram a química do corpo, como a acupuntura e a acupressão. As crianças nunca devem receber remédios à base de ervas ou superdoses de vitaminas na crença de que essas substâncias são mais seguras que os medicamentos farmacêuticos tradicionais. Ainda sabemos muito pouco sobre o que funciona e o que não funciona, sobre a preparação adequada e a dosagem exata para cada idade e peso corporal, para podermos utilizar com segurança esses produtos potencialmente perigosos para as crianças. Até que estudos demonstrem que determinada terapia alternativa é segura e eficaz para as crianças, ela deve ser evitada. Os riscos potenciais são muito altos. Além disso, os pais que estão pensando em tratar seus filhos com terapias alternativas devem também ter em mente que muitos profissionais de medicina alternativa oferecem tratamentos pouco convencionais.

Se você escolher acrescentar terapias alternativas, complementares ou à base de ervas no cuidado da saúde de seu filho, ou se você buscar atendimento de um profissional alternativo para seu filho, certifique-se de fazer isso com a orientação e supervisão do técnico de seu time de saúde — o médico de atendimento primário.

Outra discussão sobre as questões em torno da utilização de medicina alternativa com crianças pode ser encontrada no Apêndice 3.

Se você é como a maioria dos pais e mães, aposto que não tinha pensando em se tornar o capitão da equipe de saúde de seu filho. Espero que você entenda como seu papel de capitão é importante e essencial. Os passos que desenhei ajudarão você a montar a melhor equipe de saúde para seu filho. Isso exige trabalho de sua parte, mas ninguém no mundo é mais qualificado ou preparado que você para assumir essa função.

Estudos médicos demonstram que adultos que participam ativamente do próprio tratamento médico (que são os capitães da própria equipe de saúde) não apenas tendem a receber um atendimento médico melhor, mas também têm menor probabilidade de sofrer as conseqüências de equívocos médicos. Minha crença é que o mesmo se aplica aos cuidados com a saúde das crianças. É evidente que esse é um dos princípios fundamentais para seus filhos, à medida que eles caminham na trilha que os tornará altamente saudáveis.

Capítulo 5

Garantir uma alimentação adequada

Barb e eu estávamos chegando à meia-idade, e nossos filhos, à adolescência, quando percebemos que a balança nos mostrava um peso acima do que gostaríamos de admitir, e isso valia para todos os membros da família. Uma noite, nos sentamos para discutir o assunto. Sabíamos que não estávamos fazendo atividades físicas com a freqüência adequada, que íamos mais a restaurantes de *fast-food* [comida rápida] do que deveríamos, e que ingeríamos mais açúcares e gorduras saturadas do que se considerava saudável. Também tínhamos abandonado parcialmente o hábito de fazer as refeições juntos e em família, passando a comer algumas vezes em frente à TV. Sabíamos que precisávamos melhorar, mas, em vez de fazer mudanças, decidimos manter um registro diário do que comíamos.

Ao final de um mês, tivemos outra reunião familiar. Descobrimos que tínhamos feito apenas nove refeições reunidos em família. Todos havíamos deixado de tomar café da manhã, tendo, além disso, consumido uma quantidade surpreendente de refrigerantes e lanches. Nossa reunião terminou com a resolução de que deveríamos apurar melhor os fatos em busca de explicações.

Barb e eu considerávamos que, no papel de pais, deveríamos constantemente ler e aprender a ser pais melhores. Se queríamos melhorar a alimentação dos nossos filhos, deveríamos estudar um pouco — além de melhorar também os nossos hábitos alimentares. Durante as duas semanas seguintes, lemos livros sobre como melhorar os hábitos alimentares de nossa família. Aprendemos a diferença entre gorduras, proteínas e carboidratos bons e ruins. Aprendemos que as necessidades nutricionais de nossos filhos oscilavam. Aprendemos a selecionar lanches que tinham baixo teor de gorduras saturadas "nocivas" ou ácidos transgraxos e açúcares "ruins". Toda essa leitura, juntamente com meus conhecimentos de medicina e uma revisão de artigos relevantes na área, convenceu-nos de que alimentação e exercícios eram essenciais para a saúde de todos — nossa e de nossos filhos.

Em termos de hábitos alimentares, é muito mais fácil ensinar fazendo do que falando. Barb e eu chegamos à sensata conclusão de que precisávamos ter uma boa alimentação antes que nossos filhos começassem a se alimentar melhor. Entendemos a necessidade de incentivar em nossos filhos a prática benéfica dos exercícios e atividades físicas, o que significava que nós mesmos deveríamos realizar essas atividades juntamente com eles.

Munidos de fatos e idéias, estávamos preparados para tomar algumas decisões essenciais durante a reunião seguinte — decisões que desde então influenciaram positivamente a saúde de nossa família. Mudamos nossa rotina de alimentação e atividades físicas. O resultado é que nos sentimos melhor, temos mais energia, dormimos melhor e perdemos peso.

Barb e eu gostaríamos de ter efetuado essas mudanças quando nossos filhos eram menores — e não somos os únicos a reconhecer isso. Uma pesquisa realizada em nível nacional[1] indicou que quase 70% dos pais desejam que seus filhos tenham uma alimentação adequada e bons hábitos alimentares. Entretanto, apenas 40% afirmaram ter obtido sucesso nesse aspecto da educação dos filhos. Por que essa discrepância entre de-

---

[1] Relatado em Steve FARKAS; Jean JOHNSON; Ann DUFFETT, *A Lot Easier Said Than Done: Parents Talk about Raising Children in Today's America* (New York: Public Agenda, 2002), 30; pode ser acessado em www.publicagenda.org/specials/parents/parents.htm [consulta em 19/11/2007].

sejo e sucesso? A maioria dos pais não está disposta a praticar o que prega. Apenas 51% dos pais classificam como absolutamente essencial estimular os filhos a desenvolver atividades físicas e buscar um bom condicionamento. Além disso, mais de nove entre dez pais admitem permitir que os filhos comam alimentos não saudáveis.[2] E 20% deles permitem que os filhos tenham acesso a esse tipo de comida com freqüência.

As surpreendentes estatísticas reveladas nessa pesquisa traduziram o que observei em minha clínica e em minha família: nós, pais, não estamos conseguindo ensinar bons hábitos alimentares, e o motivo disso não é nossa falta de conhecimento ou informação. Se queremos que nossos filhos sejam altamente saudáveis, devemos dar o exemplo alimentando-nos de forma adequada. Além disso, é *muito* mais fácil ensinar esses princípios aos filhos quando eles ainda são pequenos do que esperar, como Barb e eu fizemos, até que se tornem adolescentes.

Uma pesquisa realizada em nível nacional nos EUA em 2003[3] com mais de 3 mil bebês e crianças pequenas demonstrou que crianças americanas em idade muito tenra (entre 4 e 24 meses) recebem uma alimentação ruim — com gordura, açúcar e sal em demasia e pouca quantidade de frutas e verduras. Um terço dessas crianças não recebe frutas nem verduras — e para as crianças que ingeriam esses dois últimos itens, batatas fritas eram a escolha mais comum.

Não existe época melhor para causar um forte impacto nos hábitos alimentares de seu filho do que antes de ele completar 5 anos de idade. E o resultado desse trabalho contribuirá para a prevenção de doenças nos anos vindouros. Se não tivermos hábitos alimentares saudáveis que lhes sirvam de modelo, nossos filhos poderão sofrer sérias conseqüências.

---

2 Relatado em FARKAS; JOHNSON; DUFFETT, *A Lot Easier Said Than Done,* 17.

3 Mathematica Policy Research, "Feeding Infants and Toddlers Study" (patrocinado pela Gerber Products Company e apresentado em outubro de 2003 na reunião da American Dietetic Association); relatado em T. A. BADGER, "Babies' Eating Habits Poor, Study Says", *Philadelphia Inquirer* (October 26, 2003).

OS TERRÍVEIS PERIGOS DA OBESIDADE INFANTIL

Eu estava ao lado de Sarah quando ela deu seu último suspiro. Ela não morreu de acidente de carro, afogamento ou ferimento à bala. Ela morreu de obesidade.

Conheci Sarah em uma consulta de acompanhamento pediátrico quando a menina tinha 3 anos. Sarah já apresentava sobrepeso. Sua mamadeira estava cheia de refrigerante. Ao longo dos anos, eu recomendei, pedi, implorei que seus pais e sua família mudassem seus hábitos. Eles não me ouviram.

A primeira hospitalização de Sarah por diabetes ocorreu quando ela tinha apenas 8 anos de idade. A hipertensão apareceu quando ela completou 10. A falta de atenção da família a esses problemas resultou em asma, problemas cardíacos e dezenas de internações. Finalmente, aos 14 anos, o corpo de Sarah não resistiu. Ela foi internada pela última vez, vítima de um coma diabético que causou um grave ataque cardíaco, seguido de morte. Quando ela morreu, eu chorei.

O sobrepeso e a obesidade são graves ameaças para a saúde de uma criança. A obesidade infantil e as doenças físicas, emocionais, relacionais e espirituais que ela traz já se transformaram em epidemia. Embora o caso de Sarah seja extremo, cerca de uma em cada três crianças nos EUA pode estar com sobrepeso ou obesa! Em 1970, apenas cerca de 4% das crianças entre 6 e 11 anos eram obesas. Até 2000, a taxa tinha aumentado para mais de 15%.[4]

O sobrepeso e a obesidade durante a infância e a adolescência aumentam dramaticamente o risco de obesidade durante a idade adulta. O maior risco deve-se a hábitos ruins de alimentação e atividades físicas desenvolvidos durante a infância, alterações hormonais e metabólicas decorrentes do sobrepeso e da obesidade, e distúrbios alimentares causados por uma baixa auto-estima e pela depressão freqüentemente associadas à obesidade.

[4] Relatado em Harry PELLMAN, "Obesity in the 21st Century", *Pediatrics for Parents* 20 (May 2003): 4.

A criança obesa também tem maior risco de apresentar doenças infantis que eram raras quando iniciei minha carreira médica na década de 1970. Entre elas, estão diabetes tipo 2, pressão arterial alta, endurecimento precoce das artérias, aumento nos níveis de colesterol, apnéia do sono, doenças do estômago e do pâncreas, problemas no fígado e na vesícula, aumento dos fatores de risco cardiovasculares, artrite precoce e muitas outras. Na verdade, a American Heart Association estima que 27 milhões de americanos com menos de 19 anos têm altos níveis de colesterol e que 2,2 milhões deles têm pressão alta. O diabetes tipo 2 é considerado uma epidemia entre os adolescentes. De fato, os Centers for Disease Control and Prevention (CDC) dos EUA prevêem que uma entre três crianças americanas nascidas em 2000 desenvolverá diabetes.[5] E mais de 50% das crianças com essas doenças nem mesmo sabem de sua condição!

A obesidade infantil pode gerar também traumas emocionais e sociais. Há anos, sabemos que as crianças gordinhas são importunadas e intimidadas por seus colegas de escola, o que pode levar a uma queda na auto-estima. Só recentemente nos demos conta dos graves problemas que a obesidade pode trazer para a criança em termos emocionais e sociais. Em 2003, pesquisadores da Universidade da Califórnia[6] compararam a avaliação da qualidade de vida das crianças obesas com a de crianças com peso normal e também com a de crianças com câncer que tinham sido submetidas à quimioterapia. Em relação às crianças com peso normal, as obesas apresentaram uma tendência 5,5 maior de classificar uma qualidade de vida ruim. Mais chocante ainda foi o fato de crianças gravemente obesas classificarem sua qualidade de vida no mesmo nível que as crianças com câncer e submetidas à quimioterapia!

---

[5] "ADA: One in Three Children Will Develop Diabetes", periódico da Diabetes In Control Dot Com; pode ser acessado em www.diabetesincontrol.com/issue160/item1.shtml [consulta em 19/11/2007]. O dr. K. M. Venkat Narayan apresentou essas descobertas nas 63rd Annual Scientific Sessions da American Diabetes Association.

[6] Relatado em J. M. SCHWIMMER; T. M. BURWINKLE; J. W. VARNI, "Health-Related Quality of Life of Severely Obese Children and Adolescents", *Journal of the American Medical Association* 289 (2003): 14:1.813-9.

Além disso, crianças ou adolescentes que apresentam sobrepeso ou obesidade são freqüentemente considerados preguiçosos quando, na realidade, a atividade física é muito mais difícil para elas do que para crianças com peso normal. O excesso de peso sobrecarrega as articulações e pode causar dor nas pernas e nas costas quando as crianças fazem exercícios. Por último, mas não menos importante, vem o fato de que a baixa auto-estima e a depressão, condições que freqüentemente acompanham o sobrepeso ou a obesidade, alteram a produção de substâncias no cérebro que influenciam o desejo de fazer atividades.

Crianças ou adolescentes que se tornam obesos encontrarão dificuldade significativamente maior para perder peso e manter a forma ao longo da vida. Por que isso acontece? Porque crianças e adolescentes que atingem o nível de sobrepeso ou obesidade fazem isso aumentando dramaticamente o número e o tamanho de suas células de gordura. Crianças obesas podem ter até cinco vezes mais células de gordura que crianças mais magras. Por que isso é tão ruim?, você pode estar perguntando. Não é possível livrar-se dessas células depois, quando a pessoa emagrece?

Não! Decididamente, não! A perda de peso causará uma diminuição no tamanho das células de gordura, mas *não* no número dessas células. Portanto, um ponto crítico da formação de crianças altamente saudáveis é impedir que elas apresentem sobrepeso ou obesidade.

ENFRENTANDO A AMEAÇA À SAÚDE NUTRICIONAL DE SEU FILHO

O que você pode fazer para diminuir essa terrível ameaça à saúde e ao bem-estar geral de seus filhos? Não desista. Você pode fazer mudanças positivas e, quanto mais cedo começar, tanto melhor.

Inúmeros estudos demonstram que os hábitos relacionados à alimentação e às atividades físicas são mais facilmente alterados nas crianças do que nos adultos, mas nós, pais, temos de estar dispostos a fazer essas mudanças também. Devemos resistir à tentação de racionalizar e dizer que a obesidade "é de família". O fato de a obesidade ter-se tornado uma epidemia nas últimas três décadas sugere que fatores ambientais e comportamentais tiveram papéis significativos. Vamos, então, explorar alguns passos positivos que você pode dar para ajudar seus filhos a se tornarem altamente saudáveis.

Desligue a televisão e faça alguma atividade física

Os Centers for Disease Control (CDCs) supõem que a redução das atividades físicas seja uma das principais causas da obesidade infantil. Em termos bem simples, uma pessoa fica obesa ou com sobrepeso quando as calorias que ingere excedem as calorias que ela queima. Um aumento na ingestão de calorias ou uma diminuição das calorias utilizadas (uma diminuição da atividade física) produzirá o acúmulo de gordura e o ganho de peso. Estudos recentes demonstraram que a utilização da TV e do computador pelas crianças é uma da causas da redução de atividade física.

As crianças de hoje vêem muito mais televisão do que as do passado. Um estudo[7] constatou que crianças que passam cinco ou mais horas por dia em frente à televisão têm cinco vezes mais probabilidade de apresentar sobrepeso ou obesidade do que as crianças que não vêem TV mais de duas horas por dia. Em vez de brincar fora de casa — correndo, andando de bicicleta ou jogando bola —, as crianças que vêem TV são mais sedentárias, permitindo que mais calorias se convertam em gordura no seu corpo.

A televisão também contribui para a obesidade de outras formas.

- Ver TV reduz significativamente a taxa metabólica — a taxa em que o corpo queima calorias.
- Comerciais atraentes, principalmente aqueles que passam durante a programação infantil, encorajam ativamente os telespectadores

[7] Relatado em S. L. Gortmaker et al., "Television Viewing as a Cause of Increasing Obesity among Children in the United States, 1986-1990", *Archives of Pediatrics and Adolescent Medicine* 150 (1996): 356-62.

a comprar e ingerir alimentos que contêm altos níveis de gordura saturada ("ruim") ou açúcares simples ("ruins"). Um estudo[8] demonstrou que 80% dos comerciais exibidos durante os programas infantis promovem alimentos que fazem mal à saúde!

- Quando as crianças (ou os adultos) fazem lanches ou refeições em frente à TV, eles inconscientemente ensinam a si mesmos a sentir fome em frente à TV, estejam eles ou não realmente famintos.

Limitar o número de horas que uma criança assiste a algo pela televisão irá reduzir o número de lanches consumidos, aumentar os níveis de atividade e causar uma perda significativa de peso. Sempre que possível, Barb e eu desligávamos a televisão e o computador e levávamos nossos filhos para brincar ao ar livre. O aumento da atividade física permitiu que eles queimassem calorias antes de ficarem gordos. Incrementou também seu gasto de energia e acelerou seu metabolismo, de modo que eles puderam usar melhor as calorias que ingeriam. Com mais exercícios, eles passaram a dormir melhor, tiveram um nível de desempenho escolar mais alto e também um comportamento melhor.

Mesmo sem mudança alguma no peso ou na gordura corporal de seu filho, os exercícios trazem múltiplos benefícios. Um estudo[9] relatou que 50 minutos de exercícios apenas três vezes por semana melhora os níveis de colesterol (e outros lipídeos) no sangue e a pressão arterial. Entretanto, apenas o exercício não torna seus filhos altamente saudáveis. Os melhores resultados são obtidos quando a atividade física é combinada com bons hábitos alimentares e uma dieta saudável.

---

[8] V. "Television Ads Promoting Unhealthy Food for Children", AAP NEWSFEED, August 2, 2001.

[9] Relatado em M. D. BECQUE et al., "Coronary Risk Incidence of Obese Adolescents: Reduction by Exercise Plus Diet Intervention", *Pediatrics* 81 (1988): 5:605-12.

Dose de sabedoria

Embora encorajar nossos filhos a ficar ao ar livre tenha tido bons resultados, sair e fazer exercícios junto com eles foi até melhor! Aumente o tempo quantitativo e o tempo qualitativo com seus filhos brincando junto com eles, andando de bicicleta e fazendo caminhadas ecológicas.

DR. WALT LARIMORE

Limite ou elimine o *fast-food*

Muitos anos atrás, Barb e eu saímos da estrada para colocar gasolina no carro e comer um lanche em uma lanchonete de *fast-food*. Eu pedi peito de frango grelhado com batatas, molho e um pãozinho, o que considerei ser uma refeição saudável. Eu estava enganado, e percebi isso quando pedi licença para ir lavar minhas mãos engorduradas. Ao voltar à mesa, vi uma tabela nutricional e resolvi verificar o lanche que tinha pedido. Minha refeição "saudável" tinha 920 calorias e mais de 50 gramas de gordura! Fiquei chocado, mas não deveria ter ficado.

A cada dia, um número significativo de pessoas come em restaurantes de *fast-food*. A comida é barata, saborosa e conveniente. No entanto — e queremos enfatizar isso —, a comida servida nesses restaurantes é geralmente carregada de gordura saturada e calorias e apresenta níveis extremamente baixos de fibras e nutrientes. Para que você tenha uma idéia mais exata de como o *fast-food* faz mal à saúde, considere a amostragem a seguir.

Até a data da composição deste livro, um sanduíche Big Tasty do McDonald's, acompanhado de uma porção grande de batatas fritas e um refrigerante de coca *light*, equivalia a 1.080 calorias, 58 gramas de gordura e 14,5 gramas de gordura saturada. Adicione queijo, e você tem mais 50 calorias, 5 gramas de gordura e 2 gramas de gordura saturada. Entretanto, um adulto mediano precisa de apenas 2 mil calorias por dia, e não precisa de *nenhuma* gordura saturada ou "ruim"!

Em outro dos meus restaurantes de *fast-food* favoritos, pedi um *hot dog* e uma coca-cola. O sanduíche, temperado com molho e recheado com queijo, tinha sozinho 666 calorias, 42 gramas de gordura e 17 gramas de gordura saturada. As fritas e o refrigerante adicionaram 596 calorias, 21 gramas de gordura e 4 gramas de gordura saturada.

Seis bolinhos do tipo *donut* contêm 440 calorias, com mais de 50% delas provindo da gordura (13 gramas de gordura total, 3 gramas de gordura saturada).

Se seu filho pedir um Big Mac com uma porção de fritas tamanho gigante e um refrigerante grande, estará pedindo 1.500 calorias, cerca de 40% das quais provenientes das gorduras. Para uma criança pequena, essa é a quantidade de calorias necessárias durante um dia ou um dia e meio!

É difícil exagerar o impacto dos restaurantes de *fast-food* particularmente na cultura, economia e dieta americanas.[10] Quase todas as crianças americanas comem no McDonalds pelo menos uma vez por mês. Eu sua reveladora obra, *Fast Food Nation* [O país do *fast-food*], Eric Schlosser[11] apresenta uma pesquisa feita com crianças americanas em idade escolar que mostra que 96% delas conseguiam identificar o Ronald McDonald. A única personagem de ficção com igual popularidade é Papai Noel! No ano passado, o americano típico ingeriu cerca de 15 quilos de batatas fritas, principalmente em restaurantes de *fast-food*, o que faz das fritas o prato mais pedido nos restaurantes americanos. De acordo com Schlosser, os pais americanos gastam mais dinheiro com *fast-food* do que com educação superior, computadores, *softwares* e carros novos. E, afirma o autor, os

---

[10] Embora os dados retratem a preocupante realidade da dieta americana, a expansão das redes de *fast-food* no Brasil desde a década de 1980 nos obriga às mesmas reflexões em território nacional [N. do E.].

[11] Relatado em Eric SCHLOSSER, *Fast Food Nation: The Dark Side of the All-American Meal* (New York: HarperCollins, 2002): 4.

gastos em restaurantes de *fast-food* superam os gastos em cinemas, livros, revistas, jornais, vídeos e discos, todos juntos!

Veremos como fazer escolhas mais saudáveis em termos de alimentação a seguir neste capítulo. Agora, basta que você reconheça que reduzir o número de visitas de sua família aos restaurantes de *fast-food* e comer menos lanches desse tipo entregues em domicílio (como *pizza*, por exemplo) pode ser uma atitude altamente saudável.

Fazer as refeições em família

A maioria de nós pensa mais no *que* nossos filhos estão comendo do que em *como* e *onde* eles estão fazendo suas refeições. Entretanto, como e onde fazem grande diferença. Os especialistas dizem que tornar as refeições em família uma prioridade recompensa em dobro o esforço.

Um estudo publicado no jornal da American Psychological Association[12] constatou que adolescentes que comiam com suas famílias cinco ou mais vezes por semana apresentavam menor tendência a usar drogas ou ficar deprimidos, tinham mais motivação na escola e um relacionamento melhor com seus colegas. Outra pesquisa, realizada com os ganhadores do National Merit Scholarship[13] dos últimos vinte anos, constatou que, sem exceção, esses incríveis alunos vinham de famílias que faziam refeições em conjunto três ou mais vezes por semana.[14] Não só as refeições em família estão associadas a crianças mais inteligentes; despender um tempo qualitativo nas refeições contribui para o crescimento emocional e espiritual

---

12 Relatado em B. S. Bowden & J. M. Zeisz, "Supper's On! Adolescent Adjustment and Frequency of Family Mealtimes" (trabalho apresentado durante o 105th Annual Meeting da American Psychological Association); pode se acessado em www.sciencedaily.com/releases/1997/08/970821001329.htm [consulta em 19/11/2007].

13 Programa nacional para contemplar com bolsas e prêmios em dinheiro estudantes americanos que apresentam excelente desempenho escolar.

14 Relatado em Mimi Knight, "The Family That Eats Together...", *Christian Parenting Today* (January/February 2002); pode ser acessado em http://www.accessmylibrary.com/coms2/summary_0286-2353_ITM [consulta em 19/11/2007].

delas. É quando vocês estão juntos, partilhando os detalhes do dia-a-dia, que os laços se fortalecem.

Barb e eu considerávamos extremamente importante para nossa família sentar juntos à mesa para o café da manhã *e* o jantar sempre que possível. Quando comíamos juntos, valorizávamos nossa convivência em família. Aquele era o momento de descobrir o que cada um iria fazer, ou tinha feito, naquele dia. Também era o momento em que Barb e eu partilhávamos nossos valores com Kate e Scott. Nem sempre era fácil, obviamente, conseguir isso. Nossa meta era cinco jantares por semana, mas, por causa de nossos horários variados, às vezes só conseguíamos fazer uma ou duas refeições juntos. Tendo começado nossa rotina de refeições em família quando as crianças eram ainda pequenas, foi mais fácil continuar com esse hábito à medida que elas ficavam mais velhas e ocupadas. À medida que cresciam, Kate and Scott desejavam fazer nossas refeições em família tanto quanto nós.

Barb, que é professora, acredita que as refeições em família proporcionam uma oportunidade de incrementar as habilidades sociais e lingüísticas, mesmo no caso de bebês. Ela acredita que, quanto mais palavras as crianças ouvem, mais estímulos recebem e mais prontamente desejarão ser parte da família. Devo admitir que a teoria dela me parece muito boa.

Ótimas refeições em família não acontecem por acidente. São resultado de decisões e ações deliberadas. As instruções a seguir, já testadas e aprovadas, provenientes da família “Larimore” podem ajudar você a criar refeições apreciadas por todos.

- *Prepare as refeições em conjunto.* Quando Kate e Scott ajudavam Barb a preparar uma refeição, eles recebiam lições práticas sobre nutrição e matemática aplicada (pois ajudavam a medir e contar os ingredientes). Barb também percebeu que as crianças que se envolvem no processo de preparar a comida têm maior probabilidade de comer os resultados!

- *Desligue a televisão durante as refeições.* Comer em frente à TV torna extremamente difícil estar atento à sensação de saciedade e pode levar as pessoas a comer demais. Além disso, quando está diante da televisão, você não está interagindo com sua família.
- *Recuse-se a atender ao telefone durante as refeições.* Se você tem uma secretária eletrônica, coloque-a para funcionar durante as refeições.
- *Resista à tentação de criar agitação e dar broncas durante as refeições.* As refeições devem ser momentos agradáveis que vão gerar boas recordações familiares. Se você precisa fazer alguma repreensão, deixe isso para mais tarde.
- *Não se transforme em um "sargento das boas maneiras" à mesa.* Você quer ensinar seus filhos a comportar-se corretamente à mesa, sem dúvida, mas as refeições em família não são a hora de enfatizar o que eles estão fazendo de errado. Elogie quando a criança está fazendo algo correto; resista à tentação de concentrar-se nos erros.
- *Garanta a participação de todos.* É mais fácil promover refeições em família quando todos ajudam. Divida as tarefas e também os privilégios. Por exemplo, quem arrumar a mesa faz a oração de agradecimento, ou quem tirar a mesa escolhe o tema da conversa.

Mude os hábitos alimentares gradativamente

Não alimente a expectativa de reformular totalmente os hábitos alimentares de sua família do dia para a noite — especialmente os hábitos de seus filhos. Como mencionei anteriormente, Barb e eu levamos muito a sério a nossa proposta de melhorar a alimentação da família. Entretanto, cometemos o erro de mudar nossos hábitos num ritmo que era o nosso, mas não o ritmo de toda a família. Ainda me lembro de Kate referindo-se ao novo plano de refeições de Barb como a "dieta da morte". Ela não estava pronta para abdicar das gorduras e dos açúcares ruins tão depressa!

Agora damos risada quando recordamos aquela época, mas nossos filhos tinham começado a se viciar em alguns hábitos realmente nocivos. Como você sabe, os vícios, ou as preferências muito fortes, podem ser difíceis de mudar. As preferências e os gostos alimentares são desenvolvidos no início da vida, principalmente durante a primeira e a segunda infância. Uma vez estabelecidos, são difíceis de mudar. Assim, é importante repetir isto: quanto antes você encorajar seus filhos a fazer escolhas alimentares saudáveis, tanto melhor.

Mudar demais, ou depressa demais, pode atrapalhar o sucesso da dieta. Comece a cortar os excessos ou deficiências fazendo pequenas mudanças que, ao longo do tempo, resultarão em hábitos alimentares duradouros. Por exemplo, em vez de mudar imediatamente do leite integral para o leite desnatado, como Barb e eu tentamos fazer no início, comece com o leite semidesnatado. Depois de algumas semanas, misture o leite semidesnatado ao desnatado, em proporções iguais. Mais algumas semanas, e mude para o leite desnatado. Assim, será mais fácil seus filhos se acostumarem ao leite desnatado. (Devo admitir, entretanto, que Barb recorreu a um truque para essa transição gradual. Ela servia o leite semidesnatado na embalagem de leite integral. Nossos filhos — até lerem isto — nunca souberam de nada.)

ENTENDER A NECESSIDADE DE UMA BOA ALIMENTAÇÃO

Examinamos várias mudanças de estilo de vida que nós, pais, podemos fazer para melhorar os hábitos alimentares de nossa família e de nossos filhos. Embora essas medidas possam ajudar, elas são apenas uma parte do quadro geral da saúde alimentar. A outra parte é composta pelos alimentos que nossos filhos ingerem.

A estatística é chocante, mas menos de 1% das crianças americanas[15] têm o que se poderia chamar de uma dieta saudável — a quantidade recomendada de alimentos "bons", tais como cereais integrais, verduras, frutas e laticínios com pouca ou nenhuma gordura. De fato, os Centers for Disease Control (CDCs) identificaram um aumento dramático no consumo de calorias, principalmente das calorias "ruins", como a segunda maior causa de ganho de peso entre crianças e adolescentes. Um motivo para o estado deteriorado da saúde nutricional de nossos filhos é que muitos pais não conhecem as necessidades de uma alimentação adequada, nem quais são os alimentos "bons" ou "ruins".

Não sei quanto a você, mas pessoalmente não me lembro de ter tido nenhuma instrução básica sobre nutrição — nem mesmo na faculdade de medicina! Portanto, não deve ser tão surpreendente o fato de oferecermos aos nossos filhos muito mais calorias "ruins" do que "boas". Só quando Barb e eu fizemos nossas próprias pesquisas é que aprendemos a reconhecer a diferença entre calorias "boas" e "ruins". Então, prepare-se. Vou ministrar-lhe um curso relâmpago e ultra-simplificado sobre calorias "ruins" — carboidratos e gorduras ruins — e por que eles são prejudiciais.

Dietas com alto teor em carboidratos "ruins" incluem açúcares simples ou processados (presentes em refrigerantes, doces e sobremesas de restaurantes de *fast-food*) e farinhas também processadas (arroz e pães brancos, batatas, a maioria dos cereais, a maioria das massas, e a maioria dos produtos assados). Esses alimentos são absorvidos rapidamente e aumentam rapidamente o teor de açúcar no sangue (glicose), de modo que o pâncreas produz doses extraordinárias de um hormônio chamado insulina para levar a taxa de açúcar sangüíneo a níveis normais. Em níveis mais elevados, a insulina aumenta o acúmulo de gordura, e gordura em excesso cria uma resistência à insulina, o que resulta na conversão dos açúcares do sangue em gordura, podendo causar obesidade, diabetes tipo 2, doenças cardíacas e problemas

15 Relatado em Julie Stafford, "Chew on This". Mais informações em inglês podem ser obtidas em um *site* da Food Commission Research Charity (Inglaterra): http://www.chewonthis.org.uk/ [consulta em 19/11/2007] [N. do E.].

de circulação. Além disso, os carboidratos "ruins" deixam o estômago antes do que os alimentos ricos em fibras, gorduras "boas" e proteínas, e em conseqüência a fome surge antes do que deveria.

Se isso for muito confuso, considere como funciona na vida real. Uma criança que no café da manhã ingere um cereal matinal cheio de açúcar, misturado com leite com alto teor de gordura, provavelmente sentirá fome apenas duas horas depois. Se a criança estiver na escola, essa necessidade no meio da manhã será provavelmente satisfeita com algum alimento industrializado, vendido em máquinas que, segundo o *New York Times,* está disponível em 98% das escolas americanas de nível médio e em 43% das escolas de nível fundamental.[16]

Os alimentos oferecidos por essas máquinas provavelmente contêm carboidratos "ruins", gorduras "ruins", e carboidratos com alto teor calórico (refrigerantes, chocolates, bolachas doces, salgadinhos tipo *Chips*). Esses alimentos são rapidamente digeridos e processados pelo organismo da criança, de modo que ela estará morrendo de fome na hora do almoço. Nessa refeição, a maioria das escolas americanas serve alimentos "ruins" — comidas altamente processadas, como *pizza*, cachorro-quente, hambúrgueres e batatas fritas, que são ricos em gordura saturada, acompanhadas por refrigerantes ou sucos de frutas carregados de açúcar.

Assim como existem carboidratos "ruins", também existem gorduras "ruins". As gorduras "ruins" causam o endurecimento das artérias, doenças cardíacas, derrames e muitos outros problemas de saúde. O primeiro grupo é o das gorduras *saturadas,* que são encontradas em laticínios (com exceção do leite desnatado) e na carne vermelha gorda (e, em menor medida, nas carnes de porco e frango). As gorduras saturadas devem ser eliminadas o máximo possível após os 2 anos de idade.

Uma segunda categoria de gorduras "ruins" é a dos *ácidos transgraxos* (também chamados de gorduras trans). Em 2003, esse tipo de gordura

[16] Relatado em Elizabeth Becker & Marian Burros, "Eat Your Vegetables? Only at a Few Schools", *New York Times,* January 13, 2003, A1.

era classificada na tabela de informação nutricional dos rótulos dos produtos alimentícios como "óleos parcialmente hidrogenados" e geralmente em letrinhas miúdas. Existem atualmente novas diretrizes em discussão, que podem exigir que os ácidos transgraxos sejam listados na informação nutricional dos produtos. Esses ácidos são encontrados em várias margarinas e cremes vegetais, e na maioria dos lanches tipo *fast-food*, alimentos altamente processados e produtos assados.

Uma terceira categoria de gorduras "ruins" é a dos *ácidos graxos poliinsaturados ômega 6*, que devem ser consumidos com muita parcimônia. Eles são encontrados nos óleos de milho, algodão, girassol e cártamo, bem como em alguns derivados da soja. A ingestão excessiva de ômega 6 pode causar doenças inflamatórias (como artrite e problemas no coração) e alguns tipos de câncer. Em média, as crianças americanas consomem essas gorduras duas vezes mais que o máximo recomendado.

Comer muito os tipos errados de alimentos produz um impacto desastroso na saúde. Dados do United States Department of Agriculture (USDA) mostram que a dieta da maioria das crianças é pobre em nutrientes, especialmente nas vitaminas E e B6 e nos minerais zinco, cálcio e ferro. Essas deficiências ocorrem porque as crianças estão ingerindo alimentos com baixo valor nutritivo que as privam de nutrientes e vitaminas. Dados de uma pesquisa realizada em 1998[17] com mais de 5.500 crianças americanas desde o nascimento até os 9 anos, comparados aos resultados de uma pesquisa semelhante realizada de 1994 a 1996, demonstraram aumento no consumo de lanches e refrigerantes e declínio na ingestão de leite. No estudo mais recente, os lanches contribuíam com cerca de 20% das calorias consumidas diariamente! Nas duas últimas décadas, o consumo de refrigerantes aumentou 21% entre as crianças de 2 e 5 anos, e 37% entre as crianças de 6 e 9 anos. A criança ou o adolescente médio americano consome atualmente até 240 litros de refrigerante por ano!

---

[17] Relatado em Judy McBride, "Today's Kids Eating More" (Agricultural Research Service [August 11, 2000]); pode ser acessado em http://ars.usda.gov/is/pr/2000/000811.htm [consulta em 19/11/2007].

Não deve causar surpresa o fato de nossas crianças não estarem recebendo a alimentação de que precisam!

Esses hábitos nutricionais têm um impacto negativo sobre a saúde da criança em outros aspectos também. Um estudo[18] sugeriu que crianças que bebem muito refrigerante podem ter dores de cabeça induzidas pela cafeína quase todos os dias. A alta ingestão de cafeína também pode privar as crianças do sono de que elas tanto necessitam.

Muitos pais conhecem alguns desses fatos, mas pensam: *Por que não deixar meus filhos se divertir? Afinal de contas, doenças cardíacas, diabetes e câncer não são realmente um problema até que elas fiquem mais velhas, correto?* Errado! Quando eu estava na faculdade de medicina, pesquisadores da Louisiana State University School of Medicine começaram a fazer autópsias em jovens e crianças que morriam inesperadamente ou em acidentes. O que chocou esses pesquisadores, ainda na década de 1970, foi o surpreendente grau de arteriosclerose (endurecimento das artérias) precoce constatado *em adolescentes*.

Pesquisas mais recentes indicam que bons hábitos alimentares e a prática de exercícios durante a infância podem prevenir muitos problemas de saúde na idade adulta. Um estudo[19] concluiu que a prevenção do câncer de mama deve começar na infância — e com certeza não depois da puberdade. Nesse estudo, realizado com quase 300 meninas entre 8 e 10 anos, metade delas recebeu orientações sobre como seguir uma dieta baixa em gorduras saturadas. Cinco anos mais tarde, o grupo orientado estava comendo sistematicamente menos gordura e mais fibras que o outro grupo. Mais importante ainda, constataram-se no grupo orientado níveis

---

18 Relatado em R. Hering-Hanit & N. Gadoth, "Caffeine-Induced Headache in Children and Adolescents", *Cephalalgia* 23 (June 2003): 332-5; pode ser acessado em www.w-h-a.org/wha2/Newsite/resultsnav.asp?color=C2D9F2&idContentNews=574 [consulta em 19/11/2007].

19 Relatado em Joanne F. Dorgan et al., "Diet and Sex Hormones in Girls: Finding from a Randomized Controlled Clinical Trial", *Journal of the National Cancer Institute* 95 (January 15, 2003): 2:132-41; pode ser acessado em http://jncicancerspectrum.oxfordjournals.org/cgi/reprint/jnci; 95/2/132.pdf [consulta em 19/11/2007].

mais baixos de hormônios que, segundo se suspeita, estão associados ao câncer de mama (a diferença chegando a 30%). Os pesquisadores acreditam que os níveis menores de gordura corporal, juntamente com a redução desses hormônios, diminuem o risco de câncer de mama.

Nunca é cedo demais para ensinar nossos filhos a alimentar-se da forma correta, principalmente porque os hábitos que eles desenvolvem no início da vida tendem a ser mantidos na idade adulta.

A PIRÂMIDE DA SAÚDE NUTRICIONAL

Na década de 1990, o United States Department of Agriculture desenvolveu uma pirâmide de orientação alimentar para ensinar de forma simples o que é uma alimentação saudável. O intuito era encorajar os americanos a adotar uma dieta mais balanceada. Entretanto, muitos pesquisadores e profissionais da área de saúde estão insatisfeitos com a mensagem nutricional dessa pirâmide, porque acreditam que ela se baseia demais nos alimentos de origem animal e nos grãos refinados, e pouco enfatiza frutas, verduras e gorduras "boas" (sim, existem mesmo gorduras "boas"; vou comentar sobre elas posteriormente), que são alimentos benéficos para o coração.

Em resposta a isso, vários profissionais desenvolveram suas versões da pirâmide alimentar. Minha pesquisa me levou à mesma necessidade. A pirâmide que mais se aproxima das recentes descobertas científicas, na minha opinião, foi desenvolvida pelos pesquisadores da Harvard Medical School,[20] e eu a adaptei às minhas recomendações.

O conceito de pirâmide torna mais fácil para os pais visualizar a importância de cada tipo de alimento que deve compor uma dieta saudável, e permite visualizar quais mudanças devem ser feitas nos hábitos alimentares. Eis, então, os alicerces da saúde nutricional que, acredito, encorajarão toda

[20] Cf. Walter C. Willet, M.D. *Eat, Drink, and Be Healthy: The Harvard Medical School Guide to Healthy Eating* (New York: Simon & Schuster, 2001).

uma vida de bons hábitos alimentares para nossos filhos. É importante perceber que os níveis mais baixos da pirâmide são os mais importantes!

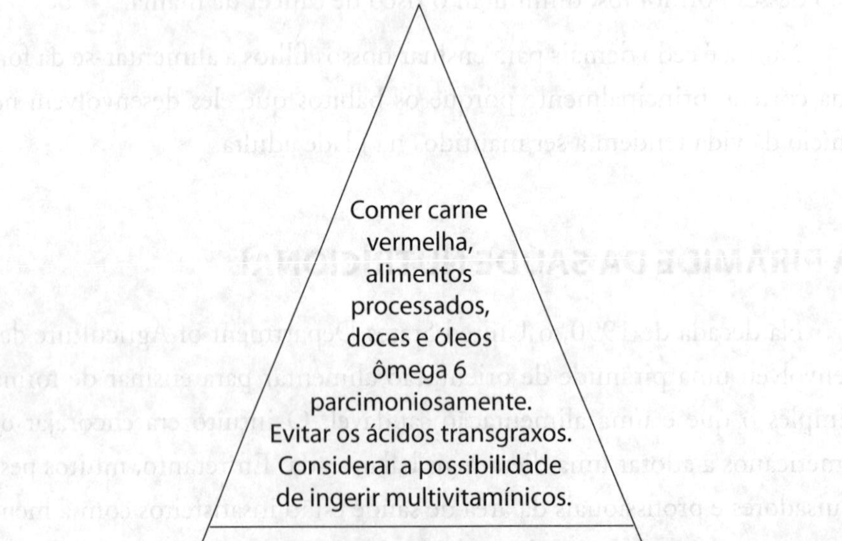

Nível 1: Exercícios diários e controle de peso

Muitas doenças crônicas — infartos, derrames, diabetes e doenças do coração — que infestam a população americana adulta (e cada vez mais atacam as crianças) são resultado direto da obesidade e do sedentarismo. A conclusão é a seguinte: não adianta seus filhos terem uma alimentação saudável se eles não se mexerem. No Capítulo 11, proponho algumas idéias sobre exercícios e atividades físicas em família.

Nível 2: Frutas e verduras

Frutas e verduras proporcionam vitaminas, minerais, fibras e fitoquímicos que previnem doenças e são essenciais aos seres humanos. Pesquisas comprovam os benefícios do consumo de vegetais folhosos e frutas que crescem em bagos. Ao fazer suas escolhas, procure obter a máxima variedade possível de cores. Cada cor de fruta e verdura traz benefícios únicos para a saúde.

Embora cinco porções diárias de frutas e verduras sejam a recomendação-padrão, quanto mais você e seus filhos ingerirem desses alimentos, tanto melhor. Alguns pesquisadores[21] recomendam atualmente até nove porções por dia para adolescentes e adultos do sexo masculino (especialmente afro-americanos) e até sete porções para adolescentes do sexo feminino e mulheres adultas, a fim de reduzir o risco de câncer e outras doenças relacionadas à idade.

Nível 3: Carboidratos "bons" e gorduras "boas"

Expliquei antes sobre as gorduras e carboidratos "ruins", mas alguns de nossos alimentos são gorduras e carboidratos "bons". Nenhum plano de alimentação saudável estará completo sem eles, e a razão é a seguinte: os alimentos integrais, como o trigo integral, o arroz integral e a aveia, são boas fontes de fibras, minerais e algumas vitaminas. Farinhas de grãos integrais também são benéficas e podem ser encontradas na maioria dos

21 Relatado em Scott Gottlieb, "Men Should Eat Nine Servings of Fruit and Vegetables a Day", *BMJ* 326 (May 10, 2003): 1003; pode ser acessado em http://www.bmj.com/cgi/content/full/326/7397/1003/a?etoc [consulta em 19/11/2007].

supermercados e mercearias. Os carboidratos "bons" têm alto teor de fibras e são digeridos mais lentamente, o que causa uma liberação mais lenta de carboidratos na corrente sangüínea e impede que os níveis de insulina se tornem perigosamente altos. Eles também contêm inúmeros fitoquímicos que, segundo se acredita, mantêm a boa saúde e previnem várias doenças.

As gorduras "boas" encontradas em alguns óleos vegetais, castanhas e nozes, óleo de peixe e em muitos vegetais também merecem lugar de destaque na dieta de seu filho. Esses óleos monoinsaturados (como os de oliva e de canola) e os óleos poliinsaturados ômega 3 (presentes em peixes oleosos, no óleo de canola, no óleo de linhaça e nos óleos de soja não-hidrogenados) são considerados saudáveis para o coração porque desaceleram a progressão das doenças cardíacas e não aumentam os níveis de colesterol no sangue. A idéia de que existem gorduras "boas" se apóia em evidências observadas nas culturas mediterrâneas e nórdicas, em que as pessoas consomem grandes quantidades desses óleos vegetais e de peixes oleosos, embora apresentem índices muito menores de obesidade, diabetes e doenças cardíacas que os americanos.

As gorduras "boas" não apenas são benéficas para o coração de seu filho; uma criança que não as consome suficientemente pode ter problemas. Estudos demonstraram que uma dieta com baixo teor de gordura (baixa no teor de gorduras "boas" *e* "ruins") realmente aumenta o risco de uma criança pequena ter derrames posteriormente. Antes dos 2 anos de idade, não se deve restringir a quantidade de gordura que as crianças ingerem porque as gorduras são cruciais para o desenvolvimento do cérebro, da medula espinhal e dos nervos. Mas, a partir dos 2 anos (e não depois dos 6), muitas das recomendações nutricionais que se aplicam aos adultos também se aplicam às crianças.

Nível 4: Nozes (castanhas e sementes) e legumes

As castanhas oferecem proteína de alta qualidade e vêm cheias de gorduras boas. Até mesmo quantidades adequadas de creme de amendoim são uma saudável fonte de alimento, contanto que não contenham gorduras trans (preste atenção à palavra *hidrogenada* no rótulo). Vários estudos demonstram que pequenas quantidades de castanhas todos os dias ajudam a reduzir o colesterol "ruim" (chamado LDL) — ou colesterol "letal".

Os legumes são outra fonte de proteína. A fibra contida nos legumes ajuda a controlar o apetite. Além disso, estudos indicam que os legumes ajudam a reduzir o risco de ataques cardíacos e podem até prevenir alguns tipos de câncer.

Nível 5: Peixes, aves e ovos

Diferentemente da carne vermelha, a carne de peixe quase não tem gorduras saturadas (que obstruem as veias) e apresenta boa dose de gorduras "boas". Essas gorduras, incluindo o ácido graxo ômega 3, ajudam a produzir importantes hormônios que regulam as funções corporais. Carnes com baixo teor de gorduras saturadas, como a carne branca de aves (frango e peru) sem a pele, podem acrescentar proteínas benéficas à dieta de seu filho com um mínimo de gorduras "ruins". Os ovos são também considerados uma excelente fonte de proteína para as crianças. Pesquisas mais recentes demonstram que um ou dois ovos ao dia não fazem mal para o coração e a saúde de seu filho. Na verdade, a gema do ovo contém dois poderosos fitoquímicos (a luteína e a zeaxantina) que fazem bem à saúde dos olhos.

Nível 6: Laticínios ou suplementos de cálcio

Um grupo crescente de cientistas da área da nutrição acredita, assim como eu, que não é necessário recorrer apenas a produtos derivados do leite para obter proteínas depois que a criança chega aos 3 ou 4 anos. De acordo com uma pesquisa realizada por Katherine Tucker da Tufts University,[22] se nos valermos mais de alimentos integrais, tais como grãos integrais, legumes, frutas e verduras, poderemos criar um equilíbrio mineral positivo e facilmente suprir as necessidades diárias de cálcio das crianças. Outras boas fontes de cálcio são o iogurte desnatado, os produtos feitos de soja e o suco de laranja com adição de cálcio.

Apesar da facilidade com que as necessidades de cálcio podem ser supridas, a American Academy of Pediatrics adverte que crianças e adolescentes americanos não estão ingerindo quantidades suficientes desse mineral. Em virtude dessa deficiência, recomenda às crianças uma dieta que inclua diariamente leite, além de iogurte, queijo e outros alimentos ricos em cálcio. Para crianças ou adolescentes que não podem ou não querem ingerir as quantidades adequadas de cálcio por meio dessas fontes, os pais devem considerar a opção de utilizar suplementos minerais.

Nível 7: Coma alguns alimentos com parcimônia e considere a possibilidade de tomar multivitamínicos

Concordo com a recomendação de Walter Willett,[23] de que devemos incluir carne vermelha, manteiga, pão branco, batatas, massas, alimentos fritos e doces em uma categoria na pontinha superior da pirâmide. Esses itens devem ser ingeridos raramente — ou nunca. A maioria dos lanches e refeições dos restaurantes tipo *fast-food* entram nessa categoria. Os doces contêm calorias "vazias", que podem contribuir para o ganho de peso e o diabetes. Lembre-se de que nem todos os cientistas aceitam a teoria de que batatas e massas são nocivas para as crianças, mas a maioria concorda que abusar de um tipo de comida (por exemplo, massas) e não ingerir quase nada de outros tipos (como as verduras) não é uma forma saudável de alimentação.

---

[22] Relatado em Valerie GREEN, "Introducing the New Food Pyramid: Researchers Believe There is a Better Way to Eat", *Tufts Nutrition* (October 1, 2001)

[23] Cf. WILLETT, *Eat, Drink, and Be Healthy*, 17.

Além do risco dos carboidratos e gorduras "ruins" contidos nesse grupo, existe um novo risco a considerar. Pesquisadores de vários países estão preocupados com o fato de batatas fritas, salgadinhos tipo *Chips*, outros alimentos fritos e alguns assados conterem uma substância potencialmente perigosa denominada acrilamida,[24] que *pode* causar câncer em humanos. Já foi constatado que a acrilamida pode ser transmitida ao bebê pela placenta e pelo leite da mãe que amamenta. O FDA (Food and Drug Administration) está trabalhando em planos para reduzir essa substância nos alimentos, mas, mesmo se a acrilamida demonstrar baixa toxicidade, devemos evitar o máximo possível esse tipo de alimento.

Embora alguns especialistas recomendem atualmente um multivitamínico para todas as crianças — e cerca de 25 a 50% das crianças americanas sigam a recomendação —, a American Academy of Pediatrics[25] recomenda que (1) todos os bebês, até mesmo os que mamam somente no peito, consumam uma porção mínima de 200 unidades internacionais de vitamina D por dia, a partir dos primeiros dois meses de vida e (2) as crianças que não tomam água fluoretada consumam suplementos de flúor. As mães que amamentam somente com o próprio leite devem também conversar com o pediatra de seus filhos sobre a vitamina K via oral.[26]

A maioria dos especialistas acredita que um multivitamínico diário não é necessário para crianças normais que têm uma dieta nutritiva. Segundo eles, é melhor tentar suprir as necessidades diárias ou as porções recomendadas de nutrientes oferecendo uma dieta bem balanceada. Concordo com essas recomendações. Receio que uma "febre da vitamina" acabe resultando em uma dieta pobre e hábitos alimentares ruins, fazendo

---

24 Relatado em "New Tests Confirm Acrylamide in American Foods", *CSPI Newsroom* (June 25, 2002); pode ser acessado em www.cspinet.org/new/200206251.html [consulta em 19/11/2007].

25 Relatado em L. M. GARTNER et al., "Prevention of Rickets and Vitamin D Deficiency: New Guidelines for Vitamine D Intake", *Pediatrics* 111 (April 2003): 4:908-10; pode ser acessado em www.aap.org/policy/s010116.html [consulta em 19/11/2007].

26 Para um excelente resumo dessa controvérsia, v. Mike GUNDERLOY, "Vitamin K for Newborns"; pode ser acessado em www.larkfarm.com/AP/vitamink.htm [consulta em 19/11/2007].

com que as crianças cujos pais lhes dão uma vitamina diariamente pensem que elas *têm* de tomar uma pílula diariamente para ficar bem. Além disso, as vitaminas podem ser caras, e consumir quantidades demasiadas das vitaminas erradas pode ser prejudicial. Entretanto, crianças que não se alimentam bem, bebês prematuros ou crianças com problemas crônicos de saúde podem necessitar de suplementos.

Independentemente das variadas interpretações aos princípios da boa alimentação, a maioria dos especialistas faz mais ou menos a mesma recomendação: alimentar os filhos com uma dieta rica em frutas, verduras e alimentos integrais; oferecer a eles muito mais peixe e muito menos carne vermelha; escolher laticínios com baixo teor de gordura (se os laticínios estiverem incluídos na dieta) e escolher óleos e margarinas vegetais no lugar de gorduras e manteiga de origem animal.

O modo de você considerar a alimentação de seus filhos não apenas é essencial para a saúde deles hoje, como afetará dramaticamente a possibilidade de eles serem adolescentes, adultos e pais altamente saudáveis. Um grupo de pesquisadores[27] resume o papel essencial da alimentação na saúde infantil:

> Evidências recentes mostram que os primeiros seis anos da infância são provavelmente o período mais importante para estabelecer padrões saudáveis de alimentação e exercícios. Esses padrões podem proporcionar um crescimento e um desenvolvimento cognitivo ideal, além de prevenir por toda a vida a obesidade e doenças relacionadas à nutrição. Se as crianças não ingerem os nutrientes adequados nem fazem atividades físicas durante esses primeiros anos, no momento em que elas entrarem na escola poderão já mostrar sinais

[27] Maria Boyle & Colleen Kavanagh, "The Importance of Nutrition for Health and Disease Prevention in Children Ages 0-6" (California Food Policy Advocates); pode ser acessado em www.cfpa.net/obesity/0-6paper.pdf [consulta em 19/11/2007]

de deficiência cognitiva, estar acima do peso ou apresentar risco à obesidade e ter estabelecido padrões de alimentação que resultam em ingestão insuficiente de leite, frutas e verduras, bem como dos nutrientes essenciais, como ferro e cálcio, hábitos que tenderão a ser mantidos por toda a vida.

Concordo inteiramente! A nutrição e a prática de exercícios são áreas em que a maioria dos pais pode facilmente tomar atitudes para melhorar o equilíbrio da roda da saúde física de seus filhos.

ALIMENTAÇÃO DOS PEQUENOS

Não existe dúvida de que o melhor primeiro alimento para seu filho é o leite do peito. Mais de trinta anos de pesquisas nos ensinaram que o Criador fez o leite da mãe sob medida para nutrir e proteger de doenças um bebê. O leite humano contém pelo menos uma centena de ingredientes não encontrados nos leites industrializados, e nós apenas começamos a entender seus muitos benefícios.[28]

Além de nutrir, o aleitamento materno promove o desenvolvimento da mandíbula de uma forma que a alimentação com a mamadeira não consegue fazer. Essa pode ser uma das razões pelas quais os bebês que mamam no peito tendem a ter menos cáries do que os bebês que tomam leite de mamadeira, além de precisarem menos de correções ortodônticas. Durante a infância, crianças que tiveram aleitamento natural apresentam índice mais baixo de internações hospitalares, infecções de ouvido, resfriados, diarréia, urticárias, alergias, asma, síndrome da morte infantil súbita e linfoma infantil. Quando bebês que mamaram no peito crescem, tendem a ter menos diabetes, hipertensão, obesidade, alergias e asma.

Bebês que se alimentam exclusivamente do leite materno também apresentam menos doenças porque o leite materno contém os anticorpos da mãe, que combatem infecções. Assim, bebês que recebem aleitamento

---

[28] V. Rebecca D. Williams, "Breastfeeding Best Bet for Babies"; pode ser acessado em www.geocities.com/tebe7breast1.html [consulta em 19/11/2007].

natural estão em geral protegidos de pneumonia, botulismo, bronquite, infecções por estafilococos, gripes, otites e rubéola. Obviamente, a proteção não é absoluta, mas o risco dessas infecções é significativamente reduzido. Mães que amamentam produzem continuamente anticorpos contra as doenças a que elas mesmas estão expostas, e esses novos anticorpos são passados no leite para o bebê.

A amamentação também parece trazer benefícios psicológicos para o bebê. Os psicólogos acreditam que um bebê que mama no peito adquire um senso de segurança que vem da presença e do calor da mãe — uma segurança que não ocorre com a amamentação pela mamadeira. Ao nascer, os bebês enxergam num raio de pouco menos de 40 centímetros — quase a exata distância entre um bebê que mama e o rosto de sua mãe! A amamentação logo estabelece um forte laço entre o bebê e a mãe. Estudos demonstraram que bebês de apenas uma semana parecem preferir o cheiro do leite das próprias mães. Quando compressas embebidas em leite materno são colocadas em seus berços, eles viram o rosto na direção daquelas que têm o cheiro de suas mães.

A American Academy of Family Physicians e a American Academy of Pediatrics[29] recomendam que os bebês recebam exclusivamente leite materno pelo menos durante os seis primeiros meses de vida, e idealmente durante todo o primeiro ano. Quando uma mulher não pode, por alguma razão médica, emocional ou social, amamentar seu bebê, os alimentos infantis industrializados são a única alternativa aceitável. Alimentos sólidos podem ser introduzidos quando o bebê tiver entre 4 e 6 meses. No entanto, o leite de vaca só é considerado seguro após a criança ter completado 1 ano. A amamentação após o primeiro ano de vida é saudável e recomendada. Um número cada vez maior de mães estão amamentando por seis meses ou mais.

---

[29] Cf. K. Sinusas & A. Gagliardi, Initial Management of Breastfeeding", *American Family Physician* 64 (2001): 981-8; e American Academy of Pediatrics, "Breastfeeding and the Use of Human Milk", *Pediatrics* 100 (1997): 1.035-8.

Caixa de recursos **Dicas úteis**

Aditivos nos alimentos infantis

Os especialistas discordam quanto ao benefício de se adicionarem determinados ácidos graxos poliinsaturados de cadeia longa (DHA e ARA) no leite industrializado que substitui o materno. Minha conclusão é que os suplementos de DHA/ARA não são necessários para os recém-nascidos normais. Além disso, a American Academy of Pediatrics considera que não há dados suficientes para recomendá-los.

E os alimentos infantis?

Na época em que eu estava escrevendo este livro, um comercial de televisão da Gerber questionava se um bebê mais velho que apenas "belisca" nas refeições em família obtém a nutrição necessária. O comercial mostrava a atriz Jane Seymour e seus gêmeos, advertindo que os pais não devem "transformar um marco em um erro, começando a dar comida de adulto cedo demais a seus filhos". Ela diz aos pais que os alimentos da dieta dos adultos podem não oferecer todos os nutrientes de que os filhos necessitam.

A Gerber não é a única empresa americana tentando expandir suas vendas no setor de alimentos infantis, que chega a movimentar bilhões de dólares. A Heinz oferece a Toddler Cuisine, uma linha de pratos para preparo no forno de microondas destinada a crianças dos 9 aos 36 meses. A linha Enfagrow de lanches reforçados da Mead Johnson Nutritionals é destinada a crianças de até 4 anos. Entretanto, não existe necessidade de fazer um estoque de alimentos para bebês maiores. Embora essas refeições pré-prontas sejam convenientes, elas não são necessárias em termos nutricionais, e alguns especialistas alegam que esses "alimentos de transição" não são saudáveis.

William C. Heid, presidente de um painel da March of Dimes[30] que tem como objetivo estabelecer diretrizes nutricionais para crianças de até 2 anos, afirma que os bebês maiores se beneficiam mais com a comida normal. O dr. Heird, professor do Centro de Pesquisa em Nutrição Infantil do Baylor College of Medicine, teme que esses alimentos industrializados adicionem mais calorias à dieta da criança, o que apenas contribuirá para a tendência à obesidade.

Minha preocupação pessoal em relação aos alimentos infantis comerciais, para recém-nascidos ou para bebês maiores, tem três ramificações:

1. Talvez esses alimentos não sejam tão frescos e saudáveis como os alimentos feitos em casa, especialmente se a família tem bons hábitos alimentares.
2. As porções predeterminadas podem levar os pais a ignorar o desejo natural do filho de parar de comer quando está satisfeito. Eu perdi a conta das vezes em que vi pais forçando os filhos a comer mais para "acabar com o potinho" de papinha.
3. Fazer refeições em família, como foi discutido anteriormente, é fundamental para o desenvolvimento da saúde emocional, social e espiritual de seu filho. Comer à mesa com a família, especialmente após os 2 anos, permite que a criança tenha uma nutrição adequada. Bebês maiores precisam simplesmente comer vários alimentos, incluindo laticínios, frutas e verduras, carnes brancas e ovos.

Qual é a verdade sobre os sucos de fruta?

Acredite você ou não, a American Academy of Pediatrics tem receio de que os pais estejam dando a seus filhos *quantidades demasiadas* de suco

30 March of Dimes é o nome de uma organização americana composta de cientistas, médicos e voluntários que se dedica especialmente a promover o bem-estar e a saúde das crianças de todo o mundo [N. do T.].

Caixa de recursos **Dicas úteis**

O Ministério da Saúde definiu as diretrizes do Guia Alimentar para a População Brasileira, lançado pelo governo brasileiro em 2005. O livro traz recomendações importantes sobre refeições diárias, períodos de intervalos e a importância de privilegiar alimentos naturais, como frutas, verduras, legumes e grãos. O guia está disponível na Internet, no *site* do Ministério da Saúde (www.saude.gov.br/alimentacao). Além disso, todas as orientações contidas no guia deverão ser divulgadas nos Estados e municípios pelo Sistema Único de Saúde (SUS), por meio dos agentes comunitários de saúde.

de fruta.[31] Sem dúvida, o suco de fruta pode ser uma parte saudável da dieta infantil. É uma boa fonte de vitamina C e cálcio — no caso de sucos que têm cálcio adicionado. No entanto, estudos demonstram que bebês que tomam suco demais podem ficar malnutridos se o suco substituir o leite humano ou o alimento infantil específico para a idade.

Os sucos de fruta não são um substituto do leite humano. Os sucos em geral não contêm uma porção significativa de proteínas, gorduras, minerais e outras vitaminas. Pior que isso, muitos contêm grandes quantidades de açúcares simples (os açúcares "ruins"). Quando esses açúcares são consumidos em grandes quantidades, o resultado pode ser diarréia, câimbras, inchaço e gases. O consumo de sucos também aumenta o risco de cáries e problemas dentários, porque os "drinques" e "coquetéis" com suco de fruta incluem quantidades maiores de adoçantes, sabores artificiais e outros ingredientes.

[31] American Academy of Pediatrics, "The Use and Misuse of Fruit Juice in Pediatrics", *Pediatrics* 107 (May 2001): 5:1210-3; pode ser acessado em: http://aappolicy.aappublications.org/cgi/content/full/pediatrics;107/5/1210 [consulta em 19/11/2007].

Estas são as recomendações da American Academy of Pediatrics em relação ao consumo de sucos de fruta:

- O suco de fruta não deve ser oferecido a bebês com menos de 6 meses de vida.
- Os sucos não devem ser oferecidos em mamadeiras ou canecas que permitam aos bebês tomar suco o dia todo.
- Os bebês não devem tomar suco de fruta na hora de dormir.
- Para crianças de 1 a 6 anos, o consumo de suco deve ficar entre 120 e 180 ml por dia.
- Para pessoas entre 7 e 18 anos, a ingestão de suco deve ficar entre 240 e 360 ml por dia.
- Todas as crianças devem ser encorajadas a comer frutas ao natural.

É CLARO QUE VOCÊ TERÁ DÚVIDAS

Em um livro com esta extensão, não há como explicar tudo o que você precisa saber sobre as necessidades nutricionais das crianças altamente saudáveis. Eu apenas esbocei a base de uma alimentação infantil altamente saudável, e agora cabe a você continuar o processo. Nesta parte, respondo a algumas perguntas mais freqüentes feitas pelos pais de meus jovens pacientes.

E se meu filho for "enjoado" para comer?

Essa é a pergunta que ouço com mais freqüência. Muitos pais temem que seus filhos que "não gostam de quase nada" não estejam comendo tanto quanto deveriam. No entanto, até a mais "enjoada" das crianças, que aparenta comer muito pouco, cresce dentro dos padrões esperados. Por quê? Existe uma variação no modo pelo qual crianças diferentes — mesmo aquelas da mesma altura, do mesmo sexo ou da mesma família — comem.

Algumas têm menos apetite, ao passo que outras simplesmente "comem feito passarinhos". O apetite das crianças tende também a oscilar à medida que elas crescem. Elas aumentam seu consumo de alimentos quando estão naqueles estirões de crescimento associados à adolescência. Até essa época, o apetite de uma criança pode ser imprevisível.

Apesar de os hábitos alimentares dessas crianças "enjoadinhas" serem às vezes frustrantes para os pais, tenha em mente que há alimentos dos quais você também gosta ou não gosta. Em geral, os pequenos superam essas preferências alimentares sem nenhum prejuízo de seu bem-estar físico. Na maioria dos casos, aceite as preferências de seu filho por determinados alimentos, contanto que ele aprecie uma variedade suficiente de alimentos que proporcione uma dieta balanceada e um crescimento esperado.

E se meu filho, criança ou adolescente, decidir tornar-se vegetariano?

Para a maioria das crianças, a dieta vegetariana não apenas é segura, como pode ser até altamente saudável. Apesar disso, os nutricionistas têm três preocupações em relação a crianças vegetarianas:

- *Deficiência de vitamina B-12.* A vitamina B-12 é encontrada principalmente na carne, nos ovos e no leite. Felizmente, cada vez mais os pais podem encontrar cereais, leite de soja e lanches vegetarianos enriquecidos com essa vitamina, bem como suplementos orais de B-12.
- *Risco de deficiência de minerais como ferro, cálcio e zinco.* Embora esses minerais estejam presentes em verduras como couve, brócolis e espinafre, as fontes animais desses minerais são mais bem absorvidas. Os produtores de alimentos estão começando agora a adicionar suplementos minerais a cereais, suco de laranja e leite de soja.

- *Risco de não obter o mínimo de calorias necessárias para o crescimento.* Os vegetais são muito menos densos em calorias que as carnes e os laticínios, e é por isso que os adultos podem comer tantos alimentos vegetais sem preocupação. Quando bebês ou crianças pequenas são submetidos a uma dieta vegetariana, é preciso garantir que eles obtenham calorias em quantidade suficiente, em especial os ácidos graxos essenciais necessários ao desenvolvimento do cérebro e dos nervos. Esses ácidos graxos são encontrados em óleos vegetais, castanhas e nozes, sementes, margarinas e óleos de peixe.

Já ficou demonstrado que não deve haver preocupação quanto à deficiência de proteína entre as crianças que seguem uma dieta vegetariana, especialmente se essas crianças comem ovos e bebem leite. Mesmo se as crianças evitam ovos e leite, alimentos como o arroz integral, trigo integral, feijão e soja podem proporcionar uma boa quantidade de proteína.

Qual é a verdade sobre os agrotóxicos?

Como pais, devemos saber a verdade sobre os agrotóxicos e tomar providências para proteger nossos filhos. Os agrotóxicos representam um risco muito maior à saúde das crianças do que à nossa. As crianças podem ser mais vulneráveis porque seus órgãos internos ainda estão-se desenvolvendo e amadurecendo. Além disso, seus sistemas metabólico e imunológico em geral oferecem menos proteção que os dos adultos. As crianças também são mais vulneráveis porque tipicamente consomem uma quantidade muito maior de leite, sucos e compotas de frutas por quilo de peso do que os adolescentes e adultos.

Felizmente, o risco de exposição aos agrotóxicos já é bem pequeno, e você pode reduzi-lo dramaticamente seguindo as seguintes recomendações ao preparar os alimentos:

- *Lave e esfregue.* Lave e esfregue em água corrente todas as frutas e verduras frescas. (Lavar em água corrente é muito mais eficaz do que deixar de molho.) Fazer isso ajuda a remover da superfície a terra, as bactérias e quaisquer vestígios de produtos químicos — especialmente se você não compra frutas e verduras orgânicas.
- *Descasque e raspe.* Descasque as frutas e legumes sempre que possível para reduzir a presença de terra, bactérias e agrotóxicos. Despreze também as folhas externas dos vegetais folhosos. Além disso, retire a gordura da carne e a pele de peixes e aves, porque resíduos de agrotóxicos podem acumular-se na gordura.
- *Selecione uma variedade de alimentos.* Ingerir alimentos variados de diferentes fontes protege nossos filhos, proporcionando uma combinação melhor de nutrientes e reduzindo a probabilidade de exposição a um único agrotóxico.
- *Considere a possibilidade de comprar alimentos cultivados organicamente.* Para poder exibir o selo que diz "orgânico", os alimentos precisam ser cultivados e processados sem o uso de fertilizantes e pesticidas sintéticos. Os pesticidas derivados de fontes naturais (os pesticidas naturais, por exemplo) são ocasionalmente usados na produção de alimentos orgânicos. Muitos supermercados atualmente oferecem produtos orgânicos, embora esses alimentos possam ser entre 20% e 100% mais caros que as variedades não orgânicas. Assim, os métodos de lavar e descascar descritos anteriormente devem proporcionar uma proteção adequada para as famílias que têm um orçamento menos folgado.

A quantidade de comida e a rapidez com que a criança come realmente importam?

Com certeza! Estudos demonstraram que crianças e adolescentes se sentem igualmente satisfeitos — independentemente de sua porção de comida ser pequena, média, grande ou extragrande. Isso se aplica especialmente aos

Caixa de recursos **_Dicas úteis_**

Exposição a pesticidas

As frutas e vegetais que mais ficam expostos aos pesticidas são pêssego, maçã, morango, nectarina, pêra, cereja e framboesa, certas espécies de uva, espinafre, pimentão, aipo, batatas e pimentas "quentes". Recomendo que você lave e descasque cuidadosamente essas frutas e legumes antes de comer, ou então considere a possibilidade de comprar variedades orgânicas.

casos em que elas fazem as refeições com calma. Portanto, quando você e seus filhos comem em família, quando vocês conversam e riem juntos, quando vocês dedicam tempo uns aos outros, vocês reduzem a possibilidade de comer demais (contanto que não coloquem mais comida no prato!).

Você sabia que a porção recomendada de carne cozida para um adulto é 90 gramas, mais ou menos correspondente ao tamanho do conjunto de cartas de um baralho? Uma fruta média corresponde a uma porção. Não é necessária muita comida nutritiva para deixar você satisfeito e proporcionar a nutrição saudável de que você e sua família precisam. Portanto, se você mantém as porções de alimentos de seus filhos (e também as suas) em um tamanho razoável, fica muito mais fácil eles comerem os alimentos que você quer que eles comam e, dessa forma, permanecerem saudáveis.

Durante a infância, muitos de nós ouvimos a recomendação ou a advertência de que deveríamos "limpar o prato" — não deixar de comer nada, mesmo que já estivéssemos satisfeitos. Dadas as informações atuais, tenho certeza de que você perceberá a sabedoria de oferecer porções menores e não se preocupar se o seu filho limpa ou não o prato. É uma boa prática a de que os pais ensinem os filhos a comer com calma e a encerrar a refeição assim que se sintam satisfeitos.

No entanto, talvez você esteja perguntando a si mesmo, *se eu fizer isso, eles voltarão à cozinha para fazer um lanche em uma ou duas horas.*

Ótimo! É só deixar lanches saudáveis ou nutritivos prontos — uma maçã fatiada ou uma laranja descascada, frutas e iogurtes, uma vitamina com soja ou iogurte, um lanche com pão integral. Deixe os lanches industrializados, com alto teor de gordura e açúcar, fora do cenário.

Não só a maioria dos adultos e crianças come demais, mas também comemos depressa demais. Mesmo quando temos tempo para relaxar e apreciar a comida, tendemos a devorar o prato em poucos minutos. Fisiologicamente, são necessários de 20 a 25 minutos para que o cérebro de uma criança (e o nosso cérebro também!) receba o sinal de saciedade enviado pelo estômago. Se seus filhos comem depressa demais, eles já podem ter comido demais no momento em que o sinal de "satisfeito" chegar ao cérebro e desligar o sinal de fome. Todos nós sabemos quanta comida uma criança consegue abocanhar em 20 minutos! Podemos ajudar nossos filhos a comer mais devagar, diminuindo a velocidade com que nós próprios comemos. Aqui estão algumas sugestões:

- *Use pratos pequenos.* Pratos pequenos ajudam você e seus filhos a obter controle sobre o tamanho das porções. Pratos pequenos enganam a mente de seus filhos — e também a sua —, fazendo-os pensar que comeram mais do que realmente comeram. Em um estudo, algumas pessoas receberam comida em pratos pequenos, enquanto outras a receberam em pratos médios ou grandes. Terminada a refeição, a maioria das pessoas em todos os grupos sentiram o mesmo grau de saciedade. (A estratégia do "prato pequeno" não funciona, entretanto, se seus filhos se servem três ou quatro vezes.)
- *Comece a refeição com uma saudável sopa de legumes, um prato de frutas ou salada.*

- *Sirva a refeição em etapas.* Quando todos terminaram o primeiro prato, tire a mesa e espere de 3 a 5 minutos antes de servir o segundo prato.
- *Estimule os filhos a saborear a comida.* Pedir que as crianças descrevam o sabor da comida as faz comer mais devagar. A maioria delas nem sequer pensa no sabor.
- *Encoraje seus filhos, quando eles tiverem idade para isso, a fazer o próprio prato.* Um estudo realizado em 2003 constatou que, quando as crianças preparam os próprios pratos, elas na verdade comem menos do que quando o pai ou a mãe a servem, e mesmo assim elas colocam uma quantidade suficiente de comida.[32]
- *Encoraje seus filhos a mastigar pelo menos dez vezes a cada garfada, e a contar de um a dez entre uma garfada e outra, ou ainda a colocar o garfo ou a colher sobre a mesa entre as garfadas.*

Preste atenção. Não estou sugerindo que você seja muito rigoroso a respeito dessas recomendações (afinal de contas, sua casa não é um quartel!), mas, se vocês praticarem essas técnicas em família, aumentarão significativamente o tempo que despendem à mesa. Pense em toda a conversa que acontecerá em família enquanto vocês jantam juntos!

Existe mesmo alergia à comida?

Os especialistas afirmam que apenas cerca de 3% das crianças sofrem de alergia a algum alimento,[33] mas essa porcentagem está aumentando rapidamente. De acordo com a Food Allergy Network, cerca de 100 pessoas morrem nos EUA a cada ano de reações alérgicas a alimentos. Entre as

---

32 Relatado em Jennifer Orlet FISHER; Bárbara J. ROLLS; Leann L. BIRCH, "Children's Bite Size and Intake of an Entrée Are Greater with Large Portions Than with Age-Appropriate or Self-Selected Portions", *American Journal of Clinical Nutrition* 77 (2003): 5:1.164-70.

33 Para mais informações sobre alergia a alimentos, v. http://caima.net/The FoodAllergy-Network.htm (em inglês).

crianças, alergia ao leite, ovos e amendoim são as mais freqüentes. Outras alergias comuns são a trigo, soja, castanhas, peixe e frutos do mar. Em média, uma em cada 150 crianças tem alergia a amendoim, a qual pode ser uma das mais perigosas entre as alergias infantis a alimentos.

É preciso destacar que estou me referindo a alergias verdadeiras, que causam uma reação alérgica no sistema imunológico do corpo. *Não* estou falando de uma sensibilidade a algum alimento — que não é uma verdadeira reação alérgica e ocorre com uma freqüência muito maior. As verdadeiras alergias a alimentos podem provocar sintomas diversos, como diarréia, cãibras, vômitos, urticárias ou eczemas na pele, espirros, tosses ou inchaço dos lábios ou da língua. Reações fortes podem combinar-se, e uma combinação de dois ou mais tipos desses sintomas — ou um sintoma que põe a vida em risco — recebem o nome de *reação anafilática* e devem ser tratados imediatamente com EpiPens (injeções de epinefrina) e Benadryl (um antiistamínico oral), após o que a criança deve ser levada para um pronto-socorro.

Os testes para comprovar supostas alergias podem prevenir uma reação alérgica ou anafilática com potencial de pôr a vida em risco. Existem duas ou três maneiras de testar a alergia a alimentos. Os médicos em geral fazem um teste sangüíneo em crianças com menos de 2 anos ou um teste cutâneo em crianças mais velhas. Ambos os testes têm desvantagens. Os testes cutâneos podem gerar falsos resultados positivos (indicando uma alergia que na verdade não existe). Os testes sangüíneos são invasivos, e sua qualidade depende diretamente da qualidade do laboratório que o realiza. Muitos médicos realizam os dois testes — geralmente primeiro o teste cutâneo. A interpretação dos resultados, entretanto, é mais uma arte que uma ciência.

Antes de fazer os testes, os pais devem fazer um registro preciso da alimentação do filho por duas semanas. A maioria dos alergistas recomenda que alimentos suspeitos sejam eliminados por duas semanas. Os pais precisam aprender a ler os rótulos dos produtos para que o alimento sob suspeita seja completamente eliminado da dieta da criança. Se, após a eliminação, os sintomas cessarem, a alergia está comprovada. No entanto, as crianças geralmente são alérgicas a mais de um alimento. Uma vez confirmada a alergia de uma criança, um médico em geral receita pelo menos três EpiPens e Benadryl.

Capítulo 6

Proporcionar proteção adequada

Quando Scott tinha apenas 3 anos, Barb pediu que eu tomasse conta dele enquanto eu preparava hambúrgueres na churrasqueira de nosso quintal. Depois de alguns momentos — ou pelo menos assim me pareceu —, ela veio até mim e perguntou: — Cadê o Scott?

Olhei ao redor e não o vi. Nosso quintal não era cercado, e ele não estava ali! Não tenho palavras para descrever a esmagadora sensação de incredulidade, horror e embaraço que tomou conta de mim. Depois de uma busca frenética, nós o encontramos, mas ainda sinto arrepios na espinha quando me lembro daquele dia.

Só em pensar que seus filhos possam sofrer alguma espécie de agressão, a maioria dos pais fica aterrorizada. Manchetes relatando seqüestros, acidentes, assassinatos e abusos regularmente atiçam o temor dos pais. Pesquisadores relatam que os pais de hoje consideram que os riscos de nossa cultura são "uma fonte de constante preocupação, representando um problema ainda mais difícil de lidar do que as finanças domésticas ou a falta de tempo em família!".[1] Acreditando que nossa cultura é inóspita

---

[1] Citado em Steve Farkas; Jean Johnson; Ann Duffert, *A Lot Easier Said Than Done: Parents Talk about Raising Children in Today's America* (New York: Public Agenda, 2002), p. 9.

e até perigosa para as crianças, os pais sentem a necessidade de estar constantemente em guarda para proteger os filhos. Para muitos pais, "existem perigos demais, tentações demais, influências negativas demais para que eles possam relaxar".[2]

Entendo essa preocupação. Não é nada fácil educar filhos no mundo atual. Cerca de ¾ (76%) dos pais entrevistados em uma recente pesquisa realizada nacionalmente nos EUA[3] reconhecem como essa tarefa é difícil, e mais da metade deles (53%) acreditam que estão se saindo pior que seus pais. Entretanto, formar filhos saudáveis em termos físicos, emocionais, relacionais e espirituais é uma das mais importantes responsabilidades que Deus nos deu.

Quando pensamos em educar filhos, uma preocupação sempre presente é a da segurança. Uma imagem recorrente é a das aves protegendo seus filhotes sob as asas, proporcionando conforto e segurança. A conhecida história do guarda-florestal que atravessava um parque após um incêndio ilustra a idéia de maneira belíssima: O guarda-florestal encontrou ao pé de uma árvore um pássaro morto, feito em cinzas. Curioso, cutucou o pássaro com seu cajado. Imediatamente, três filhotinhos se moveram espantados, saindo de baixo das asas do pássaro morto!

Na qualidade de pais, nosso sacrifício para proporcionar segurança contra os perigos do mundo é essencial ao bem-estar de nossos filhos. Vou contar sobre uma ocasião em que minha filha, Kate, me fez lembrar como é importante que uma criança altamente saudável tenha essa sensação de segurança.

Kate voltou para casa depois de uma excursão com o grupo de escoteiras durante o final de semana. Ela se divertira muito, caminhando, acampando, nadando, cozinhando e rindo. Depois de tomar banho, veio até a sala onde eu estava lendo.

---

2 Citado em Farkas; Johnson; Duffert, *A Lot Easier Said Than Done*, p. 9.
3 Relatado em Farkas; Johnson; Duffert, Idem, p. 12.

— Tem lugar no seu colo para uma menina? — perguntou ela, sorrindo para mim, sabendo como para nós era especial quando conversávamos e eu a colocava no colo.

— Claro — respondi. No mesmo momento em que coloquei o livro de lado, ela se lançou sobre meu colo, ficou uns momentos quieta e deu um suspiro profundo. Eu esperei um pouco antes de perguntar: — O que foi?

— Nada — respondeu ela, aconchegando-se em meu abraço. — É só que eu me sinto tão *segura* aqui.

A PROTEÇÃO COMEÇA EM CASA

Na qualidade de pais, não podemos proteger nossos filhos de todas as incertezas de viver em um mundo perigoso. Lembro-me de como Barb e eu nos esforçávamos para saber como proteger nossos filhos. Por um lado, queríamos evitar perigos e sofrimentos desnecessários; por outro lado, sabíamos que nossos filhos precisavam tornar-se independentes e, portanto, não queríamos ser superprotetores nem sufocar o desenvolvimento deles.

Nós dois éramos capazes de identificar as ameaças aos nossos filhos e tomar medidas práticas para reduzir os riscos, mas a proteção mais eficaz seria ensiná-los a se proteger. Queríamos criá-los com as habilidades e os valores de que eles precisavam para escolher o caminho correto — o que incluía ensinar nossos filhos a dizer não a colegas ou adultos que os pressionassem a participar de atos questionáveis, perigosos, imorais ou ilegais. É em casa que começamos a ensinar nossos filhos a se proteger, a partir do relacionamento entre pais e filhos.

Protegemos nossos filhos criando um relacionamento sólido com eles

A preparação para viver em um mundo perigoso começa quando uma criança se sente segura em seu ambiente doméstico imediato. Sempre quisemos que nossos filhos ecoassem aquele suspiro tranqüilo de Kate, quando ela disse que se sentia segura em meu colo. Os psicólogos infantis confirmam que a proteção e a supervisão amorosa são necessárias para que as crianças se tornem altamente saudáveis. Portanto, é especialmente importante que as crianças em idade pré-escolar brinquem e aprendam em um ambiente doméstico no qual se sintam seguras, confortáveis e amadas.

As crianças querem sentir-se amadas e ouvidas quando nos contam suas preocupações. Em um lar amoroso, uma criança se sente mais à vontade para falar sobre as coisas de que gosta e não gosta, sobre os amigos, a escola e seus sentimentos, sendo mais provável que ela busque os pais para discutir seus medos e preocupações. No entanto, eu preciso ser claro: esse tipo de ambiente doméstico exige que os pais façam um investimento significativo de tempo. Como já expliquei antes, o tempo qualitativo com uma criança *só pode* ocorrer durante o tempo quantitativo.

Os pais não podem proporcionar tempo qualitativo se não estão presentes, e muitos pais me dizem que lamentam não passar mais tempo com seus filhos. Esse é o caso de Jenny,[4] que tinha uma carreira bem-sucedida e parecia ter um casamento bem-sucedido. Ela e o marido faziam viagens caras e puseram os filhos, desde os primeiros dias, nos melhores berçários. Quando a carreira de Jenny exigiu que ela viajasse mais, ela contratou uma babá para tomar conta das crianças à noite e nos finais de semana. Quando eu a questionei sobre o pouco tempo que passava ao lado dos filhos, ela deu uns tapinhas no meu ombro e afirmou num tom confiante: — Haverá tempo mais tarde, dr. Larimore, não se preocupe.

— Jenny — eu lhe disse num tom de reprimenda —, seus filhos precisam de você *agora* mais do que precisarão depois. Ninguém pode ser para eles a mãe que você pode ser. Eles precisam de *você.*

---

[4] Neste livro, como em todos os livros de minha autoria, os nomes (e às vezes o sexo e a idade) das pessoas mencionadas são alterados, e suas histórias são em geral significativamente mudadas, para evitar que sejam reconhecidas.

Ela franziu a testa e ficou calada por uns momentos. Depois disse que pensaria no assunto.

Vários meses depois, Jenny fez um *check-up* de rotina e realizou alguns exames de sangue. Eu liguei para ela e pedi que voltasse ao meu consultório porque seus exames de sangue mostravam resultados anormais. Preocupados, ela e o marido cancelaram todos os compromissos e correram para meu consultório. O diagnóstico? Uma rara e muito perigosa forma de leucemia.

Naquela mesma noite, internei Jenny no hospital. Quando visitei Jenny e o marido mais tarde, eles pareciam quase joviais. — Nossos amigos nos disseram que a maioria dos casos de leucemia podem ser curados com tratamento. Então, vamos começar! — exclamou Jenny.

Eu não quis diminuir as esperanças dela, mas eu também precisava fazer Jenny e o marido entenderem o péssimo prognóstico que ela enfrentaria. Tivemos uma longa conversa, seguida de um tempo especial em que oramos juntos.

Jenny não voltou nunca mais para casa. Morreu no hospital dez dias depois.

Duas noites antes de ela morrer, conversamos sobre as crianças, e ela confessou: — Se eu pelo menos tivesse... — eu tentei acalmá-la, mas Jenny tinha razão. Se pelo menos ela tivesse...

Espero que eu possa ajudar você a perceber como sua real presença durante períodos de tempo significativos é importante na vida de cada um de seus filhos. Talvez você tenha tomado decisões que não proporcionaram relacionamentos sólidos com seus filhos. Talvez você, como Jenny, tenha adiado a oportunidade de passar mais tempo com eles. Ou talvez você esteja apenas começando a fazer mudanças nessa área. Qualquer que seja a sua situação, *agora* é a hora de começar a fazer o que é certo para você e sua família. As decisões que você tomar agora podem influenciar a saúde de seus filhos, de seus netos e de seus bisnetos.

Caixa de recursos | **Dicas úteis**

Maneiras de construir um relacionamento sólido com seus filhos

Não é fácil criar um ambiente doméstico que alimente um sólido relacionamento entre pais e filhos, principalmente se você nunca teve um ambiente desses. Estas são algumas coisas que Barb e eu fizemos para encorajar um relacionamento sólido com nossos filhos:

- Pelo menos uma vez por dia (e em geral com muito mais freqüência), tentávamos mostrar a nossos filhos — com abraços, palavras, gestos, bilhetes e pequenos presentes ocasionais — quanto os amávamos.
- Nós nos esforçávamos para construir a auto-estima e a autoconfiança de nossos filhos abrindo mão de nossas ocupações para vê-los agindo corretamente e, então, reconhecendo e aplaudindo suas realizações.
- Fazíamos um esforço para realmente *escutar* nossos filhos — o que significava desligar a TV e o rádio, deixar o que estávamos fazendo e olhar nos olhos de nossos filhos enquanto ouvíamos o que tinham a dizer.
- Encorajávamos nossos filhos a se envolver em atividades fora de casa, mas tentávamos limitar a atividade deles a um esporte ou *hobby* a cada vez. O tempo passado em casa era mais saudável do que o tempo passado em quase qualquer outro lugar.
- À medida que nossos filhos cresciam em tamanho e sabedoria, respeitávamos sua necessidade de privacidade e independência, que cada vez ficava maior, mas nunca abrimos mão da responsabilidade de nos envolver com eles e de supervisioná-los.

- Tanto Barb quanto eu encontramos mentores maduros que partilhavam conosco suas experiências, nos davam conselhos e nos chamavam à responsabilidade quando enfrentávamos problemas difíceis relacionados à proteção de nossos filhos.

Converse com seu cônjuge sobre essas idéias, descubram suas próprias ações e coloquem em prática as que preferirem. Um deve lembrar o outro diariamente sobre essas ações que ajudam a fortalecer os relacionamentos.

PROTEGEMOS NOSSOS FILHOS POR MEIO DA DISCIPLINA — ESTABELECENDO LIMITES SEGUROS QUE DEVEM SER OBEDECIDOS

Construir um relacionamento sólido com nossos filhos em uma atmosfera de amor e abertura é um passo essencial para garantir sua segurança, mas é apenas o primeiro passo. As crianças também precisam da orientação dos pais e de limites muito bem demarcados para permanecer seguras e saudáveis. É fundamental que nosso amor e autoridade sejam demonstrados por meio da disciplina desde os primeiros estágios do desenvolvimento de nossos filhos, a fim de que eles aprendam a tomar decisões seguras e sensatas.

O termo *disciplina* tem várias acepções. A primeira definição do dicionário para o substantivo *disciplina* é "treinamento que desenvolve o autocontrole, o caráter, a ordem e a eficiência". Entretanto, muitos pais empregam a palavra *disciplina* da mesma forma que empregam o termo *punição* — que é o último significado da palavra. O verbo *disciplinar* é definido de maneira semelhante. A primeira definição é "sujeitar à disciplina; instruir ou educar; preparar por meio de instrução; treinar". A segunda definição é "castigar; punir".

A disciplina é absolutamente necessária na vida de uma criança altamente saudável. Seu principal propósito é ajudar a criança a aprender a se comportar de uma forma altamente saudável. A Michigan Psychological Association[5] afirma que

> o propósito da disciplina é ensinar a nossas crianças o comportamento adequado, para que elas possam relacionar-se com os outros e viver de forma adequada no mundo. Envolve orientar nossos filhos para que tomem decisões sensatas quanto à sua conduta, permitindo gradualmente que eles aceitem a responsabilidade por suas escolhas. Oferecer orientação, corrigir comportamentos indesejáveis e ensinar reações aceitáveis é uma parte importante da função de pai/mãe.

Às vezes, a disciplina exige a punição. O mais importante, entretanto, é que a disciplina envolve definir limites protetores e ensinar que quase sempre haverá conseqüências quando esses limites forem ultrapassados.

Seis medidas para proteger seus filhos por meio da disciplina

Nós, pais, não nascemos equipados com as habilidades que precisamos para nos tornar ótimos pais. Precisamos aprendê-las e, para aprendê-las, necessitamos de um professor. Nos últimos vinte e cinco anos, o dr. James Dobson se tornou muito conhecido por ensinar aos pais maneiras amorosas e eficazes de educar os filhos. Barb e eu devorávamos os livros dele enquanto Kate e Scott cresciam. Muitas noites, antes de ir dormir, líamos parte de um capítulo de *Dare to Discipline or The Strong-Willed Child* [Ouse disciplinar ou A criança voluntariosa]. Nos escritos do dr. Dobson, aprendemos seis medidas que ajudam a formar uma criança saudável.[6] Tenho agora o prazer de partilhá-las com você:

---

[5] V. www.michpsych.org/index.cfm?location=100&subsectionid=71 [consulta em 19/11/2007].

[6] Adaptado do dr. James C. DOBSON, *The Strong-Willed Child* (Wheaton, Ill.: Tyndale House, 1978).

1. Defina os limites antes que eles sejam aplicados

Estabeleça expectativas e limites razoáveis, e explique-os *antes*. As crianças têm o direito de saber o que é e o que não é um comportamento adequado *antes* de assumirem o compromisso de respeitar essas regras. Pais que definem as regras praticamente eliminam o terrível sentimento de injustiça que as crianças têm quando são corrigidas por comportamentos que elas não sabiam ser inaceitáveis. Se você não explicou *claramente* um limite para seu filho, não o imponha!

Barb e eu tínhamos algumas regras para todos os membros da família: todos sempre usavam o cinto de segurança no carro; não era permitido interromper uma pessoa que estivesse falando; íamos juntos à igreja todos os domingos. Nossos filhos não apenas assumiam o compromisso de manter esses comportamentos; nós também permitíamos que eles nos cobrassem os mesmos comportamentos.

2. Não faça exigências impossíveis de cumprir

Exigências impossíveis põem as crianças numa posição terrível, em que elas não conseguem vencer e invariavelmente saem escoriadas do processo. Embora seja sensato e saudável encorajar nossos filhos a fazer o melhor que puderem — e estimulá-los a ter um desempenho excelente —, é nossa responsabilidade ter absoluta certeza de que nossos filhos são capazes de fazer aquilo que esperamos. Por exemplo, não é adequado corrigir uma criança de 2 anos por fazer xixi involuntariamente na cama à noite. A maioria das crianças ainda não completou o treinamento de banheiro nessa idade. Da mesma forma, repreender uma criança por não ter tirado "A" quando ela não é capaz de atingir níveis mais altos na escola só vai intimidá-la.

As crianças não podem ser altamente saudáveis se vivem sob o punho de um tirano perfeccionista. Não há saída para o distúrbio que o perfeccionismo gera. Em reação a ele, as crianças tendem a se rebelar ou a fugir —

ambas atitudes prejudiciais. A rebelião e a fuga afastam as crianças da proteção necessária e impossibilitam que elas se tornem altamente saudáveis.

3. Saiba a diferença entre provocação deliberada e irresponsabilidade infantil

Ainda me lembro da primeira vez que ouvi o dr. Dobson dizer que as crianças nunca devem ser punidas por um comportamento que não seja deliberadamente desafiador. Fez todo o sentido para mim. Quando Kate, com 6 anos de idade, esquecia de colocar a roupa suja no cesto, ou quando Scott, com 3 anos, deixava um cobertor na sala, eu precisava reconhecer que esses comportamentos eram normais em crianças daquela idade. Aqueles eram atos de irresponsabilidade infantil, mas não de provocação deliberada. Quando uma criança deliberadamente escolhe se rebelar, é bom que os pais a deixem sofrer conseqüências bem definidas. Entretanto, a irresponsabilidade infantil deve ser tratada com paciência e instruções cuidadosas.

4. Quando desafiado, reaja com resolução e autoconfiança

Uma vez que as crianças tenham entendido o que se espera delas, os pais precisam cobrar delas a responsabilidade de se comportar dentro dos parâmetros. Uma criança altamente saudável precisa aprender que ultrapassar um limite é potencialmente prejudicial e que esse ato sempre terá conseqüências.

Quando acontecem confrontos diretos, é extremamente importante saber antecipadamente o que fazer. O dr. Dobson adverte[7] que as crianças deixarão claro que estão procurando briga, e o mais sensato é não desapontá-las. *Nada* destrói mais seus esforços no sentido de proporcionar uma base de proteção para seu filho do que deixar de ensinar ou disciplinar seu filho durante esses conflitos. As crianças precisam perceber-nos

[7] Dr. James C. Dobson, *Complete Marriage and Family Home Reference Guide* (Wheaton, Ill.: Tyndale House, 2000).

como pais seguros e confiantes que rápida e amorosamente permitirão que elas sofram as conseqüências de sua provocação deliberada.

5. Encerrado o confronto, ensine e tranqüilize

Depois do episódio de provocação deliberada, independentemente da correção necessária, precisamos reafirmar o amor por nossos filhos. Após a punição, quando eles se acalmaram, podemos abrir nossos braços — e oferecer nosso colo — para acolhê-los. Podemos dizer quanto os amamos. Entretanto, não podemos deixar de enfatizar por que eles foram corrigidos ou punidos, lembrando o que eles devem fazer para evitar a correção ou a punição no futuro. Esses momentos especiais fazem crescer o amor e o respeito, ao mesmo tempo que ensinam quais serão as conseqüências se eles não seguirem as regras estipuladas.

6. Deixe que o amor oriente você

A disciplina deve sempre ser aplicada com amor. *Sempre!* Se estivermos furiosos, não devemos aplicar a disciplina nesse momento. Um pai furioso precisa de um tempo!

Nosso objetivo, na qualidade de pais, é moldar a vontade de nossos filhos durante os primeiros anos de vida. A disciplina, quando adequadamente aplicada, implica ensinar uma criança a reconhecer e respeitar os limites que são essenciais para a sua proteção. Quer recorram a reforço positivo, linguagem corretiva, admoestações, castigos, perda de recompensas ou privilégios, ou até algumas palmadas de leve, os pais precisam saber que recurso usar e quando. Pais sensatos buscarão entender as características físicas e emocionais de seus filhos, adaptando seus ensinamentos e disciplina às necessidades individuais de cada criança.

Disciplina adequada à idade

A necessidade de disciplina e de instrumentos disciplinares muda à medida que a criança cresce, e muitos pais me perguntam que tipos de instrumentos disciplinares são adequados às crianças em suas diferentes fases de desenvolvimento.

Nos primeiros meses, as crianças necessitam de segurança, afeto e acolhimento. Precisam ser alimentadas quando sentem fome e mantidas limpas e secas. Precisam ser carregadas e amadas, além de ouvir as vozes apaziguadoras de seus pais. Nenhuma punição direta é necessária ou adequada para bebês com menos de 7 meses. No entanto, conheci pais que espancaram bebês porque eles não paravam quietos quando suas fraldas eram trocadas. Ou pais que batiam em crianças de 4 meses que choravam durante a noite. Essas reações estão terrivelmente equivocadas. Bebês são simplesmente incapazes de não fazer essas coisas. Eles não estão sendo deliberadamente desobedientes; estão simplesmente se comportando de maneira normal.

Quando as crianças começam a testar a autoridade dos pais entre os 8 e 14 meses, a disciplina deve ser aplicada de forma cuidadosa e gentil. Muitas vezes, basta apenas distraí-las ou diverti-las para atrair sua atenção na direção correta. Quando ocorrerem confrontos, ensine seu filho com firmeza e persistência; não com punições. Esses confrontos serão sem importância e pouco freqüentes, mas, uma vez que prenunciam o início de conflitos posteriores, a sua reação é importante.

À medida que as crianças se aproximam dos 2 anos de idade, se ainda não estiverem freqüentemente dizendo não, logo começarão a fazê-lo. Entretanto, mesmo nessa idade, equívocos e acidentes ocorrem com mais freqüência que a desobediência deliberada. Quando a desobediência acontecer, formas suaves de punição, tais como um tempo de castigo ou uma repreensão verbal, em geral funcionam. Quando não funcionarem, os pais podem considerar a hipótese de dar umas palmadas na criança. Eu disse *considerar* porque concordo com vários especialistas que ensinam que bater *nunca* é adequado antes do período entre 18 e 24 meses, e em geral só é necessário após os 2 anos de idade.[8]

O controle comportamental é de fundamental importância na formação de uma criança altamente saudável, e no caso de muitas crianças é necessário bater para atingir esse objetivo — especialmente entre os 2 e 6 anos. Existem pouquíssimas medidas disciplinares para crianças pequenas para que possamos excluir completamente a possibilidade de bater do repertório dos pais. Quando os pais batem "de leve" e de forma adequada, isso não produzirá efeitos emocionais ou psicológicos danosos. Mas bater não é apropriado para todas as crianças ou em todas as idades, e em muitas situações é realmente desnecessário.

Após os 2 anos, as crianças ainda tendem a cometer muitos erros inocentes. Derramam coisas, perdem coisas, estragam coisas, destroem coisas, comem quase tudo o que podem alcançar, caem dos lugares, exploram tudo. Embora ter senso de humor possa ser uma das ferramentas mais úteis ao educar filhos nessa fase, esse também é o período em que os pais precisam começar a instilar a obediência e o respeito pela autoridade. Se não conseguirmos ensinar nossos filhos a obedecer e ter um respeito saudável pela autoridade, eles ficarão vulneráveis a influências prejudiciais.

No entanto, os pais devem lembrar que as sementes do desrespeito e da rebeldia podem criar raízes em uma criança que não se sente completamente amada, segura e aceita. Enfatizar demais o amor e esquecer de ensinar a obediência pode resultar em desrespeito e desprezo; ser demasiadamente autoritário e opressor pode gerar na criança um sentimento de não ser amada e até de ser odiada. O objetivo é que mães e pais equilibrem o amor e o treinamento, a misericórdia e a justiça, o acolhimento e a firmeza, a ternura e a autoridade.

Se você cumpriu sua tarefa de pai ou mãe, os alicerces de uma proteção para toda a vida já terão sido estabelecidos quando seu filho estiver

---

8 Relatado em American Academy of Pediatrics, "Guidance for Effective Discipline", *Pediatrics* 101 (1998): 4:723-8. Pode ser acessado em www.aap.org/policy/re9740.html [consulta em 19/11/2007].

Caixa de recursos **Dicas úteis**

Muitos pais ficam confusos — e é fácil entender por quê — com os prós e contras de bater em crianças. Vamos ver o que dizem os especialistas.

Os participantes de uma conferência realizada em 1996 sobre o assunto[1] definiram bater como uma prática "(1) não danosa em termos físicos, (2) que tem a finalidade de mudar comportamentos, e (3) aplicada com uma mão aberta nas extremidades do corpo ou nas nádegas". Eles concordaram que bater suavemente pode tornar as outras medidas disciplinares mais eficazes em pré-escolares com problemas de comportamento.

Entretanto, nem todos os especialistas concordam que os pais devam usar as mãos para bater. O dr. James Dobson recomenda[2] a utilização de um objeto neutro (como um chinelo) "porque as mãos devem ser vistas como objetos de amor — usadas para segurar, acariciar, abraçar". Em seguida, ele se dirige àqueles que temem que o uso de objetos neutros signifique abusar de crianças. "Entendo a preocupação deles, principalmente nos casos em que um pai ou mãe acredita que 'a força faz o direito' ou perde o controle e machuca a criança. É por isso que os adultos devem sempre manter um equilíbrio entre o amor e o controle, independentemente do método que usam para aplicar medidas disciplinares".

Diana Baumrind e Elizabeth Owens,[3] psicólogas e pesquisadoras altamente respeitadas no assunto, apresentaram no congresso da

---

[1] Relatado em S. Friedman & S. K. Schonberg, "Consensus Statements", *Pediatrics* 98 (1996): 4:853.

[2] Dr. James S. Dobson, *Solid Answers* (Wheaton, Ill.; Tyndale House, 1997), 144.

[3] Relatado em Diana Baumrind, "Does Causally Relevant Research Support a Blanket Injunction against Disciplinary Spanking by Parents?" (artigo apresentado na 109th Annual Convention of the American Psychological Association [24 ago. 2001]; pode ser acessado em http://ihd.berkeley.Edu/baumrindpap pdf; v. tb. www.berkeley.edu/news/media/releaser/2001/08/24 — spank.html.

American Psychological Association, realizado em 2001, evidências convincentes de que bater *não* é prejudicial quando feito da maneira correta e no contexto adequado.

Quando os pesquisadores dizem que bater é prejudicial às crianças, eles *não* estão querendo dizer bater no sentido que estou utilizando aqui. Estão tratando de estudos que incluem não apenas crianças que apanham de forma moderada, mas também crianças que são espancadas de forma abusiva e crianças que sofrem outros tipos de abuso. Não é surpreendente que esses estudos constatem conseqüências danosas! A disciplina física rude e abusiva na família tem sido ligada a uma ampla variedade de resultados negativos, tais como desempenho escolar ruim, problemas de relacionamento com os colegas, altos níveis de desobediência e delinqüência. Portanto, pais que perdem o controle ou tendem a ficar violentos não devem bater nos filhos para discipliná-los.

Não existe um único estudo científico bem-feito que demonstre que bater de forma adequada, não abusiva, gera algum tipo de violência ou comportamento negativo nas crianças. Quando os pais batem de forma adequada, não só o resultado é eficaz em si mesmo, mas as crianças que apanharam cooperam melhor com medidas disciplinares mais suaves, tornando menos necessária a aplicação de outras formas de punição, bem como dispensando a necessidade de novas palmadas.

É possível fazer mau uso das palmadas? Com certeza! Mas isso também pode ocorrer com outras medidas disciplinares, como deixar a criança de castigo ou repreendê-la verbalmente. Será que nós, pais, deveríamos reservar a alternativa de bater nos filhos como último recurso? Claro! Nós, pais, devemos variar nosso modo de reagir a determinado tipo de mau comportamento, bem como aplicar a punição de uma maneira que seja eficaz para o temperamento de cada criança em particular.

entre 9 e 12 anos. Durante essa fase que precede a adolescência, você pode começar a dar mais liberdade e permitir tomadas de decisão independentes. O objetivo geral da disciplina durante esses anos é continuar a ensinar nossos filhos que suas decisões têm conseqüências inevitáveis.

Como as pessoas relacionam comportamentos a conseqüências? Permitindo que seus filhos experimentem uma quantidade razoável de sofrimento quando se comportam de maneira irresponsável. Quando nosso filho, Scott, perdeu o ônibus da escola por irresponsabilidade, teve de escolher entre caminhar quase 2 quilômetros até a escola ou esperar um momento que fosse conveniente para sua mãe levá-lo de carro — e sofrer as conseqüências de um atraso ou uma falta sem justificativa. Se Kate esquecesse o dinheiro do lanche, tinha de pedir dinheiro emprestado ou ficar sem lanche naquele dia.

Cada ano que passa deve trazer menos regras, uma disciplina menos direta e mais independência, porque seu filho aprendeu a tomar decisões mais sensatas e a fazer escolhas mais sábias. À medida que uma criança se torna mais responsável, os pais devem considerar as punições físicas menos necessárias, talvez totalmente desnecessárias. Concordo com os especialistas[9] que ensinam que os pais nunca (ou muito raramente) devem bater nos filhos após a idade de 6 a 8 anos. Para crianças na pré-adolescência, as punições físicas (bem como as repreensões verbais excessivas) serão mais provavelmente prejudiciais do que úteis.

PROTEGENDO NOSSOS FILHOS DE UM MUNDO HOSTIL

Enquanto eu estava escrevendo este capítulo, ocorriam tiroteios na região de Washington. Pais amedrontados tentavam atuar como escudos

---

9 M. A. Straus, "Spanking and the Making of a Violent Society", *Pediatrics* 98, 1996: 4:837-42; M. A. Straus, et al., "Spanking by Parents and Subsequent Antisocial Behavior of Children", *Archives of Pediatrics and Adolescent Medicine* 151 (1997): 8:761-7.

para os filhos quando os levavam para a escola. As escolas pararam de programar atividades ao ar livre e eventos esportivos. Pais e filhos em todo o território americano sentiam um tipo de temor e ansiedade semelhante ao vivido após os ataques terroristas do Onze de Setembro. Além disso, uma onda de reportagens punha em evidência escabrosos episódios de seqüestro e assassinato, bem como revelava a história de crianças que sofreram abuso sexual por parte de padres e pastores. Até quando estão mais próximas de casa, as crianças podem correr riscos impostos por outras crianças que as intimidam, na escola ou na vizinhança. Os tentáculos de um mundo hostil chegam até nossos lares por meio da mídia eletrônica, como a televisão e a Internet. Não é de causar surpresa o fato de crianças e seus pais se sentirem ansiosos e até mesmo atemorizados![10]

Embora este mundo coloque empecilhos aos nossos esforços de educar filhos altamente saudáveis, nós, pais, podemos ajudar nossos filhos a reagir a esse mundo hostil de formas saudáveis. Devemos primeiro reconhecer o impacto que eventos traumáticos podem causar em nossos filhos. Robert Brooks, psicólogo infantil da Harvard Medical School,[11] afirma que "é importante que os pais estejam cientes de que as crianças estão vendo esses eventos nos noticiários [...] e isso pode aterrorizar qualquer criança". Você pode acalmar seus filhos dizendo-lhes que é altamente improvável que esses eventos possam acontecer nas redondezas de sua casa, mas é igualmente importante *não* dizer que eles *não podem* acontecer. Infelizmente, não é verdade que eles não podem acontecer — independentemente de onde você mora.

Se seus filhos estiverem com medo, as sugestões a seguir, adaptadas de um material produzido pelo psicólogo infantil Sam Goldstein,[12] podem ser úteis:

---

10 Embora as realidades americana e brasileira sejam totalmente distintas, os eventos violentos que podem atemorizar as crianças não deixam nada a dever em uma e outra [N. do E.].

11 Citado em Karen S. PETERSON, "Experts Offer Tips to Ease Children's Anxiety", *USA Today*, 8 out. 2002, A3.

12 Adaptado de Sam GOLDSTEIN; Kristy HAGAR; Robert BROOKS, *Seven Steps to Help Your Child Worry Less: A Family Guide* (Plantation, Fla.: Specialty Press, 2003).

- Não subestime os temores de seus filhos nem tente convencê-los de que eles não devem sentir-se assim. Ouça com todo o cuidado e faça perguntas como do tipo: "O que está incomodando você?", "Como você está se sentindo com todas essas notícias?", "O que mais perturba você em relação a esses eventos?".
- Reformule com suas palavras o que a criança lhe diz. Você pode dizer: "Você está dizendo para a mamãe que essa notícia deixa você com medo?". Deixe a criança explicar até você se certificar de ter entendido o que ela está tentando dizer.
- Se você diz "não há motivo para se preocupar", pode parecer que não está dando atenção às preocupações de seu filho.
- Pergunte o que você pode fazer para deixar a criança menos preocupada. Você pode até oferecer algumas sugestões. Por exemplo, dormir no quarto do seu filho pequeno durante algumas noites pode acalmá-lo.
- Se necessário, prepare um plano de prontidão para que os pequenos se sintam mais seguros. Providencie para que seus filhos saibam alguns números de telefones importantes e algumas condutas e providências que deverão adotar em caso de necessidade.
- Tenha em mente que cada criança terá uma reação diferente. Algumas podem assumir comportamentos agressivos e brincar de formas violentas, ao passo que outras podem grudar em você. Os adolescentes podem parecer mais confiantes, mas talvez também tentem agarrar uma oportunidade de conversar com os pais.

Abrindo os canais de comunicação com seu filho, você pode orientá-lo a ter uma percepção realista das ameaças potenciais e uma reação saudável de medo e ansiedade. No entanto, lembre-se de que é preciso tempo e um ambiente familiar saudável para que isso aconteça. Em nossa família, essas ocasiões eram mais freqüentes durante o jantar ou na hora de dormir.

Proteção contra seqüestros e abusos

Muitos pais têm um grande medo de que seus filhos possam ser seqüestrados, molestados ou até assassinados. Pesquisa recente[13] mostra que 76% dos pais expressaram essa preocupação, e metade deles se preocupava *muito* com essa possibilidade. Entretanto, as chances de uma criança ser seqüestrada são relativamente pequenas. Embora ninguém possa garantir que isso não vá acontecer, os pais têm recursos para proteger seus filhos contra esses crimes. As regras a seguir, bastante simples, reduzem dramaticamente o risco de um seqüestro:

- Saiba onde seus filhos estão — ou deveriam estar — o tempo todo.
- Conheça bem seus filhos. Converse com eles com freqüência. Faça-os saber que eles podem partilhar seus problemas e preocupações com você sem nenhuma restrição.
- Ensine seus filhos a não se afastarem quando vocês estão em locais públicos, até mesmo lugares que vocês visitam freqüentemente. Uma criança que participa ativamente de suas atividades (empurrando o carrinho do supermercado ou colocando nele as compras, por exemplo) tem muito mais probabilidade de ficar perto de você.
- Conheça os amigos de seus filhos, e também os irmãos e pais desses amigos. Estimule seus filhos a trazer os amigos para casa, para que você tenha a oportunidade de conhecê-los. Converse com os pais dos amigos de seus filhos com freqüência.
- Quase todos os episódios de seqüestro de crianças são arquitetados por pessoas que elas conhecem — com muita freqüência, pessoas da família, amigos próximos ou vizinhos. Escolha cuidadosamente as pessoas que você permite que passem algum tempo com seus filhos. Quando seus filhos voltarem para casa depois de

13 Relatado em Farkas; Johnson; Duffett, *A Lot Easier Said Than Done*, 9.

um passeio, faça perguntas sobre o que fizeram e como se sentiram — o que lhes dá a oportunidade de expressar suas preocupações ou temores.

- Ensine seus filhos a buscar socorro. Eles devem saber como contatar a polícia e outras pessoas que possam ajudar.
- Ensine seus filhos a ficar espertos e desconfiar de pessoas que eles não conhecem.
- Lembre-se de que você sempre será o educador mais importante de seus filhos.

Além das preocupações referentes a seqüestros, muitos pais de crianças pequenas (63%)[14] têm grandes preocupações em relação a seus filhos sofrerem abusos físicos ou sexuais na pré-escola e creche. Muitas das medidas de cautela para evitar seqüestros também se aplicam a abusos, e os pais podem encontrar livros inteiros sobre o assunto. A seguir, mais algumas sugestões que podem ser consideradas:

- Sempre que possível, analise (pelo menos com uma entrevista pessoal) *qualquer pessoa* que vá ter um relacionamento próximo com seus filhos, como, por exemplo, uma babá de creche, uma professora etc. Pergunte se foi feita alguma investigação sobre as origens dessa pessoa. Em caso negativo, faça perguntas à coordenação da instituição e a outros pais de filhos que freqüentam o mesmo lugar.
- Não esqueça que você tem o direito (e entenda que você tem a obrigação) de visitar o estabelecimento sem aviso prévio. Quando você faz uma visita dessas, algum dos seus radares sinaliza problemas? Em caso afirmativo, tire seu filho dali!

---

14 Relatado em Steve Farkas; Ann Duffett; Jean Johnson, "Necessary Compromises: How Parents, Employers and Children's Advocates View Child Care Today", *Public Agenda Report* (2000), 19. Pode ser acessado em www.publicagenda.org/specials/childcare/childcare.htm [consulta em 19/11/2007].

- Aprenda os sinais e sintomas do abuso infantil.
- Sempre converse com seus filhos depois de eles terem participado de atividades em que ficaram longe de você. Preste atenção a dicas de que alguma coisa não vai bem.

Caixa de recursos **Dicas úteis**

Sinais e sintomas do abuso infantil

Os sinais e sintomas do abuso infantil podem ser difíceis de perceber. Se você tem alguma desconfiança, discuta-a imediatamente com o médico de seu filho ou ligue para uma delegacia, hospital ou clínica.

Quando se trata de abuso, o relacionamento com seu filho é uma enorme proteção para a saúde dele, embora não seja uma proteção total. Quanto mais seu filho souber que você é seu maior fã e seu guardião mais vigilante, mais chances ele terá de lhe contar quando se sentir perturbado ou inseguro.

Preste atenção: é crucial que os pais protejam os filhos de abusos sexuais, sexo antes do casamento e doenças sexualmente transmissíveis. Entretanto, por vários motivos, não discuto esse tópico neste livro. Em primeiro lugar, seria necessário mais espaço do que tenho aqui; além disso, trato do assunto em meu livro *The Highly Healthy Teen* [O adolescente altamente saudável]. Em segundo lugar, muitos dos princípios discutidos neste livro para melhorar a saúde emocional, relacional e espiritual ajudarão a proteger seu filho dessas ameaças. Antecipando a publicação do livro sobre adolescentes, incluí algumas informações sobre esse tópico na minha página, www.highlyhealthy.net (em inglês).

A VERDADE SOBRE A INTIMIDAÇÃO

A mãe de Debbie a trouxe ao meu consultório por causa de alterações em seus padrões de sono, apetite, peso e humor. Depois de fazer uma anamnese completa, exames físicos e testes de laboratórios indicados, constatei que Debbie, de 12 anos, estava deprimida. Embora a depressão esteja se tornando mais comum entre os adolescentes, não havia história familiar de depressão, e não consegui identificar uma causa. Em vez de receitar algum medicamento imediatamente, passei alguns minutos conversando com Debbie a sós. Fiz perguntas e fiquei ouvindo. Então, perguntei:

— Debbie, qual é a pior coisa para você na escola?

Imediatamente, os olhos dela se encheram de lágrimas, e ela ficou olhando fixamente o chão. Fiquei em silêncio por uns momentos, enquanto ela chorava. Delicadamente, toquei o braço dela:

— Debbie, você pode me contar.

— O senhor não conta pra ninguém, dr. Walt?

— Não sem a sua permissão.

Debbie, então, me contou uma história de abuso físico e mental que a estava torturando todos os dias, e as autoras eram algumas colegas da escola. Debbie estava apavorada. Ela temia pela própria vida. É claro que ela estava deprimida! Ela não precisava de remédios; ela precisava de proteção.

Muitas crianças são intimidadas como Debbie estava sendo. Em conseqüência disso, elas se tornam agitadas, frustradas e desesperadas em busca de uma saída. Na qualidade de pais, precisamos levar muito a sério as intimidações. Meu colega Bob Smithouser[15] descreve claramente a grave natureza da intimidação [em inglês, *bullying*].

> A intimidação não é uma brincadeira. Não é uma gozação marota ou uma briga isolada. A intimidação é um comportamento deliberadamente

---

[15] Bob SMITHOUSER, "What to Do When Bullying Hits Home", revista *Plugged In* (October 2002), 3.

agressivo, repetido ao longo do tempo, contra uma vítima incapaz de se defender. Ele pode ser caracterizado em termos genéricos como físico, verbal, ou indireto (espalhar boatos, excluir intencionalmente de grupos sociais etc.).

A intimidação pode ter um impacto terrível. Cerca de 86% das crianças americanas relataram ter sofrido intimidação, e pesquisas mostram que as crianças consideram que a morte de uma pessoa próxima é a única experiência pior do que sofrer intimidação.[16] O dr. James Dobson[17] reconhece a intimidação como um "enorme problema em nossa cultura". Em um programa diário que foi ao ar em 25 de outubro de 2001, ele comentou:

> As crianças podem ser cruéis. Recentemente, conversei com uma família cristã cujo filho tinha pensado em suicídio porque estava sendo ridicularizado na escola [...]. As pessoas dizem que é uma reação exagerada, e que todos passam por isso. Não há dúvida nenhuma. A maioria de nós já sofreu esse tipo de agressão. E a maioria de nós superou tudo. Mas a maioria de nós ficou diferente depois de ter passado pela experiência.

No mesmo programa, o dr. Dobson explicou por que tem sentimentos tão fortes em relação à prática da intimidação.

> No começo do ensino médio, durante dois anos, eu realmente sofria desse mal. Lembro-me de um dia terrível quando eu tinha 14 anos. Fiz todo o caminho de volta para casa chorando. Como de costume, meu bom pai estava lá e sentou-se comigo para conversar sobre o problema. Nessa conversa, ele me resgatou da beira do precipício. É muito importante que as pessoas entendam isso. Se um menino ou menina tem pais que participam de sua vida, quando eles se vêem às voltas com uma situação assim, podem desaba-

---

16 Relatado em "Talking with Kids about Tough Issues: A National Survey of Parents and Kids" (March 6, 2001).

17 Dr. James C. Dobson, "Raising Boys: Expert Advice on Bullying", programa diário *Focus on the Family*, 25 out. 2001.

far e acalmar as tensões. Mas muitas crianças não têm nada disso. Não tem ninguém em casa ou ninguém se importa, ou tem alguém que se importa, mas está exausto demais para se envolver no problema. Assim, as tensões crescem. As crianças ficam mais irritadas, e uma forma de fúria se desenvolve no íntimo delas.

O dr. Dobson foi agraciado com um pai que estava fisicamente presente e sabia como escutar e orientar seu filho magoado. A raiva e o desespero de crianças que sofrem intimidação e não têm esse tipo de orientação amorosa podem levar a incríveis sofrimentos emocionais, relacionais e espirituais, que podem aflorar na autodestruição ou em comportamentos extremamente violentos. Em junho de 2002, a American Medical Association relatou:[18] "Sem intervenção, a intimidação pode levar a sérios problemas acadêmicos, sociais, emocionais e legais". Um estudo realizado em 1998[19] revelou que 10% dos alunos americanos que abandonam a escola o fazem porque foram vítimas da intimidação repetidas vezes. O mais chocante ainda é que se descobriu que a maioria dos suicídios e atentados com armas entre adolescentes[20] é cometida por jovens que foram intimidados ou se sentiram vitimados ou perseguidos.

Muitos pais com quem converso ficam surpresos ao saber que, como no caso de Debbie, meninas intimidam outras meninas. Alguns pesquisadores acreditam que as meninas fazem isso mais que os meninos, e outros chegam até a descrever a intimidação entre meninas como "uma epidemia".[21] Em vez de usarem meios físicos, a maioria dessas meninas recorre à intimidação verbal ou relacional. Podem isolar outra garota de seu círculo social ou fazer fofocas maliciosas sobre ela.

---

[18] American Medical Association, "AMA Calls on Physicians to Help Reduce Bullying" (June 19, 2002). Pode ser acessado em www.jaredstory.com/ama_bullying.html [consulta em 19/11/2007].

[19] B. Weinhold & J. Weinhold, "Conflict Resolution: The Partnership Way in Schools", *Counseling and Human Development* 30 (1998): 7:1-12.

[20] Relatado em Christine Morris, "Rejection Could Lead to Violence, Psychologists Say", *Miami Herald*, 7 mar. 2001, A7.

[21] Cf. Rachel Simmons, *Odd Girl Out: The Hidden Culture of Aggression in Girls* (New York: Harvest Books, 2003), 3.

Entre os especialistas, não há concordância sobre o que leva algumas crianças a reagir à intimidação com comportamentos violentos ou o ato do suicídio. No entanto, parece haver uma ligação entre essas reações e a música, os filmes e os *videogames* violentos, que freqüentemente dão sustentação a sentimentos de baixa auto-estima e até encorajam comportamentos autodestrutivos. Muitas dessas formas de entretenimento elevam a violência, que toma a forma de uma reação à intimidação. Na qualidade de pais, devemos avaliar se esse tipo de diversão está alimentando uma fixação já amarga — como a gasolina jogada sobre um fogo latente.

Se seu filho sofre de fadiga, medo, distúrbios do sono ou vagos problemas físicos que parecem não ter explicação e surgem nos dias de aula, ele pode estar enfrentando alguém que o intimida. Essas podem ser suas únicas pistas, porque as crianças intimidadas freqüentemente têm medo de contar o que está acontecendo — até mesmo para os pais.

É importante lembrar, entretanto, que a intimidação não produz necessariamente danos devastadores e duradouros. O dr. James Dobson[22] oferece o seguinte encorajamento:

> A personalidade humana cresce em meio a uma adversidade moderada, contanto que não seja esmagada no processo. Até agora em minha vida, tive alegria e contentamento o tempo todo, com exceção de dois anos dolorosos. Esses anos sofridos ocorreram no início do ensino médio, perdurando até os meus 13 e 14 anos. [No entanto] esses dois anos trouxeram mais características positivas para minha personalidade adulta do que qualquer outro período de que eu recorde.

---

22 Dr. James C. Dobson, *Dr. Dobson Answers Your Questions* (Wheaton, Ill.: Tyndale House, 1982), 260.

Caixa de recursos ***Dicas úteis***

Encare a intimidação

Bob Smithouser,[1] que atua no programa *Focus on the Family* como orientador de assuntos relacionados à cultura jovem, oferece as seguintes dicas para pais cujos filhos sofrem intimidação:

- Assegure a seu filho que você está sempre ao seu lado e não tomará nenhuma atitude sem discutir isso previamente com ele, mas também deixe claro que sua intenção é protegê-lo.
- Conscientize-se de que não é culpa de seu filho se ele está sendo intimidado, e recuse-se a acreditar em qualquer mentira que lhe contarem sobre ele. Perturbado é quem intimida. Lembre a seu filho o valor que ele tem aos seus olhos e aos olhos de Deus, e ajude-o a entender que ninguém pode fazê-lo sentir-se inferior sem a permissão dele.
- Ore por seu filho e também com ele, pedindo proteção e clareza para tomar decisões sábias. Ore para que ocorra uma mudança no coração da pessoa que intimida. Ore pedindo que sua intervenção seja apropriada.
- Registre os encontros tensos. Sem exageros, registre o que foi dito ou feito, onde aconteceu, quem presenciou o acontecido e assim por diante. Além de funcionar como uma terapia, essa prática é especialmente útil se mediadores externos forem necessários.
- Investigue se a escola tem uma política de combate à intimidação e em que ela consiste. Telefone para o diretor e converse com ele ou com outra autoridade — não com o intimidador ou seus pais. A criança poderá sentir-se menos isolada se souber a quem pode recorrer na escola e quanto apoio conseguirá.
- Ajude seu filho a buscar apoio de colegas confiáveis. Os colegas podem proporcionar uma rede de proteção fundamental para jovens vulneráveis.

[1] Adaptado de SMITHOUSER, "What to Do When Bullying Hits Home", 3.

DESMASCARANDO DESCONHECIDOS ELETRÔNICOS

Até aqui, exploramos a necessidade de proteger nossos filhos de pessoas desconhecidas e hostis que estão fora de casa. Agora devemos voltar nossa atenção para dentro de nossos lares. Queremos que nossas casas sejam seguras para nossos filhos. É por isso que nos preocupamos com questões de segurança doméstica, temos regras sobre atividades e comportamentos, e ensinamos nossos filhos a ser responsáveis e respeitosos.

Há outros riscos, contudo, para a saúde de nossos filhos aos quais podemos não estar tão atentos. Essas ameaças são como desconhecidos que entram em nossas casas por meio da televisão e da Internet. O uso inadequado dos meios eletrônicos prejudica dramaticamente a saúde física, emocional, relacional e espiritual de nossos filhos. Os pais são a chave da proteção desses invasores potencialmente perniciosos.

Televisão: influente demais para ser ignorada

Ver televisão ocupa uma parte enorme da vida cotidiana nos EUA. Mais de 99% dos lares americanos têm pelo menos um aparelho de TV, e apenas 13% deles declaram ter apenas um aparelho. Mais da metade dos pais relatam que seus filhos têm televisores nos quartos.[23] Além disso, 42% das crianças entre 9 e 17 anos têm o próprio ponto de TV a cabo ou via satélite.[24] Fico totalmente chocado com essas estatísticas!

Para completar o quadro, a idéia de mamãe e papai verem televisão junto com as crianças parece não ser mais a regra. Muitos pais permitem que seus filhos vejam os programas que quiserem. Considerando o conteúdo de sexo explícito, violência, nudez e profanação de muitos progra-

---

23 Relatado em Farkas; Johnson; Duffett. *A Lot Easier Said Than Done*, 13.

24 Relatado em Federal Trade Commission, "Appendix B: Children as Consumers of Entertainment Media: Media Usage, Marketing Behavior and Influences, and Ratings Effects" (September 2000). Pode ser acessado em http://www.ftc.gov/reports/violence/Appen%20B.pdf [consulta em 19/11/2007].

mas, essa revelação é perturbadora. Um estudo feito com 450 alunos da sexta série que assistem a programas em TV a cabo confirmou minhas preocupações:[25] 66% assistiam pelo menos uma vez por mês a um programa com cenas de nudez ou forte apelo sexual.

Durante as décadas de 1950 a 1970, os programas de televisão eram, em sua maioria, divertidos e positivos. Entretanto, os programas atuais mais populares tendem a incluir promiscuidade sexual ostensiva, blasfêmia, piadas sujas, enredos que evidentemente vão contra o conceito de família, extrema violência gráfica e materialismo auto-indulgente. Agora, mais do que nunca, é preciso discernimento para escolher o que ver na TV. Permitir que nossos filhos vejam o que querem é quase como conferir o cuidado e o ensino deles a um total desconhecido que não partilha nossos valores e princípios morais. Quando colocamos nossos filhos em frente à televisão, nós os entregamos nas mãos de completos desconhecidos — atores, produtores, roteiristas —, e esse é um risco que aumenta cada vez mais.

A televisão alterou a forma de a maioria das crianças aproveitar o dia. As crianças de hoje passam horas todas as semanas com os olhos colados nas telas da TV, plantadas nos sofás de suas salas. De acordo com a professora de alfabetização Kate Moody,[26] elas passam mais tempo com a TV do que conversando com os pais, brincando com os amigos, freqüentando a escola ou lendo livros; a TV é uma usurpadora do tempo em família, do tempo para brincar e do tempo de leitura que poderia promover o desenvolvimento lingüístico.

Muitas crianças passam mais tempo com a TV do que com qualquer outra forma de entretenimento. Uma recente pesquisa realizada pela *Media in the Home*[27] demonstrou que a criança média americana passa cerca de vinte e cinco horas por semana em frente à TV (incluindo

---

[25] Relatado em "How Much TV is Too Much TV?". Pode ser acessado em www.christiananswers.net/q-eden/edn-f009.html [consulta em 19/11/2007].

[26] Cf. Kate MOODY, *Growing Up On Television* (New York: McGraw-Hill, 1984).

[27] Relatado em Emory H. WOODARD, "Media in the Home 2000" (Philadelphia: The Annenberg Public Policy Center of the University of Pennsylvania, June 2000), 19.

o uso do videocassete). Contraste-se isso com a recomendação feita pela *American Academy of Pediatrics*,[28] segundo a qual as crianças devem assistir no máximo a uma ou duas horas de programação de qualidade por dia, e crianças abaixo de 2 anos não devem ver TV.

Embora a maioria dos pais acredite que a TV seja o principal condutor de mensagens sociais negativas para dentro de seus lares[29] (e 90% deles acreditam que a situação está piorando), menos de um em cada quatro pais (22%) diz considerar seriamente a possibilidade de se livrar do televisor, e a maioria dos pais ainda acredita que a TV pode ser benéfica. Muitos acreditam que, usada moderadamente, a televisão pode ser boa, contanto que programas adequados sejam escolhidos. No entanto, aqui está o maior problema: muitos pais são, eles mesmos, viciados em TV.

Caixa de recursos **Dicas úteis**

Casa sem TV: isso é para você?

Por uma variedade de motivos relacionados à saúde, algumas famílias optaram por desconectar o televisor. Elas podem fazer isso para promover a proximidade entre os membros da família, para controlar melhor ao que as crianças ficam expostas ou para estimular os sonhos e a criatividade de seus filhos. Talvez você se surpreenda com as mudanças positivas observadas em casas que se livraram da TV, documentadas pela professora Barbara Brock,[1] da Eastern Washington University.

1 "TV Free Families: Are they Lola Gronolas, Normal Joes of High and Holy Snots?" Pode ser acessado em www.tvturnoff.org/brockintro.htm [consulta em 19/11/2007].

28 American Academy of Pediatrics, Committee on Public Education, "Children, Adolescents, and Television", *Pediatrics* 107 (February 2001): 2:423-36. Pode ser acessado em www.aap.org/policy/re0043.html [consulta em 19/11/2007].

29 Relatado em Farkas; Johnson; Duffett, *A Lot Easier Said Than Done*, 15.

Famílias que se livraram da TV demonstraram um grau mais alto de saúde relacional. Tendem mais a fazer jantares com a participação de todos, desenvolver atividades familiares, *hobbies*, jogos, tarefas domésticas, cuidado com mascotes, caminhadas, música, jardinagem, cinema, sono, esportes, prestação de serviços à comunidade, limpeza da casa, atividades ao ar livre e atividades de escrita. Os pais dos lares livres da televisão têm cerca de uma hora de conversa significativa *todos os dias* com seus filhos (em comparação à média nacional, que fica entre 5 e 6 minutos diários). Quase 70% dos pais sentem que seus filhos se dão melhor sem a televisão.

Mais de 80% dos pais entrevistados em um estudo acreditam que a falta da televisão foi responsável pela melhoria dos trabalhos acadêmicos de seus filhos. Mais da metade dos filhos no estudo de Brock receberam notas A na maioria das disciplinas escolares. Crianças livres da TV conseguem concentrar-se por períodos mais longos. À medida que elas lêem mais, suas notas melhoram.

Crianças em lares sem televisão eram mais fisicamente ativas que as outras crianças de sua idade. Vinte e cinco por cento das crianças estudadas eram fisicamente ativas durante 13 ou mais horas por semana, o que proporcionava melhor saúde física. Apenas 7% das crianças livres da TV estavam 5 quilos ou mais acima do peso, e menos de duas em cada 100 tinham distúrbios alimentares.

Também é interessante notar que o computador e a Internet não assumiram o papel da TV na maioria dos lares. Embora 98% das famílias sem TV tivessem um computador, muitas crianças dessas famílias relataram que na verdade se entediavam com computadores ou *videogames*.

Contrariamente ao que poderíamos pensar, as crianças de famílias que aboliram a TV não estão perdendo nada: na verdade, como observa Barbara Brock, a vasta maioria das respostas indica que famílias que assistem à TV são as que estão perdendo — perdendo, na verdade, uma parte de sua vida.

O que a TV realmente faz com nossos filhos

Em seu livro *How to Get the Best Out of TV* [Como obter o melhor da TV], Dale Manson, Karen Manson e Ken Wales[30] têm um fascinante capítulo intitulado "Seven Shocking Reasons to Watch What Kids Watch" [Sete motivos chocantes para assistir ao que as crianças assistem]. Vou relatar os resultados de algumas das pesquisas que eles realizaram.

As pesquisas atuais indicam que ver TV diariamente está associado a agressão, dessensibilização à violência e aumento do medo. Aqui estão algumas conclusões resultantes de uma grande quantidade de dados que mostram que ver TV em demasia é prejudicial à saúde de nossos filhos.

Ver televisão demais pode diminuir a criatividade

É precisa a definição da TV como uma droga que vicia. A TV pode levar os espectadores, principalmente as crianças, a uma passividade não interativa. Os jovens que deveriam estar lendo, brincando, correndo e explorando o mundo acabam exercitando apenas suas pálpebras quando ficam sentados em frente à TV, como que enfeitiçados. Pesquisadores que estudaram os hábitos dos telespectadores infantis concluem com freqüência que crianças obcecadas pela TV são menos criativas e mais passivas. As evidências também apontam para o fato de que a televisão interfere na capacidade das crianças de se entreterem e sufoca a habilidade de expressar idéias de forma lógica e sensível. Além disso, como as crianças moldam seu livre-arbítrio seguindo os programas de TV, elas deixam de conceber novas situações e novos mundos — e a imaginação é sufocada, e a criatividade, reprimida.

Ver televisão demais pode levar a problemas de saúde física

Parece haver uma forte relação entre a quantidade de tempo que as crianças passam em frente à televisão e problemas de peso. Um estudo

---

30 Dale MASON; Karen MASON; Ken WALES, *How to Get the Best Out of TV: Before It Gets the Best of You* (Nashville: Broadman & Holman, 1996).

feito com mais de mil crianças entre 2 e 12 anos revelou este achado sombrio: crianças que vêem entre 2 e 4 horas de TV por dia têm uma probabilidade significativamente maior de apresentar altos níveis de colesterol (acima de 200) do que as crianças que vêem menos de 2 horas de TV por dia. Uma pesquisa realizada pelo dr. Robert Klesges, especialista em medicina, constatou que as crianças enquanto assistem algo pela TV tendem a queimar menos calorias por minuto do que crianças lendo ou simplesmente não fazendo nada — na realidade, quase o mesmo número de calorias queimadas por crianças que estão dormindo. Felizmente, esses efeitos parecem ser reversíveis. Outros estudos demonstraram que crianças com sobrepeso emagreceram simplesmente diminuindo o número de horas que passavam vendo TV.[31]

Cenas violentas na televisão podem influenciar o coração e a mente de nossos filhos

Em termos estimados, durante as 22 mil horas que uma criança de 14 anos passou em frente à TV, ela terá testemunhado agressões a mais de 18 mil indivíduos, geralmente sem nenhuma conseqüência negativa. Um estudo financiado em 1995 pela indústria de televisão a cabo rastreou 2,5 mil horas de programação televisiva e relatou que 57% dos programas contêm violência psicologicamente prejudicial. Deve causar surpresa quando observamos nossos filhos "brincando" de forma violenta, usando linguagem de baixo calão e simulando lutas?

Estudos realizados por George Gerbner[32] demonstraram que as crianças que veêm muita televisão tendem mais a pensar que o mundo é um lugar cruel e perigoso. Pesquisadores da Universidade Estadual da Pensilvânia observaram diferenças reais de comportamento entre crianças em

---

[31] Relatado em Thomas N. ROBINSON, "Reducing Children's Television Viewing to Prevent Obesity: A Randomized Controlled Trial", *Journal of the American Medical Association* 282 (October 27, 1999): 6: 1.561-7.

[32] Relatado em American Psychological Association, "Violence on Television — What Do Children Learn? What Can Parents Do?" *APA Online*; pode ser acessado em www.apa.org/pi/vio&tv.html [consulta em 19/11/2007].

idade pré-escolar que viam desenhos animados agressivos e violentos, e crianças da mesma idade que não viam esses programas. Eles constataram que as crianças que viam programas violentos — mesmo aqueles que eram apenas engraçados — tendiam mais a bater em seus colegas, discutir, desobedecer às regras da escola e não terminar suas tarefas do que as que viam programas não-violentos. Mais alarmante ainda são os efeitos que a TV tem sobre as crianças a longo prazo! O pesquisador Leonard Eron constatou que crianças do ensino fundamental que viam muitas horas de violência na TV tendiam a demonstrar um nível mais alto de comportamento agressivo quando se tornavam adolescentes, e maior propensão a ser presas e processadas por atos criminosos na idade adulta.

Dose de sabedoria

Como as bruxas do passado, o aparelho de TV lança seu feitiço, congelando a fala e a ação, transformando os seres vivos em estátuas vivas enquanto durar o encantamento. O principal perigo da televisão não é tanto o comportamento que ela produz, mas o comportamento que ela impossibilita: as conversas, os jogos, as festas em família e as discussões por meio das quais se forma o caráter. Ligar a TV pode desligar o processo que transforma as crianças em pessoas.

URIE BRONFENBRENNER, especialista em desenvolvimento infantil

Ver televisão demais pode diminuir a interação em família

Ao sintonizar a televisão, os espectadores perdem a sintonia com aqueles que estão ao seu redor. Quando nós, pais, não conseguimos limitar o tempo que nossos filhos passam vendo TV, estamos desperdiçando oportunidades para as crianças aprenderem a relacionar-se com outras pessoas. À medida que aumenta o tempo em frente à TV, diminui a interação em família. No entanto, no coração da maioria dos jovens de hoje existe o desejo de ter um relacionamento mais profundo com sua família. Três quartos dos 750 jovens entre 10 e 16 anos que participaram de uma pesquisa americana em nível nacional afirmaram que, se pudessem escolher entre ver televisão e passar tempo com seus familiares, optariam pelo tempo em família.

Crianças de todas as idades precisam de amor, cuidado, contato *diário* com seus pais. Elas buscam em seus pais uma confirmação de que são amadas e também instruções para viver na sociedade adulta. Essa interação é tão importante quanto o alimento, a água e o ar fresco, mas a televisão pode carregá-la para longe. Uma adolescente muito magoada me disse: "Não sou tão importante para minha mãe e meu pai quanto a TV". Essa adolescente realmente *queria* aproximar-se dos pais, mas seu desejo transformou-se em um sonho impossível em virtude de os pais serem viciados em televisão.

Quando seu filho quer atenção, você às vezes responde com um "Psiu! Estou vendo TV"? Se sua resposta for sim, essa é uma forte indicação de que a TV é uma prioridade sua. Quando pomos a televisão acima das pessoas, isso revela muito sobre o valor que damos aos outros.

Ver TV demais pode prejudicar o desempenho escolar

Apenas alguns programas televisivos ensinam coisas importantes como matemática, técnicas de leitura, ciência e solução de problemas. A vasta maioria dos programas, incluindo quase todos os desenhos animados, não tem praticamente nenhum valor educacional. Quanto mais tempo uma criança passa vendo esse tipo de programa, pior será seu desempenho escolar geral e mais baixas serão suas notas.

Muitos educadores criticam a televisão porque ela promove o aprendizado passivo e não estimula a capacidade de concentração, de forma que as crianças têm dificuldade para se concentrar e trabalhar com afinco a fim de resolver um problema. Além disso, quanto mais tempo as crianças passam em frente à TV, menos tempo elas têm disponível para fazer seus deveres escolares ou para estimular interações com seus pais ou outras pessoas.

Caixa de recursos **Dicas úteis**

Dicas para domar a televisão

A prática de ver televisão não precisa ser algo descontrolado. Os pais podem estabelecer limites e ensinar os filhos a fazer escolhas sábias. Considerem-se as seguintes sugestões (adaptadas de uma seção do artigo "Television Effects on Kids: It Can Be Harmful" [Efeitos da televisão nas crianças: ela pode ser prejudicial], da dra. Daphne Miller, publicado em sua página WebMD.[1]

- Considere a idéia de um lar sem TV. Se não for possível, limite o tempo de assistir à TV a no máximo 2 horas por dia para todos na casa com idade acima de 2 anos. É crucial que os pais respeitem essa regra, porque as crianças imitam o comportamento dos pais.
- Escolha programas junto com seus filhos, direcionando-os para programas educativos. Evite programas violentos. Se você tem dificuldade em controlar o que seus filhos vêem, considere a idéia de trancar a TV em uma estante.
- Oriente seus filhos para que escolham programas que não interfiram em suas rotinas diárias, tais como refeições, tarefas escolares e horário de dormir.

---

1 O artigo pode ser acessado (em inglês) em www.cnn.com/HEALTH/9908/20/kids.tv.effects/ [consulta em 19/11/2007].

- Não faça da TV uma babá: em vez disso, assista aos programas junto com seus filhos. Isso é especialmente importante para crianças abaixo de 10 anos, porque elas podem precisar de sua orientação para distinguir a fantasia da realidade.
- Evite fazer lanches ou fazer as refeições familiares na frente da TV.
- Não permita que seus filhos tenham televisor no quarto. Isso só tornará mais difícil ter o controle do que seus filhos vêem, além de não contribuir em nada para promover a interação familiar.
- Mais importante: incentive seus filhos a desenvolver atividades diferentes de ver TV. Façam juntos um projeto de arte, leiam um livro ou saiam de casa para brincar no parque ou no zoológico. Em outras palavras, não assista à vida passar. Viva-a!

A face obscura da Internet

Já que você deseja educar crianças altamente saudáveis, deve preocupar-se com outro intruso eletrônico em sua casa: a Internet. A Internet pode ser uma fonte maravilhosa para encontrar informações e comprar produtos, e um fantástico meio de comunicação por *e-mail*, mas tem uma face extremamente obscura. Marginais à espreita, ladrões e todo tipo de gente maldosa rondam o ciberespaço, exatamente como na vida real. Eles querem roubar seu dinheiro, corromper sua moral, desviar sua ética ou, o que é pior de tudo, atingir seus filhos. Portanto, você deve saber como seus filhos usam a Internet.

Considere estes fatos:

- Quase um em cada cinco jovens americanos[33] que navegaram regularmente na Internet foi alvo de assédios sexuais indesejados.
- Pedófilos e molestadores de crianças não são apenas velhos sujos vestindo sobretudos. O FBI[34] advertiu que "agressores sexuais que agem por meio do computador podem ser de qualquer idade ou sexo".
- Agressores adultos e atores baratos freqüentemente fazem o papel de crianças nas salas de bate-papo, tentando trocar informações pessoais — tais como endereços e números de telefone — com crianças. Trocar informações põe não apenas seus filhos em risco, mas também toda sua família e finanças.

Cabe a nós, pais, interferir ativamente nas atividades *on-line* de nossos filhos. Se seus filhos usam a Internet, você precisa desenvolver uma "perícia de Internet para pais". Você precisa regularmente pedir que seus filhos mostrem os *sites* que eles visitam. Você tem o direito e a obrigação de saber quem está mandando mensagens para eles. Em resumo, as crianças não estão seguras quando navegam na Internet, nem ao menos por um minuto. Se você deixar que seus filhos fiquem à solta no ciberespaço, eles acabarão machucados.

A associação Parenting with Dignity sugere que as melhores formas de proteger seus filhos quando eles estão *on-line* é mostrar-lhes como usar a Internet de forma segura e pedir que eles sigam algumas regras simples.[35] Tenha o cuidado de explicar as regras e as razões por trás delas. Você pode até pendurar um aviso com essas regras no próprio computador:

---

33 Citado em Parenting with Dignity, "Warning Signs: Chat Rooms". Pode ser acessado em www.warningsigns.info/chat_rooms_warning_signs.htm [consulta em 19/11/2007].

34 Idem, ibidem.

35 Idem, ibidem.

- **Sempre** utilize um "nome de tela". *Nunca* revele nenhum detalhe sobre você — seu nome verdadeiro, a escola que freqüenta, sua idade, seu número de telefone ou seu endereço — nem mesmo a cidade ou o Estado onde você mora.
- **Sempre** conte a seus pais se você receber mensagens ou outros comunicados que sejam ameaçadores ou perturbadores.
- **Nunca** troque fotos pela Internet (ou pelo correio).
- **Nunca** aceite encontrar-se pessoalmente com alguém que você conheceu na sala de bate-papo. Conte a seus pais imediatamente se alguém quiser encontrar-se com você.
- **Nunca** revele sua senha a ninguém.
- **Nunca** entre em salas de bate-papo privadas.
- **Nunca** acredite no que uma pessoa diz *on-line* sem questionar.

O que mais você pode fazer? Equipe seu computador com um filtro, como o Cyber Patrol e o Net Nanny, para que seus filhos não naveguem em áreas inapropriadas. Se o seu navegador inclui filtros embutidos, use-os. Verifique também as principais ferramentas de busca. Muitas delas têm o recurso de alterar para o modo "child safe" ["seguro para crianças"]. Para saber mais informações sobre filtros na Internet, acesse o *site* FilterReview.com ou a página do *Parenting with Dignity* (assim como os *sites* dos filtros mencionados antes), por meio de minha página, no endereço www.highlyhealthy.net (em inglês).

Controle sempre as atividades de seus filhos no computador. Coloque os computadores que as crianças usam em cômodos de uso comum, tais como a sala de estar, ou em lugares que são visíveis dos lugares que você em geral ocupa. Dessa forma, você pode monitorar seus filhos enquanto eles trabalham ou brincam no computador. Controle a quantidade de tempo que seus filhos passam na Internet. Controle suas atividades diretamente, estando ao lado deles e ajudando-os a navegar na Internet. Controle as atividades deles indiretamente, verificando os arquivos *cookies*, os *caches* dos navegadores, históricos e assim por diante. Se você não sabe como fazer isso, peça a um amigo que tem experiência com computadores — ou a algum adolescente. Quando Scott era pré-adolescente, ele e eu fizemos o acordo de monitorar mutuamente o tempo que cada um passava diante do computador, bem como os *sites* visitados na Internet. (Ele me ensinou a fazer isso.) Eu não apenas podia controlar as atividades dele, mas ele também se transformou em uma espécie de fiscal que me ajudava a me proteger dos perigos da Internet.

O mais importante é que você converse com seus filhos. Explique os perigos da Internet. Aprenda com eles o que deve ser evitado. Peça para que eles lhe digam quando coisas indesejáveis, como mensagens ou programas pornográficos, aparecerem. Na qualidade de pai ou mãe, você *deve* estar disposto(a) a praticar hábitos saudáveis em relação à Internet. Quanto se trata de tornar-se altamente saudável, tanto as crianças *quanto* os pais precisam considerar todos os efeitos potencialmente prejudiciais de uma fonte eletrônica de informações que invade a sua casa.

Caixa de recursos **Dicas úteis**

Se seus filhos usam a Internet, esteja sempre alerta aos sinais indicativos de problemas no ciberespaço:[1]

- Seu filho passa longas horas *on-line* (especialmente à noite).
- Você recebe ligações telefônicas de pessoas que não conhece.
- Presentes não solicitados chegam pelo correio.
- Seu filho desliga o computador quando você entra no quarto.
- Seu filho se retira das atividades em família.
- Seu filho se esquiva de discutir suas atividades na Internet.

[1] Adaptado de Parenting with Dignity, "Warning Signs: Chat Rooms".

PROTEGENDO SEUS FILHOS CONTRA O ABUSO DE SUBSTÂNCIAS

Recentemente, conversei com um pastor que disse algo que me deixou chocado e desapontado. Ele comentou comigo sobre o terrível fato de que vários adolescentes em sua igreja tinham-se tornado dependentes de álcool ou drogas. Depois ele disse:

— Pelo menos, não terei esse problema em minha família.

E eu perguntei a ele: — Como o senhor sabe?

Com um ar surpreso, ele olhou para mim e respondeu: — Bem, meus filhos me disseram que não haverá esse problema. Estou tranqüilo quanto a isso.

Essa atitude — ou ilusão — de "não vou me preocupar com isso" é uma das mais perigosas que um pai ou mãe pode assumir. Pude observá-la muitas vezes em pais de crianças e jovens viciados em substâncias que atendi em minha clínica. Entretanto, a maioria dos pais (79%)[36] se preocupa em proteger seus filhos do álcool e das drogas, e 55% deles dizem que se preocupam muito com isso.

A preocupação com o consumo de drogas e álcool não se limita aos pais de adolescentes. Uma pesquisa americana feita em nível nacional demonstrou que pais de crianças entre 5 e 8 anos têm tanta preocupação quanto os pais de adolescentes, e parece que seus receios são bem fundamentados. Em pesquisa realizada com estudantes entre 11 e 12 anos[37], 29% relataram ter tomado bebidas alcoólicas pelo menos uma vez nos seis meses anteriores!

---

36 Relatado em FARKAS; JOHNSON; DUFFETT, *A Lot Easier Said Than Done*, 9.

37 Rodney SKAGER & Gregory AUSTIN, "Report to Attorney General Bill Lockyer, 9th Biennial California Student Survey 2001-2002: Major Findings: Alcohol and Other Drug Use Grades 7, 9 and 11" (August 2002), 4.

Caixa de recursos **Dicas úteis**

Por que as crianças usam álcool e drogas

As crianças usam álcool e drogas por vários motivos, dos quais apresentamos os seguintes:

- Para divertir-se ou obter a aceitação dos pares, autoconfiança, identidade, *status*, segurança, identificação cultural, poder, desempenho físico, paz de espírito, ímpeto para assumir riscos, experiências sensoriais mais intensas ou experiências místicas.
- Por mera curiosidade em saber como é.
- Para lidar com a pobreza; problemas na escola, família ou sociedade; problemas emocionais ou sexuais; problemas de comunicação.
- Para lidar com a perda ou o tédio.
- Por não conhecerem os efeitos do álcool e outras drogas, não saberem onde buscar ajuda ou não saberem dizer não e defender a opção de evitar essas substâncias.
- Pelo desejo de serem respeitadas e aceitas — necessidades cruciais para o bem-estar emocional de uma criança; quando essas necessidades não estão sendo satisfeitas, as crianças tendem mais a correr riscos para satisfazê-las. As propagandas, os programas de televisão e os filmes envolvem o álcool e as drogas com uma onda de *glamour*, mostrando essas substâncias como formas de satisfazer as necessidades mencionadas.

Nenhum de nós quer acreditar que nossos filhos estão vulneráveis ao abuso de substâncias, mas a realidade é que eles estão. Uma campanha publicitária recente rotula os pais como os "inimigos públicos das drogas", mas tenho constatado que a maioria dos pais e mães não sabe como discutir o tema com seus filhos. Muitos pais acreditam que não têm conhecimento sobre o assunto ou que não poderão convencer seus filhos. No entanto, estudos revelam claramente que os pais podem ter grande impacto em proteger seus filhos do abuso de substâncias. Os dois pontos mais importantes são: (1) que eles *desaprovem totalmente* essas drogas (o que inclui que os próprios pais também não abusem de álcool, drogas ou tabaco) e (2) que eles comuniquem amorosamente essa desaprovação a seus filhos.

Nossos filhos observam nosso comportamento. Eles observam o que fazemos com muito mais atenção do que ouvem o que dizemos. Eles são projetados para nos imitar, nos seguir e tentar ser como nós — para o bem ou para o mal. É por isso que meu filho, Scott, costumava vestir meu roupão e meus mocassins, e Kate, minha filha, costumava usar a maquiagem de Barb. Eles estavam experimentando papéis para ver o que servia.

Portanto, faça um exame meticuloso de seu uso de drogas medicinais e não medicinais. Seus atos nessa área exercem poderosa influência sobre seu filho — mesmo quando ele é muito pequeno. Pergunte a si mesmo: *Será que estou mostrando a meu filho comportamentos que quero que ele copie? Se não estiver, como posso mudar meu comportamento em relação às drogas?*

Além de estar consciente em relação a que tipo de modelo está sendo para seus filhos, você pode dar passos positivos para diminuir as chances de eles experimentarem substâncias ou abusarem delas:

- Em primeiro lugar, prepare-se para conversar com seus filhos, em um nível apropriado para a idade deles, sobre o uso de drogas. Nunca é cedo demais para começar um diálogo. Uma criança pequena pode beneficiar-se de discussões sobre remédios e sobre por que eles nunca devem ser tomados sem a permissão e supervisão dos pais. Uma criança mais velha pode querer saber mais especificamente sobre cigarros, álcool e drogas ilícitas.

(Muitos especialistas dizem que a melhor idade para começar a educar os filhos sobre o álcool e outras drogas é entre 6 e 9 anos de idade). Um adolescente pode estar principalmente curioso a respeito de drogas ilícitas. Obtenha a informação mais atualizada sobre drogas e converse com seus filhos. Você não precisa ser um especialista, mas precisa conhecer razoavelmente o assunto.

- Em segundo lugar, estabeleça limites claros e razoáveis. Comunique a seus filhos que eles não devem experimentar drogas em hipótese alguma. Explique por que esse comportamento é inaceitável e quais serão as conseqüências se eles não corresponderem às expectativas. (Algumas drogas, por exemplo, são altamente viciantes com apenas uma utilização.) Lembre-se de que as crianças se comportam de forma mais responsável quando os pais estabelecem limites. Examine seu estilo de disciplina. Será que você oferece uma disciplina que é firme e coerente, mas que ao mesmo tempo é injusta e pesada demais? As crianças que abusam de substâncias freqüentemente pertencem a famílias nas quais a disciplina é extremamente restritiva ou extremamente permissiva.
- Em terceiro lugar, resista ao ímpeto de fazer sermões e esteja preparado para escutar. Mantenha abertas as linhas de comunicação. Seus filhos devem sentir que podem aproximar-se de você para pedir um conselho, mesmo nas situações mais difíceis. Embora você possa ouvir coisas que não desejaria ouvir, pelo menos seus filhos estão perguntando a você — não a uma fonte desconhecida e provavelmente pouco confiável. Brincar juntos, trabalhar juntos e dividir interesses e experiências interessantes em família podem desenvolver a preocupação e o respeito mútuos dentro do lar. O tempo que se passa com cada criança também é importante para encorajar a comunicação e trocar confidências. Uma relação pai—filho forte e amorosa pode proporcionar, a pais e filhos, a base sólida para enfrentar situações difíceis.

- Em quarto lugar, não tenha medo de procurar aconselhamento. Os filhos não vêm com manual de instruções. Pedir ajuda quando você está perdido é sinal de que você é um pai, ou uma mãe, dedicado; não um sinal de fracasso.

Apesar de todos os seus esforços, seus filhos ainda podem abusar de álcool e drogas. Lembre-se, entretanto, de que a escolha é deles, não sua. Mesmo que você esteja convencido de que seus filhos nunca usarão álcool ou drogas, é sensato estar atento para os sinais de abuso de substâncias. Você não quer ser o último a saber, e com certeza, caso algo nesse sentido ocorra, prefere tomar conhecimento do abuso de drogas e substâncias nos primeiros estágios, quando a intervenção efetiva é mais fácil.

Sinais de uso de álcool ou drogas

O uso ocasional de álcool ou drogas é difícil de detectar. Alguns jovens apresentam apenas alguns sintomas, e outros não mostram sintoma nenhum. Muitos sintomas podem manifestar-se por motivos que não sejam o envolvimento com álcool ou drogas. Entretanto, sinais significativos que podem indicar uso de álcool ou drogas incluem os seguintes:

- drogas ou objetos utilizados para o consumo de drogas (incluindo chupetas[38]) na casa
- suprimento de bebidas alcoólicas da casa alterado ou reduzido
- desaparecimento de remédios com venda controlada de algum familiar
- marcas de queimaduras nos dedos ou hematomas na parte interior dos braços

[38] Algumas drogas como o Ecstasy provocam uma reação incontrolável de "bater os dentes". Por estranho que pareça, a chupeta serve para a pessoa drogada não se machucar diante dessa reação [N. do T.].

- olhos vermelhos
- perda de apetite, intensa necessidade de doces, perda de peso
- perturbações no sono
- mudanças inexplicáveis de humor — euforia seguida de tensão e irritação
- desavenças familiares
- novos amigos, telefonemas estranhos, segredos
- queda no desempenho escolar — não necessariamente de A para D, mas de A para B e C
- dinheiro e outros objetos de valor desaparecem
- planos vagos de "festas" nos finais de semana

Após o almoço do Dia de Ação de Graças pouco tempo atrás, nossa família estava conversando e rindo em torno da mesa. Scott, que na época fazia faculdade, olhou para mim e depois para a mãe e disse: — Mamãe e papai, agradeço por ter vocês. Agradeço por vocês serem meus pais. E agradeço o lar que vocês nos proporcionaram.

Kate concordou com a cabeça e disse: — Eu também me sinto agradecida por tudo o que vocês fizeram para nos manter em segurança, para nos proteger e cuidar de nós.

Esse foi um momento muito comovente para Barb e para mim. Sentimos enorme gratidão pela graça que nossos dois filhos representam para nós. Sentimos gratidão por termos aprendido que proporcionar proteção a nossos filhos era uma de nossas funções mais importantes na qualidade de pai e mãe. A proteção adequada lançou os alicerces para que Barb e eu trabalhássemos no sentido de alimentar relações familiares profundas e significativas — e esse é o hábito que abordaremos no capítulo seguinte.

Capítulo 7

Cultivar as relações familiares

Barb e eu nos conhecemos quando estávamos no jardim da infância. Nossas famílias eram amigas, e, à medida que crescíamos, tivemos bons momentos juntos e compartilhamos várias experiências. Nossos pais, por exemplo, eram professores de uma faculdade e faziam da família uma prioridade. Ela e eu tínhamos três irmãos e mães que trabalhavam, mas abandonaram suas carreiras quando éramos pequenos para derramar amor sobre nós e devotar sua energia na nossa criação. Nossos pais praticavam uma disciplina rigorosa e alimentavam altas expectativas em relação a nós. Tínhamos a obrigação de tomar o café da manhã e de jantar com a família. Viajávamos juntos e criamos hábitos de férias que se transformaram em uma espécie de tradição. Não apenas nossos pais eram comprometidos conosco, mas também nossa família estendida — tias, tios, primos e avós — nos encorajavam, nutriam, recriminavam, apoiavam, amavam e protegiam.

Fomos realmente abençoados por ter nascido em famílias amorosas, com pais que estavam comprometidos um com o outro por toda a vida. A palavra *divórcio* não fazia parte do vocabulário deles. Não importava que problema ou dificuldade eles passassem, ficar juntos como uma família era prioridade absoluta. Esse compromisso com a família e o casamento proporcionou uma base sólida e um modelo convincente para Barb e para mim. Quando nossos estudos universitários terminaram e pedi Barb em casamento, estávamos ansiosos por viver perto de nossos familiares e ter uma grande família.

No entanto, as visões do casamento e da família oferecidas pela sociedade estavam mudando na época em que nos casamos. As famílias que Barb e eu conhecêramos se tornavam cada vez mais raras. Nem todos estavam convencidos de que o casamento era saudável e trazia equilíbrio e segurança — havia quem não estivesse convencido de que o casamento era a coisa certa.

Em seu livro *Future Shock* [O choque do futuro], escrito em 1970, Alvin Toffler afirmava que a família perderia sua capacidade de comunicar seus valores para as gerações seguintes. Ele previa que os casamentos temporários se tornariam amplamente aceitos e recomendava que jovens adultos fizessem casamentos experimentais, que ele chamava de "pré-casamentos reconhecidos". Na mesma época, o psicoterapeuta David Cooper escreveu *The Death of the Family* [A morte da família], recomendando que a sociedade abolisse o casamento e a família tradicionais em favor de novas formas de relacionamento humano. E Shirley MacLaine,[1] atriz e auto-intitulada guru espiritual, fez este comentário nos idos de 1971: "Não acho que seja desejável comprometer-se com um único parceiro, e que essas duas pessoas criem filhos. No entanto, todos acreditam que isso é o ideal. Eles passam a maior parte da vida frustrados porque não podem encontrar um parceiro. Para quem a monogamia faz sentido?". Muitos outros se juntaram a esses "especialistas em família" que previam que o casamento, como base do cultivo de relações familiares, era desnecessário e estava fadado ao desaparecimento.

O que aconteceu desde que essas pessoas fizeram essas declarações? O censo americano realizado em 2000 confirmou que a instituição do casamento estava chegando ao fim. Os fatos falam por si mesmos:

---

[1] Shirley MACLAINE, citada em John KRONENBERGER, "Is the Family Obsolete?", *Look* (January 26, 1971), 35.

- Com um nível de divórcio maior do que 50%, mais de 1 milhão de crianças enfrentam o divórcio dos pais a cada ano.
- Em 2000, pela primeira vez na história dos EUA, as famílias nucleares tradicionais foram reduzidas a 25% dos lares.
- Trinta e três por cento de todos os bebês nasceram de mulheres descasadas, em comparação a apenas 3,8% em 1940. Na comunidade afro-americana, quase 70% de todos os bebês nasceram de mães solteiras.
- Cerca de metade das crianças americanas passa pelo menos parte de sua infância em lares de pais solteiros, avós, padrastos ou madrastas ou lares de pais não casados.
- Mais de 3,3 milhões de crianças vivem com um pai descasado e sua parceira ou mãe descasada e seu parceiro. Para cada criança que enfrenta o divórcio dos pais, três vivem em lares em que o casal não é casado.

A SAÚDE DA FAMÍLIA AFETA A SAÚDE DA CRIANÇA

Não podemos simplesmente negar que essas tendências têm um impacto negativo nas crianças. David Popenoe,[2] respeitado sociólogo da Rutdgers University, faz a seguinte observação:

> Se as tendências observadas nas famílias nos últimos anos continuarem no futuro, o resultado será não apenas uma crescente incerteza a respeito do casamento, mas a gradual eliminação do casamento em favor de relacionamentos casuais orientados para a expressividade e a auto-realização dos adultos. O problema desse cenário é que ele será prejudicial para as crianças.

Concordo plenamente. Um número cada vez maior de crianças tem várias "mães" e "pais", talvez seis ou oito "avós" e dezenas de meios-irmãos. Garotinhas e garotinhos vivem entre várias famílias, lares e comunidades,

---

2 David POPENOE, *Promises to Keep* (Lanham, Md: Rowman and Littlefield, 1996), 248.

saltando de um lado para outro de modo errático. A historiadora social Barbara Dafoe Whitehead[3] descreve o estresse sentido pelas crianças quando sua família desmorona:

> Toda essa incerteza pode ser devastadora para as crianças. Qualquer pessoa que convive com crianças sabe que elas são criaturas profundamente conservadoras. Elas gostam que as coisas permaneçam como estão [...]. As crianças são particularmente rígidas no que se refere a sua família, amigos, vizinhança e escola. E, no entanto, quando uma família se desfaz, todas essas coisas podem mudar.

A ligação entre a saúde da família e a saúde de suas crianças é inegável. Pesquisas científicas demonstram atualmente que o desaparecimento dos casamentos tradicionais, que eu defino como a união vitalícia em termos legais, físicos, emocionais, sociais e espirituais de um homem e uma mulher, é devastadora para a saúde das crianças. Estima-se[4] que o divórcio dos pais aumenta em 50% o risco de as crianças desenvolverem problemas de saúde. Embora nenhuma família seja perfeita, filhos de casais divorciados, não casados, em uma segunda união, do mesmo sexo ou que não são oficialmente casados, enfrentam maiores riscos de saúde e tendem a sofrer no campo emocional, acadêmico e econômico. Quando os pesquisadores examinam praticamente qualquer medida do bem-estar infantil, constatam que crianças nascidas ou adotadas por um casal que está no primeiro casamento têm uma pontuação significativamente maior em *todas* as medidas do que as crianças pertencentes a famílias que se encontram em outro tipo de situação.

Portanto, se quisermos que nossos filhos sejam tão saudáveis quanto possível, devemos considerar a relação entre a saúde da família e a saúde das crianças. Os relacionamentos familiares são importantes, Deus os

[3] Barbara Dafoe WHITEHEAD, "Dan Quayle Was Right", *Atlantic Monthly* (April 1993), 64.

[4] Relatado em June MAULDON, "The Effects of Marital Disruption on Children's Health", *Demography* 27 (1990): 431-46.

criou para serem desse jeito. Precisamos reconhecer os riscos que as crianças enfrentam quando as suas relações familiares são desfeitas ou abaladas. Todos nós precisamos aprender quais são os passos que podem ser tomados para reparar os danos causados por um rompimento familiar e, assim, melhorar a saúde de nossa família e nossos filhos. Mas, antes de aprendermos quais são esses passos, devemos encarar com honestidade o que estamos combatendo. Tomo a liberdade de fazer um breve relatório das provas que demonstram como a saúde da família afeta o bem-estar de uma criança.

Impacto da saúde da família na educação

Cientistas do *Child Study Center* da Universidade de Ottawa[5] constataram que 30% dos filhos de pais divorciados por eles pesquisados "apresentaram perceptível piora em seu desempenho acadêmico". De acordo com outro estudo, os filhos de pais divorciados têm chances 70% maiores de serem expulsos ou suspensos da escola do que as crianças que vivem com seus pais biológicos.[6] Filhos de mães que nunca se casaram têm duas vezes mais chance de ser expulsos ou suspensos.

De acordo com um estudo publicado em 2002,[7] que procedeu à revisão de mais de cem pesquisas publicadas nos vinte anos anteriores, as crianças que vivem longe de seus pais biológicos têm uma tendência três vezes maior de enfrentar dificuldades de se relacionar com outras pessoas e ter um bom desempenho escolar. Quando adolescentes, essas crianças têm duas vezes mais chance de beber, fumar, matar aula e abandonar o

---

5 Relatado em L. Bisnaire; P. Firestone; D. Rynard, "Factors Associated with Academic Achievement in Children Following Parental Separation", *American Journal of Orthopsychiatry* 60 (January 1990): 67-76.

6 Relatado em Deborah A. Dawson, "Family Structure and Children's Health and Well-Being: Data from the 1988 National Health Interview on Child Health", *Journal of Marriage and the Family* 53 (1991): 573-84.

7 Relatado em Rebecca O'Neill, "Experiments in Living: The Fatherless Family" (London: Civitas: The Institute for the Study of Civil Society [September 2002]). Pode ser acessado em www.civitas.org.uk/pubs/experiments.php [consulta em 19/11/2007].

ensino médio sem terminar os estudos. Quando adultos, filhos de lares desfeitos têm uma tendência duas vezes maior de não alcançar um título acadêmico ou manter-se desempregados.

Impacto da saúde da família na saúde física

Filhos de lares desfeitos têm uma tendência 50% maior[8] de enfrentar problemas de saúde e cinco vezes mais probabilidade de ser vítimas de abusos. As crianças que vivem com mães que nunca se casaram apresentam risco maior de apresentar problemas de fala. Filhos que vivem com mães descasadas ou com mães e padrastos têm um risco maior de sofrer de dores de cabeça, e aqueles que vivem com mães descasadas têm uma tendência 50% maior de sofrer de asma.

Bebês nascidos de mães solteiras tendem mais a nascer na pobreza e ter baixo peso ao nascer, o que os torna suscetíveis a síndrome do desconforto respiratório, hipoglicemia, icterícia e outros distúrbios metabólicos e neurológicos. Também existe menor probabilidade de que essas crianças recebam todas as vacinas. Além disso, elas têm uma chance 2,4 vezes maior de morrer de síndrome da morte abrupta infantil do que os bebês que nascem de mães casadas.

Impacto da saúde da família na saúde psicológica

Filhos de mãe ou pai solteiros[9] sofrem mais de problemas psicológicos e emocionais do que os filhos que moram com o pai e a mãe. Quase 20% das crianças que moram apenas com a mãe biológica demonstram significativos problemas emocionais ou de comportamento, comparadas a apenas 8% das crianças que moram com ambos os genitores.

---

8 Relatado em O'Neill, "Experiments in Living: The Fatherless Family"; V. Dawson, "Family Structure and Children's Health and Well-Being".

9 Relatado em K. K. Li & J. R. Daling, "Maternal Smoking, Low Birth Weight, and Ethnicity in Relation to Sudden Infant Death Syndromme", *American Journal of Epidemiology* 134 (1991): 9: 958-64.

A psicóloga infantil Judith Wallerstein,[10] que conduziu um estudo extensivo sobre o impacto psicológico do divórcio nas crianças, constatou que os filhos do divórcio freqüentemente têm sentimentos de rejeição, solidão, raiva, culpa, ansiedade e medo do abandono, além de demonstrarem um intenso desejo de estar com o pai ou a mãe ausente. Cinco anos após o divórcio, 37% das crianças que ela acompanhou tinham depressão moderada ou severa. Esses efeitos emocionais e comportamentais muitas vezes duram até a adolescência e a idade adulta, uma descoberta que se confirma em um estudo realizado durante trinta e três anos[11] e que demonstrou que filhos de pais divorciados têm duas vezes mais chances de apresentar problemas emocionais como a depressão e a ansiedade ainda na faixa dos 20 e poucos anos até os 30 anos.

Impacto da saúde da família no comportamento social

Vários estudos[12] demonstram que filhos de pais divorciados apresentam maior tendência a ser delinqüentes, cometer crimes, manter relações sexuais antes do casamento e ter filhos fora do casamento durante a adolescência ou o início da idade adulta. Quando adultos, filhos de lares desfeitos apresentam tendência três vezes maior de ser pegos cometendo infrações e ser presos. Adolescentes que vivem longe de seus pais biológicos tendem duas vezes mais a beber, fumar e usar drogas. O dano psicológico sofrido pelas crianças durante e após o divórcio parece ser responsável por sua maior propensão à infelicidade e a um comportamento autodestrutivo.

---

10 Relatado em Nicholas ZILL & Charlotte A. SCHOENBORN, "Developmental, Learning, and Emotional Problems: Health of Our Nation's Children, United States, 1988", *Advance Data from Vital and Health Statistics of the National Center for Health Statistics*, v. 190, publicação # 120 (November 1990).

11 Relatado em Judith S. WALLERSTEIN & SANDRA BLAKESLEE, *Second Chances: Men, Women and Children a Decade After Divorce* (Boston: Ticknor and Fields, 1989), xvii.

12 Relatado em Bridget MAHER, "Patching Up the American Family", *World and I* (January 2003), 56. Pode ser acessado em www.worldandischool.com/schoolcourse/schoolcourse.asp?num=1437&courselevel=3&courseid=AMS [consulta em 19/11/2007].

É raro que a sociologia atinja uma conclusão tão sólida como no caso das pesquisas que constatam que famílias e casamentos fortes são essenciais ao bem-estar das crianças. Pesquisas realizadas pelas mais importantes instituições acadêmicas demonstram que, quando os casamentos são sólidos, os adultos, as crianças e a sociedade serão fortes. Não existe um ambiente melhor para formar crianças altamente saudáveis do que um lar com um pai e uma mãe que têm um casamento feliz.

Dose de sabedoria

Apesar das enfáticas vozes que criticam o casamento e a família, a maioria dos pais e mães percebe como é importante o casamento tradicional para a formação de crianças altamente saudáveis. Uma pesquisa realizada em nível mundial[1] *revelou que várias culturas diferentes em todo o mundo apóiam a família tradicional. As pessoas não somente se preocupam muito com as questões relacionadas à família, mas também uma porcentagem surpreendentemente alta concorda em relação a quais são os elementos constituintes de uma família. Oitenta e seis por cento dos entrevistados fora dos EUA afirmaram que as crianças deviam ser criadas por um pai e uma mãe que são casados!*

DR. WALT LARIMORE

[1] V. O'NEILL, "Experiments in Living: The Fatherless Family".

O QUE TORNA UMA FAMÍLIA SAUDÁVEL

Aqueles que criticam o casamento e a família tradicionais argumentam que o importante não é a estrutura formal, mas a *qualidade* das relações familiares. Os psicólogos Louise Silverstein e Carl Auerbach,[13] por

[13] Relatado em World Congress of Families II, "Special Report: Results of a Global Survey on Marriage and the Family". Pode ser acessado em www.worldcongress.org/WCF2/Survey/Famcong.pdf [consulta em 19/11/2007]. V. tb. Terry MATTINGLY,

exemplo, acreditam que não é o casamento, mas sim "a estabilidade de ligação emocional e a previsibilidade da relação que se forma entre a criança e quem cuida dela que são as variáveis significativas para prever um ajustamento positivo da criança". Concordo que a qualidade das relações familiares *realmente* faz enorme diferença, e que a estabilidade e a previsibilidade *são* essenciais na vida de uma criança altamente saudável. No entanto, pesquisas e milhares de anos de história humana demonstram que a estabilidade e a previsibilidade ocorrem com mais freqüência em famílias em que o casal é casado, e formado por um homem e uma mulher. Essa estrutura familiar é a mais bem equipada para proporcionar às crianças o amor dos pais, a orientação e os recursos de que elas precisam para se tornar altamente saudáveis.

Cito um exemplo do incrível conforto e da segurança que um compromisso que Barb e eu assumimos para a vida toda proporcionou a nossos filhos. Certa noite, na hora de dormir, quando Kate tinha apenas 5 ou 6 anos, ela me perguntou:

— Papai?

— O que é, querida?

— Você vai embora?

— Você quer dizer sair da cidade? — perguntei.

Ela pensou por uns momentos, e depois seus olhos se encheram de lágrimas.

— Não, papai, estou perguntando se você vai embora como o pai da Janie fez com ela...

Eu sorri e enxuguei uma lágrima que descia por sua face.

— Meu bem, eu tenho um compromisso com sua mãe, com Scott e com você que é para a vida toda. Prometi a meus pais e aos pais da mamãe

---

"Take the 'Family' — Please", que pode ser acessado em http://tmatt.gospelcom.net/column/1999/11/10 [consulta em 19/11/2007].

que eu amaria sua mãe por toda a vida. E o que é ainda mais importante: prometi a Deus que eu amaria sua mãe e vocês por toda a vida.

Agora foi a vez de Kate sorrir. Ela respirou fundo, como se o peso do mundo tivesse sido retirado de seus ombros. Talvez isso tenha mesmo acontecido.

Na vida real, não conseguimos separar os muitos benefícios proporcionados pela união de um pai e uma mãe casados. Muito daquilo que o pai e a mãe oferecem à criança é único e insubstituível. Penso em vários exemplos da minha infância. Lembro-me de meu pai chegando em casa do trabalho e abraçando minha mãe. Quando eu voltava da escola a cada dia, minha mãe e eu nos sentávamos, antes que eu saísse para brincar, e conversávamos sobre como tinha sido meu dia. Recordo meu pai levando-me para a igreja na Quarta-Feira de Cinzas. Na época, eu ainda estava no ensino fundamental, mas, depois da cerimônia, íamos a uma lanchonete, sentávamos a uma mesa e tomávamos um lanche, como "homens de verdade"!

É claro que meus pais estavam muito longe de ser perfeitos. Eles nunca fizeram um curso de pais. Cresceram durante a Grande Depressão e não expressavam abertamente seu amor ou suas emoções. Impunham uma disciplina *muito* rígida. Mesmo assim, lembrando da minha infância e comparando-a com o que as pesquisas documentaram e com o que a antiga sabedoria das Escrituras nos ensina, meus pais verdadeiramente cumpriram o papel singular que Deus lhes atribuiu. Juntos, eles proporcionaram uma base sólida — a estabilidade e o cuidado gerados pelas relações familiares — para seus filhos.

A popular opinião de que os processos familiares são mais importantes que a estrutura familiar não reconhece, em geral, a seguinte verdade: o papel do pai e o papel da mãe na formação de uma família não são nem independentes nem dispensáveis. O papel de cada um complementa o do outro. Cada um tem uma atuação de excelência em determinadas tarefas. Nenhum dos dois pode desempenhar o papel do outro.

Pesquisas na área da sociologia confirmam que nem os pais são mães nem as mães são pais. O pai pode ajudar uma criança a separar-se da mãe quando chega o momento; a mãe não pode. O pai, geralmente, apóia o comportamento da criança em busca de aventuras; as mães, geralmente, não. Os pais, em geral, são melhores que as mães para ajudar os filhos a superar frustrações. Também tendem a aumentar as habilidades de comunicação dos filhos na sua preparação para comunicar-se com o mundo. Ter mãe e pai ajuda a criança a aprender a consolidar relacionamentos com ambos os sexos, permitindo que ela observe um relacionamento heterossexual em ação. Vamos considerar de forma breve os papéis de pai e mãe.

O papel do pai

Embora não ter pai tenha virado epidemia nos EUA, com 34% de todas as crianças morando longe de seus pais biológicos, as crianças precisam de seus pais. Uma análise realizada pela National Fatherhood Initiative,[14] com base em mais de cem estudos sobre a relação pais/filhos, revela que o amor do pai é tão importante quanto o da mãe na função de prever o desenvolvimento e a atuação da criança em termos sociais, emocionais e cognitivos. Outro grupo de pesquisadores, examinando os mesmos estudos, constatou que um pai presente e amoroso é tão importante para a felicidade, o bem-estar e o sucesso social e acadêmico da criança quanto uma mãe presente e amorosa. Além disso, alguns estudos[15] demonstram que o amor paterno é um indicador mais preciso do que o amor materno (e algumas vezes o único indicador significativo) de certos resultados, entre eles problemas de conduta e delinqüência, abuso de substâncias e saúde e bem-estar mental em termos gerais.

Pais que moram com os filhos tendem mais a ter relacionamentos próximos e duradouros com eles do que os que moram separados.

[14] Louise B. Silverstein & Carls F. Auerbach, "Deconstructing the Essential Father", *American Psychologist* 54 (1999): 6: 397-407. Pode ser acessado em www.dadi.org/apa1.htm [consulta em 19/11/2007].

[15] Relatado em Wade F. Horn & Tom Sylvester, *Father Facts*, 4th edition (Gaithersburg, Md.: National Fatherhood Initiative, 2002), 16.

Na verdade, o melhor indicador da presença paterna é o estado civil. Em comparação com crianças nascidas dentro de um casamento, os filhos de pais que apenas moram juntos têm três vezes mais chance de sentir a ausência do pai, e os filhos de pais não casados que não moram juntos têm probabilidade quatro vezes maior de viver em lares sem pai.[16] Cerca de 40% das crianças que moram em lares sem pai não viram seus pais durante o último ano,[17] e 50% das crianças que moram separadas do pai nunca entraram na casa dele.

Os resultados dessas estatísticas no cotidiano das crianças são verdadeiramente trágicos. Observei esses terríveis efeitos quase todos os dias em minha clínica, assim como também os observam os professores, administradores de escolas e policiais. Um diretor de escola me disse: "Walt, dê-me de quinze a vinte minutos com uma criança, especialmente um menino, e eu lhe digo se ele tem pai ou não. Eu acerto em mais de 98% dos casos".

Estudos mostram que crianças que não moram com seus pais biológicos têm probabilidade pelo menos duas ou três vezes maior de ser pobres, usar drogas, enfrentar problemas educacionais, emocionais, comportamentais e de saúde, ser vítimas de abuso infantil e engajar-se em comportamento criminoso do que crianças que vivem com os pais casados. Em contrapartida, filhos de pais dedicados e amorosos[18] têm uma chance significativamente maior de ir bem na escola, ter uma auto-estima saudável, demonstrar um comportamento empático e sociável e evitar comportamentos de alto risco, como usar drogas, matar aulas e cometer crimes. A proximidade que uma criança sente em relação a seu pai é um dos melhores indicadores de resultados positivos. Até mesmo ter um pai relativamente distante, se está presente, é muito melhor do que não ter um pai.

---

16 Relatado em R. P. ROHNER & R. A. VENEZIANO, "The Importance of Father Love: History and Contemporary Evidence", *Review of General Psychology* 5 (2001): 4:382-405.

17 Relatado em HORN & SYLVESTER, *Father Facts,* 4th edition.

18 Idem, ibidem.

Dose de sabedoria

Se nossa sociedade se preocupa com nossas crianças, precisamos reconhecer a importância das famílias com pais e mães casados. Mais importante ainda, devemos reduzir os altos índices de famílias sem pai que pressagiam um futuro ruim para nossas crianças e nossa nação.

WADE F. HORN, psicólogo clínico infantil

Entretanto, o fato de não ter um pai não condena necessariamente todas as crianças aos problemas sociais de fracasso escolar, dependência de drogas e uma vida de crimes. O casamento, por si só, não garante a formação de crianças altamente saudáveis. Na verdade, muitos filhos de mães ou pais solteiros ou de lares que se formam em um segundo casamento são saudáveis. Seu bem-estar quase sempre se deve aos hercúleos esforços da mãe solteira ou dos pais "postiços". Existem ótimos padrastos que amam seus enteados e cuidam deles com uma eficácia impressionante. Ignorar ou subestimar os incríveis esforços de padrastos dedicados e amorosos não é apenas um insulto, mas uma verdadeira maldade.

Por outro lado, a afirmação de que a presença do pai não é essencial porque algumas crianças saudáveis crescem sem a presença de um pai dedicado e amoroso é um argumento fraco. É o mesmo que dizer que fumar não é perigoso porque pode não matar algumas pessoas que fumam. A verdade é que fumar é prejudicial à maioria dos fumantes, se não a todos eles. Da mesma forma, embora crescer sem o pai possa não representar um dano irreparável para todas as crianças que vivem nessa condição, é inegável que elas têm menor probabilidade de ser altamente saudáveis.

O papel da mãe

O relacionamento de uma criança com sua mãe é tão singular e importante quanto o seu relacionamento com o pai. As crianças reagem de forma diferente ao pai e à mãe. Nós observamos isso de forma patente com nosso filho, Scott. Algumas vezes, ele respondia melhor à mãe, Barb; outras vezes, ele precisava de um tempo comigo. Eu nunca poderia ter dado a Scott as coisas que apenas Barb fora criada para proporcionar a ele. Em nossa família, eu era mais rígido com a disciplina — a pessoa que representava mais a justiça que a graça. O toque e a intuição feminina de Barb liam Scott e suas emoções mais rápido do que eu, no entanto. Como mãe dele, Barb foi um receptáculo de misericórdia e graça.

Muitas pesquisas confirmam o valor inestimável do amor, da dedicação e do apoio maternos. As responsabilidades e as recompensas da maternidade não podem ser delegadas com sucesso. Avós, babás e parentes podem ser necessários, mas nunca substituirão a mãe. A psicóloga do desenvolvimento Brenda Hunter[19] acredita que nada substitui não apenas a mãe, mas também a presença da mãe em casa enquanto os filhos são pequenos. Seus estudos conduziram à conclusão de que a mãe tem um papel poderoso no desenvolvimento da criança, especialmente na formação da consciência e da empatia.

Diversos estudos demonstram que uma das melhores formas de estimular uma grande independência nas crianças é a mãe suprir suas necessidades quando elas são bem pequenas. Essas crianças tendem mais a tomar decisões sensatas e independentes, e não simplesmente acompanhar a multidão. Além disso, elas tendem menos a depender de forma anormal de outras pessoas ou de se tornar maridos ou esposas co-dependentes. Na verdade, Jay Belsky,[20] professor de desenvolvimento humano da Universidade Estadual da Pensilvânia, adverte que, "quando uma pessoa que não é a mãe cuida em grande parte da criança no primeiro ano de vida, essa criança pode tornar-se exageradamente dependente em relação aos pais". T. Berry Brazelton, pediatra americano reconhecido nacionalmente, e

---

19 V. Brenda HUNTER, *The Power of Mother Love: Strengthening the Bond Between You and Your Child* (Colorado Springs: WaterBrook, 1999).

20 Citado em Gwen J. BROUDE, "The Realities of Day Care", *The Public Interest* (Fall 1996), 96.

Stanley Greenspan, psiquiatra infantil,[21] insistem em que "nos primeiros três anos de vida toda criança precisa, para tomar conta dela, de uma ou duas pessoas que mantenham com ela uma relação sólida e íntima". Eles especificam duas atividades em que as crianças pequenas devem despender pelo menos três terços de seu período de vigília: (1) interações com o ambiente que são facilitadas por quem cuida da criança e (2) interação direta com a pessoa que cuida da criança — "paparicar", segurar no colo, brincar de faz-de-conta, brincar de fazer careta, por exemplo. Eles recomendam que as mães estejam disponíveis tempo suficiente para que elas e também as crianças não precisem ficar contando cada minuto. Como esse tipo de cuidado não está geralmente disponível em creches e escolinhas maternais, Brazelton e Greenspan não recomendam que os bebês e crianças de colo fiquem o dia inteiro na escolinha *se* os pais puderem oferecer a eles um cuidado de qualidade e *se* eles tiverem alternativas razoáveis.

Dose de sabedoria

O papel da mãe é criar lembranças. Seja passando longas horas lendo para os filhos, seja preparando refeições gostosas, contribuímos para o conceito que nossos filhos terão de um lar. Armazenamos lembranças para que eles as usem nos anos que estão por vir. Encheremos os cantos de seu cérebro com visões e sons e cheiros que ressurgirão exatamente quando eles precisarem recordar que, em algum lugar, eles são amados, tanto em situações de sucesso quanto de fracasso.

LINDA BURTON, co-fundadora da Family and Home Network

[21] T. Berry BRAZELTON & Stanley GREENSPAN, *The Irreducible Needs of Children: What Every Child Must Have to Grow, Learn, and Flourish* (Cambridge, Mass.: Perseus, 2000), 47.

Embora o relacionamento mãe/filho seja essencial durante a primeira infância, ele não termina quando a criança vai para a escola ou deixa para trás as primeiras séries. As mães continuam a ser uma influência muito importante para a saúde dos filhos até a adolescência. Um velho provérbio espanhol diz: "Cem gramas de mãe valem mais que um quilo de padre", e uma pesquisa recente realizada entre adolescentes[22] sobre o risco do uso de drogas apóia essa observação:

- Setenta e um por cento dos adolescentes relatam ter um relacionamento excelente ou muito bom com a mãe; apenas 58% têm um relacionamento semelhante com o pai.
- Mais que o dobro dos adolescentes dizem que é mais fácil conversar com a mãe sobre drogas do que com o pai (57% contra 26%).
- Entre adolescentes que nunca experimentaram maconha, um grupo duas vezes maior atribui essa atitude à influência e presença da mãe (29% contra 13%).
- Os adolescentes têm uma tendência três vezes maior de recorrer apenas à mãe quando têm decisões importantes a tomar (27% contra 9%).

Que dizer de famílias formadas por parceiros do mesmo sexo?

Um grupo cada vez maior de vozes alega que os casais homossexuais podem proporcionar lares saudáveis para as crianças. Muitas pessoas estão lutando pela legalização da adoção e educação de crianças por parte de casais do mesmo sexo. Pediatras que simpatizam com a causa formularam

[22] CASA, Lunts Research e QEV Analytics, "Back to School 1999 — (National Survey of American Attitudes of Substance Abuse V: Teens and Their Parents". New York: The National Center on Addiction and Substance Abuse at Columbia University, 1999), 4-5. Pode ser acessado em www.casacolumbia.org/pdshopprov/files/2003_Teen_Survey_8_19_03.pdf [consulta em 19/11/2007].

uma moção de apoio aos pais do mesmo sexo que foi aprovada em fevereiro de 2002 pela American Academy of Pediatrics (AAP). A maioria das reportagens sobre o apoio da AAP não revelou a enorme controvérsia causada por essa moção de apoio nem o caráter limitado da pesquisa em que ela se baseou.

A maioria das pesquisas citadas pela AAP, entretanto, não apóia as alegações apresentadas. Por exemplo, um artigo publicado na *American Sociological Review*[23] (por autores que se opõem "à discriminação baseada na orientação sexual") revisou 21 estudos sobre famílias formadas por casais homossexuais e reconheceu que "os pesquisadores freqüentemente subestimam as descobertas que indicam diferenças" entre os filhos de pais *gays* e de pais heterossexuais. Vários estudos realizados com mães lésbicas (o modelo mais comum de pais/mães homossexuais) constataram que seus filhos tinham menor tendência a seguir modelos tradicionais de gênero e maior tendência a experimentar relacionamentos homossexuais. Além disso, as filhas dessas mulheres se envolvem mais em aventuras sexuais e são menos castas. O estudo da *American Sociological Review* também constatou que 64% dos jovens adultos criados por mães lésbicas consideram a possibilidade de experimentar relacionamentos com parceiros do mesmo sexo, em comparação a apenas 17% de jovens adultos criados em famílias heterossexuais.

Uma pesquisa realizada entre homossexuais[24] constatou que eles são mais promíscuos que os heterossexuais; que mesmo os seus relacionamentos de

---

[23] Relatado em Judith Stacey & Timothy J. Biblarz, "(How) Does Sexual Orientation of Parents Matter?", *America Sociological Review* 66 (2001), 159-83.

[24] V. Paul Van de Ven et al., "A Comparative Demographic and Sexual Profile of Older Homosexually Active Men", *Journal of Sex Research* 34 (1997):354; M. Saghir & E. Robins, *Male and Female Homosexuality* (Baltimore, Md.: Williams and Wilkins, 1973), 225; C. M. Huthchinson et al., "Characteristics of Patients with Syphilis Attending Baltimore STD Clinics", *Archives of Internal Medicine* 151 (1991): 511-6; Joanne Hall, "Lesbian Recovering from Alcoholic Problems: An Ethnographic Study of Health Care Expectations", *Nursing Research* 43 (1994), 238-44; Karen Paige Erickson & Karen F. Trocki, "Sex, Alcohol and Sexually Transmitted Diseases: A National Survey", *Family Planning Perspectives* 26 (December 1994), 261; R. Herrell et al., "A co-Twin Study in Adult Men", *Archives of General*

longo prazo são caracterizados por menos fidelidade e menos estabilidade; que eles também apresentam índices mais elevados de doenças sexualmente transmissíveis, abuso de substâncias, problemas de saúde mental e violência doméstica. Além disso, relacionamentos lésbicos[25] em que as parceiras educam uma criança tendem mais a se desfazer do que os casamentos heterossexuais. Nenhum desses resultados documentados é saudável para as crianças.

Esses resultados e a forte tendência entre os filhos de parceiros do mesmo sexo de considerar a possibilidade de experimentar uma relação homossexual representam uma grande preocupação. Nenhum cientista sério[26] acredita que a homossexualidade seja genética. Cada vez mais, os psicólogos reconhecem que a homossexualidade está relacionada a disfunções familiares e problemas que ocorrem durante o desenvolvimento da criança, e portanto pode ser evitável. Com base em pesquisas recentes sobre casais do mesmo sexo que criam filhos e em um novo entendimento sobre o desenvolvimento do homossexualismo, é altamente provável que famílias formadas por parceiros homossexuais não sejam, em geral, saudáveis para as crianças.

TODA FAMÍLIA PODE TORNAR-SE MAIS SAUDÁVEL

Espero que agora tenha ficado bem claro que as crianças educadas por mãe e pai casados e comprometidos um com o outro e com os filhos têm mais chances de ser altamente saudáveis que as outras crianças. Desconfio

Psychiatry 56 (1999): 867-74; D. Island & P. Letellier, *Men Who Beat the Men Who Love Them: Battered Gay Men and Domestic Violence* (New York: Haworth, 1991), 14.

25 Relatado em Stacey & Biblarz, "(How) Does the Sexual Orientation of Parents Matter?", 159-83.

26 Cf. A. D. Byrd; S. E. Cox; J. W. Robinson, "The Innate-Immutable Argument Finds No Basis in Science", *NARTH* [artigo eletrônico avaliado por colegas da área], 30 set. 2002. Pode ser acessado em www.narth.com/docs/innate.html [consulta em 19/11/2007]; "Is There a 'Gay Gene'?", *NARTH* (September 30, 2002). Pode ser acessado em www.narth.com/docs/istheregene.html [consulta em 19/11/2007].

que você deseje que sua família se torne mais altamente saudável, mas também suspeito que a sua família, assim como a minha, não é perfeita. Na verdade, muitas famílias — incluindo aquelas com pais casados e dedicados — não são saudáveis.

A boa notícia é que, independentemente do grau de saúde de sua família hoje, você pode fazer algumas coisas para melhorar a situação. Como você bem sabe, nunca houve uma família perfeita. Relacionamentos desfeitos que atrapalham a saúde das crianças infestam as famílias desde Adão e Eva. Relacionamentos imperfeitos existem em todas as famílias, mas tendem a ser mais freqüentes e problemáticos em famílias que têm alguma disfunção, formadas por mãe ou pai solteiros ou em uma segunda união. Cada uma dessas situações apresenta riscos para a saúde das crianças que são, ao mesmo tempo, semelhantes e únicos. Em cada situação, nós, pais, podemos tomar providências para melhorar a saúde da nossa família e diminuir os riscos para nossos filhos.

Medidas saudáveis para famílias disfuncionais

Todas as famílias passam por períodos em que seu funcionamento é perturbado por circunstâncias estressantes, tais como a morte ou doença grave de um familiar, ou a falta do pai ou da mãe por um longo período de tempo. As famílias saudáveis tendem a voltar a um funcionamento normal depois de passada a crise. Nas famílias disfuncionais, entretanto, as tensões e os problemas tendem a se tornar crônicos. A família fica cada vez menos saudável em virtude dos padrões negativos de comportamento dos pais, que tendem a dominar a vida em comum. Conseqüentemente, as necessidades básicas das crianças não são supridas de uma forma consistente.

As famílias saudáveis podem enfrentar episódios ocasionais de brigas, discussões, desentendimentos, tensão, mágoa e raiva — exatamente como acontece com as famílias disfuncionais —, mas esses comportamentos não se tornam um modo de vida. Nas famílias saudáveis, a expressão emocional é permitida e aceita. Os membros da família podem livremente pedir e dar atenção. As regras tendem a permanecer consistentes, mas são administradas com flexibilidade para adaptar-se às necessidades e situações individuais. As famílias saudáveis dão espaço para a individualidade: nelas, cada membro é encorajado a buscar seus interesses, e os limites são respeitados. Nas famílias saudáveis, as crianças são criadas com respeito e amor incondicional. Elas não vivem com medo de sofrer abuso emocional, verbal, físico, espiritual ou sexual. Elas podem confiar em que os pais cuidarão delas. As crianças têm responsabilidades adequadas, e não se espera que assumam as responsabilidades do pai e da mãe. É permitido errar.

Em famílias com pouca saúde ou alto grau de disfunção, alguns desses comportamentos ou a maioria deles não ocorrem. Alguns pais e mães se envolvem o mínimo possível no que se refere a cuidar dos filhos, deixando que eles se arranjem sozinhos. Outros pais são superprotetores, nunca permitindo que seus filhos cresçam. Outros ainda são inconsistentes e chegam até a ultrapassar os limites básicos do comportamento adequado. Cada tipo de família disfuncional tem seus problemas, e os resultados prejudiciais à saúde variam muito de uma criança para outra.

Apesar de sua singularidade, muitas famílias disfuncionais têm pelo menos uma coisa em comum: o pai ou a mãe (ou ambos) cresceram em uma família disfuncional. Os efeitos negativos de crescer em uma família disfuncional freqüentemente passam de geração a geração. As habilidades de sobrevivência que foram úteis para as crianças à medida que elas cresciam geralmente persistem e causam problemas quando essas crianças se tornam adultas, se casam e têm seus filhos. E a Bíblia[27] indica que a disfunção familiar se estende até a terceira ou a quarta geração. Entretanto, nessa área também há boas notícias. Esse ciclo aterrorizante *pode* ser quebrado.

Buscar ajuda de um profissional religioso ou de saúde é uma das estratégias fundamentais para superar a disfunção familiar. Como a maioria

---

[27] V. Números 14.18; v. tb. Êxodo 20.5; Êxodo 34.7; Deuteronômio 5.9.

dos filhos de famílias disfuncionais passou anos aprendendo e praticando suas habilidades de sobrevivência, geralmente é necessário bastante trabalho para aprender e praticar novas habilidades e comportamentos. Entretanto, os pais precisam tomar medidas para quebrar o ciclo e fazer mudanças positivas na família, de modo que os filhos possam avançar na estrada que os levará a ser altamente saudáveis. Além disso, o apoio de outros adultos ou familiares saudáveis pode ajudar a evitar ou minimizar os efeitos negativos. À medida que você avançar na leitura, tenha em mente que vários dos passos sugeridos para famílias com mães ou pais solteiros ou em um segundo casamento também podem ajudar a melhorar a saúde de famílias disfuncionais.

Caixa de recursos ***Dicas úteis***

Grupos de apoio e auto-ajuda, que apóiam pessoas que têm alguma dependência ou sofreram algum trauma (AAA, AL-ANON, por exemplo), oferecem muitos recursos e podem ajudar as famílias disfuncionais a começar a quebrar o ciclo de disfunção que passa de geração a geração. A Internet é uma ótima fonte de informações sobre esses grupos.

Ações saudáveis para famílias de mães ou pais solteiros

Ser mãe solteira ou pai solteiro é uma das tarefas mais difíceis do mundo. Mães e pais solteiros enfrentam enormes pressões em sua corrida diária contra o relógio. As pressões pessoais, financeiras e de tempo tornam extremamente difícil a missão de criar um ambiente familiar altamente saudável para os filhos. A tarefa pode parecer hercúlea quando a mãe solteira ou o pai solteiro reconhece os sérios riscos impostos à saúde de seus filhos e tenta neutralizá-los. Entre os riscos mais comuns, estão os seguintes:

- *Abuso infantil.* O índice de abuso infantil[28] entre filhos de mães ou pais solteiros é quase duas vezes maior que o índice de abuso infantil em lares formados por um casal.
- *Crime.*[29] Depois de feitos cálculos que compensam as variáveis de origem familiar, tais como nível de escolarização da mãe, raça, renda familiar e número de irmãos, bem como as variáveis geográficas, tais como índices de desemprego e renda média, meninos que cresceram fora de casamentos intactos tendiam, na média, duas vezes mais que os outros meninos a terminar na prisão.
- *Uso de álcool e drogas.*[30] Depois de feitos cálculos para compensar os efeitos de gênero, idade, raça, etnia, renda familiar e mobilidade residencial, adolescentes que crescem em famílias de mãe solteira ou pai solteiro (e um padrasto ou madrasta) têm duas vezes mais tendência de usar drogas ilegais que adolescentes que crescem em lares com pai e mãe.
- *Educação.*[31] Mesmo após descontar as diferenças de renda, filhos que nasceram fora do casamento e, após um período, permaneceram em lares com a mãe solteira ou ainda passaram a viver com a mãe e um companheiro, demonstraram ter notas significativamente mais baixas em matemática e leitura e níveis mais baixos de desempenho acadêmico do que as crianças de lares em que os pais são casados desde o início.

---

[28] Relatado em Federal Interagency Forum on Child and Family Statistics, "America's Children: Key National Indicators of Well-Being" (1977); pode ser acessado em www.childstats.gov/americaschildren/ [consulta em 19/11/2007].

[29] Relatado em Cynthia C. HARPER & Sara S. MCLANAHAN, "Father Absence and Youth Incarceration" (working paper, Princeton University, Center for Research on Child Well-Being, 1999); pode ser acessado em www.aboutdads.org/reports/Father_Absence_and_Youth_Incarceration.pdf [consulta em 19/11/2007].

[30] Relatado em John P. HOFFMANN & Robert A. JOHNSON, "A National Portrait of Family Structure and Adolescent Drug Use", *Journal of Marriage and the Family* 60 (August 1998): 633-45.

[31] Relatado em Elizabeth C. COOKSEY, "Consequences of Young Mothers' Marital Histories for Children's Cognitive Development", *Journal of Marriage and the Family* 59 (May 1997): 245-61.

- *Pobreza.*[32] Famílias com mães ou pais solteiros tendem cinco vezes mais a viver em condições de pobreza do que as famílias formadas por casais casados. Em 1999, por volta de 5% das famílias formadas por casais casados estavam vivendo na pobreza, em comparação a 13,6% de lares com pai solteiro sem uma companheira e 26,5% de famílias com mãe solteira sem um companheiro.

A tarefa de financeiramente sustentar e educar crianças altamente saudáveis sem a ajuda de um companheiro torna-se tão difícil que mães e pais solteiros com freqüência acabam deprimidos, enfrentando vários outros problemas relacionais, emocionais ou de saúde física. As pessoas que se vêem obrigadas a sustentar sozinhas uma família precisam de ajuda. Precisam de esperança e encorajamento. Infelizmente, algumas dessas pessoas recorrem ao concubinato como solução de seus problemas.

E a coabitação?

Surpreendi alguns de meus pacientes quando veementemente os desencorajei a dar esse passo. Os fatos a respeito da coabitação são absolutamente chocantes. Casais que moram juntos não têm praticamente nenhum dos benefícios físicos, emocionais, sociais e espirituais obtidos pelos casais casados. Casais que moram juntos antes do casamento têm uma probabilidade entre 50% e 80% maior de se divorciar, em comparação com casais que não moram juntos antes de se casar. Casais que moram juntos e têm filhos somam nos EUA 1,7 milhão, de acordo com o censo americano de 2000. Portanto, o impacto nas crianças é tremendo.

Grande número de pesquisas demonstra que as crianças crescem muito melhor com uma mãe solteira do que com uma mãe que se uniu a

---

[32] Relatado em United States Census Bureau, "Poverty: 1999" (May 2003), 7; pode ser acessado em http://www.census.gov/prod/2003pubs/c2kbr-19.pdf [consulta em 19/11/2007].

um companheiro. Em comparação aos casais casados ou às mães solteiras, mães que vivem em coabitação tendem mais a ter problemas com drogas, álcool, depressão e fidelidade sexual, bem como com violência e outros conflitos no lar. A mãe solteira ou seus filhos têm probabilidade muito maior de ser espancados ou abusados sexualmente pelo homem com quem a mulher mora sem os dois estarem casados. Casais que vivem em uniões ilegítimas sofrem entre duas e cinco vezes mais violência[33] do que os casais casados. Um estudo realizado em 1996[34] concluiu que morar com um padrasto ou namorado "revelou ser o elemento mais influente na previsão de abuso infantil grave até o momento".

Estratégias para mães e pais solteiros

Existem muitas estratégias que mães e pais solteiros podem utilizar na tarefa de educar crianças altamente saldáveis, mas a coabitação não é uma delas! Então, onde podem eles buscar alívio para suas necessidades físicas, emocionais, relacionais e espirituais? O que eles podem fazer para compensar a falta de um esposo/esposa? Felizmente, existem antídotos que causam um impacto significativo e positivo — na vida dessas pessoas e na de seus filhos. Embora as soluções a seguir não eliminem totalmente o problema, podem trazer parte do alívio tão necessário, que pode, então, permitir a formação de famílias e crianças mais saudáveis.

- *Formar relacionamentos além da família mais próxima.* Mães e pais solteiros devem pensar em como envolver seus filhos em relações de orientação com modelos de papéis do sexo oposto que sejam adequados. Um ótimo lugar para buscar apoio é

[33] Relatado em Kersti Yllo & Murry A. Straus, "Interpersonal Violence Among Married and Cohabiting Couples", *Family Relations* 30 (1981): 339-47.

[34] Citado em Norval D. Glenn et al., "Why Marriage Matters: Twenty-One Conclusions from the Social Sciences", *American Experiment Quarterly* (Spring 2002): 43; pode ser acessado em www.newcoalition.org/Article.cfm?artId=14963 [consulta em 19/11/2007].

na família estendida. Tios, primos e avós têm papéis vitais no processo de desenvolvimento de crianças que vivem com mães solteiras. Fora da família, programas das igrejas e comunidades religiosas podem oferecer modelos de papel seguros e positivos para crianças de todas as idades.

- *Buscar apoio na família estendida.* Mesmo que não morem perto, membros da família podem — e devem — cooperar e oferecer ajuda financeira. Eles podem oferecer-se para hospedar as crianças em finais de semana prolongados ou durante as férias. Telefonemas regulares podem proporcionar consolo emocional quando a vida parece difícil demais. Uma voz amiga e calorosa que expresse uma mensagem de amor e aceitação é um presente e tanto.
- *Buscar amigos que pensam de forma semelhante e desenvolver recursos.* Como mães e pais solteiros enfrentam uma difícil batalha, eles devem ligar-se a amigos e vizinhos que pensam de forma semelhante e que podem proporcionar apoio e força. A socialização é crucial para que qualquer pessoa atinja altos níveis de saúde, e mães e pais solteiros não representam exceção à regra. Muitas mães e pais solteiros encontram apoio por intermédio de seu emprego, eventos recreativos da comunidade, comunidades de fé, grupos de apoio, publicações para mães e pais solteiros, páginas na Internet e assim por diante. Várias organizações e ministérios (como o Ministério Crown, que oferece aconselhamento financeiro) podem ser um recurso inestimável.[35]
- *Conectar-se à comunidade de fé local.* Acredito piamente que comunidades de fé devem tornar-se o lugar onde mães e pais solteiros podem ouvir uma mensagem de graça e aceitação, bem

35 Você pode encontrar mais informações sobre o Ministério Crown no mundo no endereço http://www.crown.org. Para informações sobre esse ministério no Brasil, veja http://www.crown.org/cs/home.asp?sid=3 [consulta em 19/11/2007].

como encontrar ajuda nas horas de necessidade. No mundo cristão, a igreja instituída por Deus deve ser uma família para os sem-família. A Bíblia enfatiza que a igreja local deve cuidar das viúvas e dos órfãos: "A religião que Deus, o Pai, aceita como pura e imaculada é esta: cuidar dos órfãos e das viúvas em suas dificuldades".[36] Nenhuma instituição deve — nem pode — cuidar de suas viúvas e órfãos melhor do que a igreja; mães solteiras cujos companheiros não moram mais com elas são, na realidade, "viúvas"; os filhos de mães solteiras sem família estendida por perto são, no meu ponto de vista, "pais".

> Uma comunidade de fé saudável pode proporcionar os firmes alicerces de que muitos pais e mães solteiros necessitam: pode prover modelo de papel do sexo oposto para as crianças; oferecer aconselhamento religioso; promover estudos bíblicos voltados a suas necessidades; oferecer apoio e compreensão em forma de tempo e dinheiro e proporcionar apoio financeiro, talvez ajudando a mãe ou o pai a montar um negócio em casa, de modo que possam ganhar dinheiro e ao mesmo tempo cuidar das crianças pequenas. Membros sábios e maduros da comunidade de fé também podem atuar como caixas de ressonância para mães e pais solteiros que buscam respostas para questões difíceis.

A história de mães e pais solteiros não precisa ser de desgraça e desespero. Essas pessoas podem encontrar o apoio necessário por meio da família estendida, da comunidade e de organizações de apoio. No entanto, é a comunidade de fé — mais do que qualquer outro grupo — que tem a oportunidade (e a obrigação) privilegiada de estender os braços e apoiar de forma prática aqueles que navegam nessas águas turbulentas.

---

[36] Mateus 1.27.

Caixa de recursos **Dicas úteis**

Para mães e pais solteiros que acessam a Internet e lêem inglês, o *Focus on the Family* oferece o *website* www.family.org.O pastor e palestrante Gary Richmond[1] escreveu um maravilhoso livro, intitulado *Sucessful Single Parenting: Bringing Out the Best in Your Kids* [Como educar sozinho uma criança: dicas para incentivar o melhor em seus filhos].

[1] Edição ampliada (Eugene, Ore.: Harvest House), 1998.

Ações saudáveis para famílias formadas por uma segunda união

A visão que o programa de TV *The Brady Bunch* oferece das famílias mescladas (formadas a partir de uma nova união) é um mito. A idéia de que uma mãe e um pai com seis filhos podem formar uma grande e feliz família sem conflitos e rivalidades é totalmente fora da realidade. As coisas simplesmente não são assim.

As famílias mescladas enfrentam desafios únicos e perturbadores que quase sempre resultam em grandes desilusões dentro dos primeiros seis meses após sua formação. Embora algumas famílias mescladas acabem ajustando-se às novas circunstâncias, as dificuldades são freqüentes e podem ser graves. O índice de divórcio dos segundos casamentos[37] é de pelo menos 60%.

É comum dentro de uma família mesclada que um ou mais filhos enxerguem o padrasto ou a madrasta como usurpador. A lealdade de uma criança à memória do pai ou da mãe distante é em geral muito forte, e receber um estranho com os braços abertos seria, portanto, um ato de traição.

[37] Relatado em Stepfamily Association of America, "Stepfamily Facts"; pode ser acessado em www.saafamilies.org/faqs/index.htm [consulta em 19/11/2007].

Esse distúrbio emocional na criança põe o padrasto/madrasta em uma situação insustentável. Além disso, pode afetar a saúde emocional e relacional da criança de formas muito graves. Por exemplo, uma criança pode tentar ocupar a posição do pai/mãe que não está mais presente e assumir o papel de esposo/esposa substituto(a). Essas crianças tentam, então, relacionar-se com o padrasto/madrasta de igual para igual ou, pior ainda, encaram-no(a) como um rival, o que não é saudável para a criança nem para o pai/mãe.

Os pais que pensam em se casar novamente devem avaliar cuidadosamente os sentimentos dos filhos e encorajar uma comunicação aberta. Os padrastos/madrastas potenciais devem evitar a tentação de "comprar" o amor de uma criança. Um modo melhor de demonstrar amor a um possível enteado é tratar o pai/mãe dele com afeição e respeito.

Um problema ainda mais sério pode ocorrer no modo de os pais recém-casados se relacionarem com os filhos. Cada padrasto/madrasta está naturalmente mais envolvido(a) com seus filhos biológicos do que com os filhos do novo cônjuge. Quando brigas ou insultos ocorrem entre os dois conjuntos de crianças, o padrasto/madrasta com quase toda a certeza favorecerá os seus próprios filhos. Assim, a tendência não é de que a família se transforme em um grupo homogêneo, como no seriado *Brady Bunch*, mas que se separe em duas facções opostas! Quando as crianças percebem essa tensão, elas quase invariavelmente exploram a situação para obter poder ou influência sobre seus irmãos — em especial, seus irmãos adotivos. Não há dúvida de que esse cenário *não* é saudável em termos emocionais, relacionais e até mesmo espirituais.

Essas são apenas algumas das armadilhas que ameaçam as famílias mescladas. Existem muitas, muitas outras, entre elas: ter de lidar com expectativas irrealistas, enfrentar os desafios de combinar lares, escolas e amigos; lidar com as complexidades da administração financeira e cuidar de crianças que estão confusas, tristes, até mesmo furiosas, com a mudança ocorrida nos relacionamentos de sua vida. Ron Deal,[38] especialista em

---

38 Citado em Carol STEFFES, "Building a Successful Stepfamily" (Focus on the Family's Parent's Place).

Dose de sabedoria

Em primeiríssimo lugar, a igreja deve veicular uma mensagem de graça e aceitação [quanto às famílias mescladas]. Fazer que padrastos e madrastas se envergonhem por um divórcio anterior freqüentemente prejudica essas famílias. Essas pessoas precisam desesperadamente saber que não são cidadãos de segunda categoria no que se refere à graça de Deus. Em segundo lugar, as igrejas devem educar os casais em segunda união e suas famílias para que construam um lar feliz. Temos de lidar com suas dificuldades e pressões singulares, a fim de equipá-los para os desafios a enfrentar. Nosso aconselhamento antes do segundo casamento deve ser diferenciado, a fim de ensinar os casais a seguir a estrada diante de si e tomar decisões informadas sobre o casamento.

RON DEAL, ministro da vida em família,
terapeuta matrimonial e de famílias.

famílias, acredita que o grande desafio enfrentado pelos casais que formaram novas famílias é o seu relacionamento:

> O casamento foi criado para ser o alicerce de um lar saudável; no entanto, nas famílias mescladas, o relacionamento do casal é o relacionamento mais fraco, o menos firme [...] quando a família mesclada sofre algum tipo de estresse, as pessoas tendem a se separar seguindo linhas biológicas, o que divide o casal. Essa atitude traz problemas, com certeza. Os casais devem fazer de seu relacionamento uma alta prioridade, ou a família mesclada não sobreviverá.

Apesar de tudo isso, é possível formar uma nova família com sucesso, e muitos fizeram isso integrando estratégias para criar unidade em meio à dinâmica potencialmente problemática das famílias mescladas. Juntos, os pais de famílias mescladas devem estabelecer limites igualitários para todos os membros, e desenvolver tradições para ajudar as duas famílias a se tornarem um conjunto único.

É uma tarefa difícil, e leva tempo — em geral, entre cinco e sete anos. Sempre incentivei pais que estão pensando nessa possibilidade a procurar aconselhamento profissional e pastoral o mais cedo possível. O aconselhamento tem um custo, mas outro casamento desfeito custa ainda mais caro. Vou lhe contar a história de Debbie e Scott.

Debbie e Scott se conheceram na igreja, começaram a namorar, apaixonaram-se e planejaram se casar. Ambos eram solteiros e tinham filhos. Os dois me procuraram para um exame pré-nupcial. Fisicamente, eles estavam ótimos, mas eu conhecia as armadilhas emocionais, relacionais e espirituais que havia à frente deles. Discutimos o assunto, e eu lhes indiquei coisas para ler e recomendei que eles buscassem aconselhamento de casais e também para seus filhos antes de se tornarem uma família mesclada. Fiquei satisfeito quando eles aceitaram meu conselho.

O aconselhamento levou mais tempo e exigiu mais dinheiro do que eles esperavam, porque o conselheiro descobriu sérias questões que eles não estavam enxergando. Um dia, quando Debbie me trouxe um de seus filhos que tinha machucado o tornozelo, ela pareceu irritada comigo. Quando conversamos, ela expressou sua insatisfação por eu ter indicado a eles um aconselhamento. Ouvi tudo e depois reafirmei para ela que esse investimento de tempo e dinheiro traria consideráveis lucros. Provavelmente, pouparia tempo e dinheiro no futuro. Ela fez que não com a cabeça, incrédula:

— Debbie — perguntei —, você está disposta a aceitar minha recomendação de boa-fé e levá-la a cabo?

Ela fez um gesto afirmativo.

Eles realmente continuaram com o aconselhamento. Barb e eu fomos ao casamento deles. Continuei a cuidar da família até que me aposentei. Perdemos contato com eles por vários anos, mas, então, Scott me enviou uma carta, parte da qual transcrevo a seguir:

Conheço muitos outros casais que não trilharam o mesmo caminho que nós. A maioria deles acabou divorciando-se pela segunda vez. Mas nós, não! O aconselhamento nos deu habilidades e dicas que usamos todos os dias desde então. Walt, não estou dizendo que o caminho foi fácil, mas sem essas habilidades poderia ter sido impossível. Obrigado por se preocupar conosco o bastante para insistir que trilhássemos esse caminho que é escolhido com menor freqüência.

Se, na qualidade de pais, queremos educar crianças altamente saudáveis, devemos trabalhar para ter casamentos altamente saudáveis e famílias nas quais nutri-los. Todos nós precisamos trabalhar continuamente na melhoria da saúde de nossos relacionamentos com Deus, com nosso cônjuge e com nossos filhos. E *todos* nós podemos melhorar. Alguns de nós enfrentamos circunstâncias mais difíceis e desafios maiores que outros, mas todos podemos e devemos agir para tornar nossa família tão saudável quanto possível — para que nossos filhos tenham saúde.

Caixa de recursos **Dicas úteis**

E as crianças adotadas?

Talvez pareça surpreendente ouvir que uma criança adotada pode ter um risco maior de não se tornar altamente saudável do que uma criança biológica em uma família formada com pai e mãe. Nos EUA,[1] as crianças que vivem com pais adotivos apresentam probabilidade duas vezes maior de ter problemas de aprendizado ou comportamento do que as crianças que vivem com seus pais verdadeiros (36% contra 15%). Um estudo realizado na Nova Zelândia[2] constatou que,

---

1 Relatado em M. J. Coiro; N. Zill; B. Bloom, "Health of Our Nation's Children", *Vital and Health Statistics — Series 10: Data from the National Health Survey* (1994): 1-61.

2 Relatado em David Fergusson & John Horwood, "Adoption and Adjustment in Adolescence", *Adoption & Fostering* 22 (1998): 24-30.

embora crianças adotadas por casais casados tivessem um desempenho bem melhor do que as crianças adotadas por apenas uma pessoa, mesmo assim tinham mais probabilidade de apresentar índices mais altos de "problemas de comportamento", tais como distúrbios de comportamento, delinqüência juvenil e abuso de substâncias.

Será que isso significa que as pessoas não deveriam adotar crianças? Claro que não! Cada criança é preciosa aos olhos de Deus e merece a chance de ser amada. A Bíblia dá ênfase especial ao valor das crianças órfãs. O próprio Deus nos adotou como filhos. A adoção oferece a um casal a oportunidade de acompanhar uma criança que precisa de cuidados físicos, emocionais e espirituais. Adotar e cuidar de órfãos é um dos atos mais sacrificiais e amorosos que um casal pode realizar.

É importante ter em mente, contudo, as questões singulares que influenciam em grande medida a saúde de uma criança. Alguns meninos e meninas que sofreram abusos ou não foram amados antes da adoção reagem a essas experiências dolorosas de várias maneiras negativas. Outras crianças têm problemas de identidade e questionam por que suas mães e pais "verdadeiros" não as quiseram. Quando se tornam adolescentes, muitas são motivadas a buscar seus pais biológicos.

Como acontece com várias outras questões de comportamento, os fatores críticos são o temperamento de cada criança e a maneira de ser amada, nutrida e educada por seus pais. Um estudo realizado em 1985[1] com 44 famílias com filhos biológicos, 45 com filhos adotados e 44 com filhos biológicos e adotados demonstrou que a integração de uma criança adotada em uma família

---

[1] Relatado em Marilyn R. Ternay; Bobbie Wilborn; H. D. Day, "Perceived Child-Parent Relationships and Child Adjustment in Families with Both Adopted and Natural Children", *Journal of Genetic Psychology* 146 (June 1985): 2:262-72.

afeta o ajustamento geral do filho biológico e pode, na verdade, ter efeitos positivos no filho adotado. Em geral, uma criança se dá bem melhor quando adotada por um casal do que morando com mãe ou pai solteiro. Filhos adotivos de mães solteiras[1] tendem mais a apresentar ampla variedade de problemas de saúde. Minha mais profunda esperança é que os pais altamente saudáveis não relutem em adotar crianças por temerem os problemas que elas possam apresentar. Como tentei deixar claro, *toda* criança enfrenta desafios singulares, e *toda* criança é difícil de educar. Sem dúvida, *toda* criança vale o esforço, e não existe um chamado mais sublime do que o de fazer um excelente trabalho educando filhos altamente saudáveis.

---

[1] Relatado em Wade F. HORN e Tom SYLVESTER, *Father Facts,* 4th Edition (Gaithersburg, Md.: National Fatherhood Initiative, 2002), 166-7.

A PIOR MÃE DO MUNDO

Vou concluir este capítulo com uma história sobre minha família. Barb e eu trabalhamos muito para ter um casamento altamente saudável — e levamos muito a sério nossa tarefa de aprender a ser bons pais e educar filhos altamente saudáveis. Houve ocasiões, contudo, em que fracassamos e não fizemos o melhor que poderíamos ter feito, e outras em que fazíamos o melhor possível, mas nos perguntávamos se estávamos conseguindo ter bons resultados.

Quando Scott cursava o ensino médio, estávamos jantando uma noite quando ele comentou: — Mamãe, acho que você é a pior mãe do mundo.

Ele continuou sua refeição, mas Barb, Kate e eu não conseguimos continuar mastigando. O tom da voz dele não parecia malicioso — era totalmente casual.

— O que você disse? — perguntou Kate, incrédula.

Ele ergueu os olhos e sorriu. Então, tirou do bolso um artigo e o leu para nós. Aqui está o que ele leu:

A pior mãe do mundo[39]

Tive a pior mãe de todo o mundo. Enquanto outras crianças podiam comer doce no café da manhã, tínhamos cereais, ovos ou torradas. Quando os outros tomavam coca-cola e comiam doces no almoço, eu tinha de comer meu sanduíche. E você pode imaginar que meu jantar também era diferente do das outras crianças. Mas pelo menos eu não estava sozinha nesse sofrimento. Minha irmã e meus dois irmãos tiveram a mesma mãe que eu.

Minha mãe insistia o tempo todo em saber onde estávamos. Você pensaria que éramos um bando de condenados, amarrados por correntes. Ela tinha de saber quem eram nossos amigos e aonde íamos. Ela insistia, se dizíamos que ficaríamos fora uma hora, em que ficássemos fora uma hora ou menos — não uma hora e um minuto. Eu me envergonho de admitir isso, mas ela realmente nos batia. Não uma nem duas vezes, mas todas as vezes que agimos por conta própria e segundo nossa vontade. Aquele pobre cinto foi usado mais em nossos traseiros do que para segurar as calças do papai. Você pode imaginar que exista alguém que realmente bate em uma criança simplesmente porque ela foi desobediente?! Agora você pode começar a perceber como minha mãe realmente era.

Tínhamos de usar roupas limpas e tomar banho. As crianças usavam a mesma roupa por dias. Nós éramos duramente insultados porque ela mesma fazia nossas roupas, só para economizar dinheiro. Por que, por que nós tínhamos de ter uma mãe que nos fazia sentir diferentes de nossos amigos? O pior está por vir.

Tínhamos de estar na cama às 9 horas toda noite e nos levantar às 8 na manhã seguinte. Não podíamos dormir até o meio-dia como nossos amigos. Portanto, enquanto eles dormiam, minha mãe tinha a coragem de violar a

[39] Bobbie PINGARO, "The Meanest Mother in the World" (escrito como um tributo à sua mãe em 1967). Usado com permissão.

lei que proíbe o trabalho infantil. Tínhamos de lavar pratos, arrumar camas, aprender a cozinhar e desempenhar toda sorte de tarefas cruéis. Acredito que ela ficava acordada à noite pensando nas coisas terríveis que nos mandaria fazer.

Ela sempre insistia em que devíamos dizer a verdade, toda a verdade, nada mais que a verdade, mesmo que isso nos matasse — e quase nos matava mesmo. Quando nos tornamos adolescentes, ela ficou mais esperta, e nossa vida se tornou ainda mais insuportável. Nada de alguém buzinar e sairmos correndo. Ela nos envergonhava exigindo que nossos namorados e amigos viessem até a porta de casa nos apanhar. Se eu passasse a noite com uma amiga, você pode imaginar como ela fazia mil perguntas para saber se eu estava realmente lá. Eu nunca tive a chance de fugir de casa para me casar no México. Mesmo que eu tivesse um namorado com quem fugir. Esqueci de mencionar que, enquanto minhas amigas já namoravam aos 12 ou 13 anos, minha antiquada mãe se recusou a me deixar namorar antes dos 15 ou 16. Quinze anos, explicando melhor, se eu namorasse apenas em alguma festa da escola. E isso acontecia duas vezes por ano.

Com o passar do tempo, as coisas não melhoraram nada. Não podíamos ficar de cama "doentes", como nossos amigos, e faltar à escola. Se nossos amigos tinham uma dor de dente, uma unha encravada ou alguma doença séria, podiam ficar em casa e faltar às aulas. Nossas notas tinham de estar na média. Os boletins de nossos amigos vinham cheios de cores bonitas: preto quando eles passavam, vermelho quando repetiam. Minha mãe, diferente como era, não aceitava nada menos que aquelas feias notas em cor preta.

Com o passar dos anos, primeiro um, depois o outro de nós passou vergonha. Ambos nos formamos no ensino médio. Com nossa mãe atrás de nós, conversando, batendo e exigindo respeito, nenhum de nós teve o privilégio de abandonar os estudos.

Como mãe, minha mãe foi um fracasso total. De quatro filhos, dois de nós se formaram no ensino superior. Nenhum de nós jamais foi preso, se divorciou ou bateu em seu companheiro. Cada um de meus irmãos prestou serviço militar a seu país na época certa. E quem devemos culpar pelas terríveis pessoas em que nos transformamos? Você está certo, nossa terrível mãe. Pense nas coisas que perdemos! Nunca marchamos em uma passeata de protesto, nem tomamos parte em um levante, nem fomos desertores, nem fizemos mil e uma outras coisas que nossos amigos fizeram.

Ela nos forçou a crescer e nos tornar adultos educados, honestos e tementes a Deus. Tendo isso como pano de fundo, estou tentando educar meus três filhos. Estufo o peito e me encho de orgulho quando meus filhos me chamam de mãe má.

Porque, como você pode ver, agradeço a Deus ter tido a pior mãe do mundo.

Enquanto Scott lia o texto, Barb alcançou minha mão por baixo da mesa e a apertou. Antes que ele terminasse, lágrimas corriam por suas faces. Lágrimas enchiam meus olhos também.

Quando ele terminou, Scott dobrou o papel e o guardou. Ele olhou para mim e me condenou: — Você também é um pai péssimo!!!

Todos nós rimos.

Naquela noite, antes de dormir, Barb e eu tivemos um momento de oração. Agradecemos a vida dos nossos filhos. Agradecemos a sabedoria que tínhamos adquirido ao tentar aprender as habilidades e fazer os sacrifícios necessários para sermos pais de filhos altamente saudáveis. Sentimo-nos gratos por termos crescido em famílias saudáveis e amorosas. Estávamos encantados por haver proporcionado o mesmo a Kate e Scott — e satisfeitos, porque agora eles eram formidáveis jovens adultos.

Capítulo 8

Estabelecer um alicerce espiritual

Uma garotinha de 5 anos estava no colo da mãe, e as duas conversavam calmamente. A mãe orava com ela e para ela, lia histórias da Bíblia toda noite e a levava aos cultos com freqüência; dessa forma, não é surpreendente que a garotinha tenha perguntado:

— Mamãe, Deus vive no seu coração?

A mãe sorriu e fez que sim com a cabeça.

Querendo saber mais, a menina perguntou:

— Dá pra escutar?

A mãe riu quando a menina encostou o rosto no peito dela. De repente, a menininha arregalou os olhos e afastou a cabeça num arranco.

— Você ouviu alguma coisa? — perguntou a mãe.

— Ouvi — exclamou a filha. — Deus estava fazendo café!

Pais observadores logo compreendem que uma criança, como qualquer adulto, é um ser espiritual. Toda criança é criada à semelhança de Deus, à imagem de Deus, e tem a capacidade para estabelecer um relacionamento pessoal com ele. Uma criança pode aprender a ver a vida através de olhos espirituais e a aplicar verdades espirituais de formas que afetam profundamente suas crenças e escolhas. Quanto mais cedo for lançado esse alicerce, maior é a probabilidade de a espiritualidade florescer na vida adulta.

UM ALICERCE ESPIRITUAL É FUNDAMENTAL

Um sólido alicerce espiritual é um componente essencial das crianças, famílias e sociedades altamente saudáveis. Crianças que têm um alicerce espiritual saudável crescem sabendo que foram criadas e são amadas por Deus, seu Criador, que lhes concedeu dons, talentos e habilidades únicos. Esse alicerce tem um impacto em todos os aspectos da vida da criança. É um magnífico recurso que a criança pode utilizar durante toda a sua existência.

Quando as crianças têm uma ligação pessoal com Deus — seu Criador — e sabem o que a Bíblia diz sobre elas, ficam mais bem equipadas para avaliar com precisão suas habilidades e talentos e viver em plenitude. Em contrapartida, o fracasso em estabelecer um alicerce espiritual saudável pode ser a receita de um desastre. Embora todas as crianças nasçam com uma natureza espiritual, uma criança que não tem um sólido alicerce espiritual e não foi instruída sobre como estabelecer um relacionamento pessoal com Deus está em séria desvantagem. Sem um alicerce saudável e um olhar centrado em Deus, uma criança provavelmente terá dificuldades para entender a vida e o seu lugar no mundo. Essa criança pode não perceber como cada pessoa é especial para o Criador e não desenvolver um respeito saudável por todas as outras criaturas humanas.

Consideremos, por um instante, Eric Harris e Dylan Klebold, responsáveis pelo massacre da escola Columbine em abril de 1999, no Estado americano do Colorado. Segundo relatos, as autópsias mostraram que eles eram fisicamente saudáveis. Entretanto, suas rodas da saúde emocional e social estavam gravemente danificadas, e sua roda espiritual estava totalmente murcha. De acordo com filmes que esses rapazes fizeram semanas antes do massacre, eles nutriam uma intensa hostilidade pelo cristianismo e pelos cristãos.[1] Fica evidente que eles não tinham respeito pela vida humana se considerarmos a crueldade com que assassinaram 12 colegas de classe e um professor, antes de se suicidarem.

Muitas pessoas já se perguntaram por que crianças e jovens cometem esses atos violentos e sem sentido. As explicações variam desde o acesso a armas de fogo até distúrbios mentais. Muitas variáveis, das quais algumas examinadas neste livro, contribuem para as crianças não terem saúde nenhuma. Contudo, há características que repetidamente vêm à tona na pesquisa: vazio espiritual, um ambiente social tóxico e instabilidade familiar. O dr. James Garbarino,[2] que realizou diversas pesquisas com adolescentes que cometeram assassinatos, afirma que, quando essas três características se somam, elas formam uma mistura letal que é especialmente nociva e insalubre para as crianças. Ele denomina esse vazio espiritual nas crianças de "crise de falta de sentido". Eu o descrevo como um "vácuo espiritual", ou falta de um alicerce espiritual sólido.

A pesquisa do dr. Garbarino[3] faz o pesquisador concluir que a falta de significado espiritual na vida de uma criança conduz ao desespero e tem um importante papel na vida de adolescentes violentos. Ele escreve: "Sem esperança ou um senso de propósito, [crianças] perturbadas ficam psicologicamente sem rumo e [...] são levadas ao niilismo, ao satanismo e a todos os outros 'ismos' do lado das trevas". Sem um senso de que sua vida tem um propósito mais elevado, fundado em uma fé religiosa que é alimentada por uma verdadeira espiritualidade (que explicarei brevemente), algumas dessas crianças não vêem sentido em reprimir seu comportamento ofensivo ou violento.

As descobertas de Garbarino convergem para o que observei durante minhas duas décadas de prática médica. Crianças que não tinham um

---

[1] Relatado em Steve Rabey, "Videos of Hate: Columbine Killers Harbored Anti-Christian Prejudice", *Christianity Today* 44 (February 7, 2000), 21; pode ser acessado em www.christianitytoday.com/ct/2000/002/10.21.html [consulta em 19/11/2007].

[2] Cf. James Garbarino, *Lost Boys: Why Our Sons Turn Violent and How We Can Save Them* (New York: Free Press, 1999), 54.

[3] Garbarino, *Lost Boys*, 157.

alicerce espiritual freqüentemente viviam orientando-se pela simples crença: "Nasço; vivo; morro". Na melhor das hipóteses, os únicos valores que as crianças vazias de espiritualidade recebem de nossa cultura são o materialismo e a busca de prazer físico. Assim, para essas crianças, os propósitos da existência que mais fazem sentido são "acumular coisas" (tais como poder, posse e posição) e satisfazer os desejos do corpo. Quando esses desejos não são satisfeitos (ou quando são satisfeitos, mas essa satisfação não traz prazer e significado) *e* não existe alicerce espiritual para mitigar a conseqüente sensação de vazio, confusão, frustração ou hostilidade, o resultado pode ser mais do que insalubre; pode ser fatal.

Uma pesquisa realizada pelo psicólogo Andrew Weaver[4] relaciona a experiência religiosa e espiritual ao comportamento e ao desenvolvimento da criança. O pesquisador conclui que um alicerce espiritual ajuda a isolar as crianças dos venenos culturais e sociais da vida moderna. Ele encontrou muitos estudos que documentam como um alicerce espiritual proporciona firmeza e solidez. A crença religiosa nas crianças tem muitos resultados saudáveis, entre eles menor índice de tentativas de suicídio, menos depressão, melhor resposta a traumas e menos abuso de substâncias. Outra pesquisa demonstra que a fé religiosa pode proporcionar às crianças um senso de esperança e um propósito mais elevado na vida.[5] Simplesmente não existe substituto para um alicerce espiritual saudável na vida de uma criança altamente saudável.

Pam e Jim Royal aprenderam isso da maneira mais difícil. Após se casarem, escolheram-me como seu médico de família. O exame inicial que fiz incluiu uma avaliação espiritual, por meio da qual fiquei sabendo

---

[4] Relatado em Andrew WEAVER et al., "An Analysis of Research on Religious and Spiritual Variables in Three Major Mental Health Nursing Journals, 1991-1995", *Issues in Mental Health Nursing* 19 (April 1998): 3:263-76. V. tb. L. S. WRIGHT; C. J. FROST; S. J. WISECARVER, "Church Attendance, Meaningfulness of Religion, and Depressive Symptomatology among Adolescents", *Journal of Youth and Adolescence* 22 (1993): 5:559-68.

[5] Relatado em John C. THOMAS, "Root Causes of Juvenile Violence, Part 2: Spiritual Emptiness", *Citizen Link* (June 1, 1999); pode ser acessado em www.family.org/cforum/research/papers/a0007791.html [consulta em 19/11/2007].

que eles não freqüentavam uma igreja e eram bastante hostis em relação a assuntos espirituais. Jim me disse:

— Não tenho interesse nesses contos de fadas. Estou interessado no que é real.

Mesmo assim, eles sabiam de minha fé e pareciam tolerá-la. Uma vez, Pam me disse:

— Para uma pessoa religiosa, até que o senhor é bem legal!

Durante anos, os Royals estiveram presentes em minhas orações. Fiz o parto dos três maravilhosos filhos deles, mas não pude demovê-los de muitas decisões insalubres. Pam e Jim se dedicavam totalmente a suas carreiras. Viviam em uma das melhores casas da cidade, tinham carros e caminhonetes novos em folha, usavam as melhores roupas e aproveitavam as férias no exterior ou em luxuosos cruzeiros — e deixavam seus filhos em escolinhas durante muitas horas nos dias de semana, e com a família ou amigos nos finais de semana.

Às crianças, nada faltava em termos materiais. Nas consultas de acompanhamento, vinham com as roupas mais bonitas e com os melhores brinquedos eletrônicos portáteis. Entretanto, na minha opinião, elas eram privadas de um sólido alicerce emocional, relacional e espiritual. E, como você deve estar percebendo, os lares construídos sem esses alicerces saudáveis desmoronam facilmente.

Os problemas apareceram quando as crianças entraram na adolescência. O menino mais velho, que começara a abusar de álcool ainda pequeno, passou a entrar em brigas e ter ataques de fúria na escola. A menina do meio lutava com uma péssima auto-imagem, afundando-se nas drogas e em aventuras sexuais. A filha mais nova se apaixonou pela cultura gótica e tentou suicidar-se aos 12 anos.

Como os pais reagiram? Simplesmente começaram a comprar mais coisas para os filhos. Enviaram as crianças para caríssimos acampamentos de férias, onde elas interagiam com outros filhos de famílias disfuncionais. Os pais colocaram os filhos em terapias e os fizeram tomar remédios, além de infligir castigos rigorosos, o que produzia raiva e revolta. Eles culpavam a escola, os professores e a mim por não ajudá-los.

Um dia, entretanto, Jim Royal entrou em meu consultório, desolado e quase inconsolável.

— Dr. Walt — disse ele, limpando as lágrimas dos olhos —, arruinei minha vida e minha família. Quero mudar.

— O que aconteceu? — perguntei.

Jim explicou que já havia algum tempo sua vida e seu casamento desmoronavam. Sua família era altamente disfuncional. Os filhos eram violentos, viciados e deprimidos. Ele tinha sucesso profissional, mas lhe faltava satisfação. Pior ainda, ele sentia que sua vida não tinha significado. Todos esses fatores o levaram a aceitar o convite de um amigo para um almoço, no qual um homem de negócios muito bem-sucedido explicou por que os homens precisam construir um alicerce espiritual. Durante a conversa, Jim aprendeu como um relacionamento pessoal com Deus tinha mudado a carreira daquele homem, seu casamento e seu relacionamento com os filhos.

— Não pude evitar de pensar no senhor — explicou Jim. — Por anos e anos, o senhor incentivou Pam e eu a formarmos um alicerce espiritual para nosso casamento e nossos filhos. Algumas vezes, o senhor me deixava furioso quando sugeria isso. Mas eu o vi em sua prática médica e com sua família na comunidade. O senhor tem algo que eu não tenho.

Ele parou por uns momentos e, depois, continuou:

— É hora de eu começar a formar esse alicerce. Só espero que não seja tarde demais.

Naquele mesmo dia, Jim começou a fazer mudanças. Barb e eu nos reuníamos com ele e Pam para discutir algumas das coisas que havíamos aprendido durante nossa jornada espiritual, e ficamos encantados quando o casal começou a freqüentar a igreja conosco. A mudança de atitude e os esforços de Jim e Pam para estabelecer um alicerce espiritual resultaram em muitas mudanças na vida deles e na de seus filhos.

Falando francamente, esse processo não foi fácil. Exigiu muito trabalho. Houve obstáculos e dificuldades. No entanto, devagar e com convicção, Jim, Pam e seus filhos começaram a mudar de forma notável. Quando me aposentei para assumir meu trabalho junto do *Focus on the Family*, toda a família compareceu à minha festa de despedida. Foi muito emocionante. Senti-me tão abençoado por ter sido um instrumento de Deus na notável transformação daquela preciosa família. Antes beirando a destruição e brincando com o mal, eles agora tinham escolhido uma nova direção e estavam verdadeiramente mudados.

Quando Jim soube que eu estava escrevendo este livro, me ligou e disse:

— Walt, conte aos pais que eu gostaria de ter despertado antes! Construir um alicerce é mais fácil se você começa cedo. Para nós, quase foi tarde demais. Se nossos filhos não tivessem visto o pai e a mãe crescendo espiritualmente, se eles não tivessem ouvido nossos pedidos de desculpas por muitos erros, se eles não tivessem testemunhado o nosso "amo se" transformar-se em "amo apesar de" — bem, não sei o que teria acontecido. Nossos filhos estavam à beira de viver uma vida perigosa e até perversa. Nossa família e seu futuro foram realmente resgatados.

DE QUE TIPO DE ALICERCE ESPIRITUAL AS CRIANÇAS PRECISAM?

Sem algum tipo de âncora espiritual, as crianças acabam ficando à deriva em uma sociedade tóxica que não oferece respostas verdadeiras às suas penetrantes perguntas sobre o sentido da vida. É trágico, mas nossa cultura vem-se tornando cada vez mais hostil à religião e às crenças religiosas. Em vez de enfatizar a importância da verdadeira espiritualidade e de uma fé religiosa capaz de mudar vidas, a maioria das instituições culturais hoje deixou de encorajar e apoiar a saúde espiritual. Os acadêmicos denunciaram a verdadeira espiritualidade. Hollywood zombou dela.

O ativismo legislativo e a tirania judicial praticamente a baniram do cenário público.

Em conseqüência, temas espirituais, religiosos e morais foram sumariamente banidos da maioria dos currículos das escolas públicas. Alguns alunos foram impedidos de ler sua Bíblia nas escolas, e grupos de estudantes iniciados em religião foram proibidos de se reunir nas dependências escolares.[6] Algumas escolas públicas americanas têm até receio de afirmar valores universais como respeito, responsabilidade, atenção e honestidade, já que podem ser acusadas de promover os valores de determinada religião.

Ironicamente, a verdadeira espiritualidade — a prescrição que demonstra ser a mais promissora na prevenção e no tratamento da falta de saúde em crianças — é considerada por muitos irrelevante e até prejudicial. Como resultado, muitas crianças não têm um alicerce espiritual em casa. Elas não têm uma âncora espiritual. Estão submersas em uma crise de falta de significado, e têm poucos remédios para livrá-las desse estado.

Há uma boa notícia, contudo. As crianças são ávidas por preencher seu vazio espiritual. Depois das tragédias da escola Columbine e do Onze de Setembro nos EUA, alunos buscaram consolo dirigindo-se a líderes e instituições religiosas. Essas crianças queriam mais do que conforto na hora do luto; elas queriam fé e significado espiritual. Muitas delas descobriram qual era a sua necessidade no contexto de uma história maior e transcendente, que apenas a verdadeira espiritualidade pode oferecer.

Então, o que é a verdadeira espiritualidade? Entre as definições para "espiritualidade" e outras palavras relacionadas (tais como fé, moralidade e religião), o conceito de *verdadeira espiritualidade*, ou o que alguns pesquisadores chamam de *espiritualidade intrínseca*, é claramente definido

[6] Relatado em Jeremy Leaming, "Federal Judge Supports Policy That Differentiates between Student Clubs" (April 8, 1999); pode ser acessado em www.freedomforum.org/templates/document.asp?documentID=8638 [consulta em 19/11/2007].

na Bíblia. A verdadeira espiritualidade se distingue da fé, da moralidade e da religião no sentido de implicar um relacionamento autêntico, crescente e pessoal com um Deus pessoal. Esse relacionamento não é restrito por raça, etnia, posição econômica ou classe social. Sempre promove o bem-estar dos outros e do eu. Inclui as crenças e valores segundo os quais um indivíduo vive, e resulta no verdadeiro fruto do Espírito[7] de amor, alegria, paz, paciência, amabilidade, bondade, fidelidade mansidão e domínio próprio.

Não estou sozinho quando reconheço os benefícios da verdadeira espiritualidade para crianças altamente saudáveis. De acordo com muitos pesquisadores, crianças e adultos que têm um alicerce de verdadeira espiritualidade[8] freqüentemente oram, aplicam as verdades bíblicas na vida diária, acreditam que têm um relacionamento pessoal com Deus e praticam o que dizem. Tendem a afirmar[9] que têm um alto nível de satisfação na vida, um profundo senso de bem-estar e felicidade em termos gerais. Esse tipo de espiritualidade está associado a muitos resultados positivos na saúde física, relacional e emocional.

---

[7] Gálatas 5.22,23. Em publicações acadêmicas, chamei isso de *espiritualidade positiva* por causa do impacto positivo que causa nas pessoas, suas famílias e na sociedade. Cf. W. L. LARIMORE; M. PARKER; M. CROWTHER, "Should Clinicians Incorporate Positive Spirituality in Their Practices? What Does the Evidence Say?" *Annals of Behavioral Medicine* 24 (2002): 1:69-73. V. tb. M. R. CROWTHER et al., "Rowe and Kahn's Model of Successful Aging Revisited: Positive Spirituality — The Forgotten Factor", *The Gerontologist* 42 (2002): 5:613-20.

[8] Relatado em Harold G. KOENIG; Michael E. MCCULLOUGH; David B. LARSON, *Handbook of Religion and Health* (New York: Oxford University Press, 2001), 78-94.

[9] V. Barna Updates, "People's Faith Flavor Influences How They See Themselves" (August 26, 2002); pode ser acessado em www.churchsolutionsmag.com/hotnews/28h30112452.html [consulta em 19/11/2007]. Apesar de vilipendiados publicamente, a maioria dos evangélicos tem uma auto-imagem saudável. Os evangélicos são quase universalmente "felizes" (99%) e foram de longe o segmento que se declarou mais satisfeito com sua vida atual (91%). Além disso, os evangélicos são os que têm menos tendência a dizer que se sentem "sozinhos" (8%), "com dívidas sérias" (9%) ou "esgotados" (16%).

Minha descoberta da verdadeira espiritualidade

Meus irmãos e eu crescemos com pais que nos levavam à igreja quase todos os domingos. Eu ajudava no altar e freqüentava os acampamentos da igreja. Embora eu aprendesse muito sobre religião, não tinha um relacionamento pessoal com Deus. Percebi isso pela primeira vez na faculdade, quando comecei a lutar com o sentido da vida e minha impertinente sensação de falta de significado.

Alguns rapazes do grêmio estudantil diziam ter encontrado significado, alegria e satisfação por meio de um relacionamento pessoal com Deus, por meio de Jesus Cristo. Eu nunca tinha ouvido nada disso! Um dia, pedi a meu amigo Rich que me falasse mais sobre esse relacionamento com Deus. Ele me explicou que todos os seres humanos cometem erros; fazem coisas erradas que depois desejam desfazer, ou cometem erros que depois desejam nunca ter feito. Eu me identificava com aquilo! O problema era que as coisas erradas, os lapsos e as ações desonestas em meu passado me punham numa posição em que eu estava separado de Deus e não podia ter um relacionamento pessoal com ele. Quando Rich disse isso, eu soube em meu coração que era verdade.

Entretanto, quase como se estivesse lendo meus pensamentos, Rich me disse que Deus também me amava profundamente e, por causa desse amor, ele tinha enviado Jesus Cristo — seu Filho — para viver uma vida perfeita e sem males e morrer na cruz por todos os males que *eu* havia causado. Rich explicou que a morte de Jesus pagou a penalidade que Deus exigia pelos meus erros — passados e futuros. Ele me disse que eu nunca poderia possuir isso, nem nunca o mereceria; era simplesmente uma dádiva de Deus.

Se eu aceitasse essa dádiva, Rich explicou, Deus perdoaria todos os males que eu tinha causado. Minha vida poderia começar de novo, com um relacionamento pessoal com Deus que resultaria em amor, alegria, paz, paciência, amabilidade, bondade, fidelidade, mansidão e domínio próprio. Pode acreditar, essas eram as coisas de que eu precisava mais desesperadamente.

Por fim, Rich explicou que eu poderia começar esse relacionamento a qualquer hora que eu quisesse. Tudo o que eu precisava fazer era ter uma conversa particular com Deus. Rich disse que eu apenas precisava admitir para Deus que eu tinha feito coisas erradas e que eu sabia que não tinha um relacionamento pessoal com ele. Rich disse-me, então, que pedisse a Deus que me perdoasse, de modo que assim eu pudesse iniciar um novo relacionamento com ele.

Naquela noite, apaguei a luz do meu quarto e fiz uma oração parecida com esta: "Querido Deus, eu sei que não tenho vivido minha vida para você. Sei que fiz muita coisa errada em minha vida. Estou pedindo que me perdoe de todos os males que fiz. Acredito que você mandou seu Filho, Jesus, para morrer por mim na cruz e pagar por todas as minhas maldades. Quero abandonar minha natureza corrupta e segui-lo. Convido você a entrar em meu coração e em minha vida. Em nome de Jesus, Amém".

Não houve fogos de artifício, e não ouvi nenhum coro de anjos. Eu apenas adormeci. No entanto, mantive meu compromisso com Deus de ler sua Palavra (a Bíblia) e conversar com ele todos os dias.

Minha vida nunca mais foi a mesma. Meus problemas não desapareceram num passe de mágica. Como você, também tenho de lidar com os desafios e tribulações da vida diária, mas esse relacionamento pessoal com Deus me trouxe alegria, paz e uma profunda satisfação com a vida. Sou uma pessoa diferente e um médico diferente. Tornei-me um marido melhor e um pai muito melhor. Minha fé me deu força, mas o melhor de tudo é que eu tenho certeza de que, quando enfrentar a morte, vou passar a eternidade no céu com meu Criador.

Entretanto, nem todos os alicerces espirituais são iguais. Pesquisas demonstram que diferentes tipos de alicerce espiritual têm efeitos diferentes. Considere os seguintes dados:

- Certos tipos de fé e espiritualidade, crenças e atividades religiosas podem até prejudicar a nossa saúde. Chamo isso de *espiritualidade (ou religiosidade) negativa*. A religião que separa as pessoas da comunidade ou da família, encoraja devoção e obediência cegas a um único líder carismático ou promove a cura religiosa que não tem como fundamento cuidados médicos baseados em pesquisas científicas, por exemplo, tende a afetar a saúde de forma adversa. Pode até evitar que crianças (e adultos) se tornem altamente saudáveis.
- O modo de praticarmos nossa espiritualidade afeta nossa saúde. Pesquisas revelam que os benefícios da espiritualidade são menos significativos quando as pessoas simplesmente seguem as regras da tradição religiosa ou usam a religião de forma utilitária ou em benefício próprio. Pesquisadores chamam essa prática de *espiritualidade extrínseca*. As pessoas que apenas freqüentam os cultos e programas em sua comunidade religiosa tendem a sentir uma fé externa que tem menor probabilidade de estar associada a resultados positivos em termos de saúde.
- A religião que incentiva uma espiritualidade verdadeira, positiva e intrínseca tende a ser altamente saudável, em oposição à religião que é negativa ou incentiva apenas uma espiritualidade extrínseca. Isso ajuda a explicar por que a verdadeira espiritualidade é uma força tão poderosa na regulação de comportamentos. Um indivíduo que busca uma espiritualidade verdadeira atua de acordo com um sistema de valores morais que resulta tipicamente em comportamentos positivos ou saudáveis.

Consideremos mais uma vez o massacre de Columbine, e veremos um dramático exemplo da diferença entre a verdadeira espiritualidade e a espiritualidade extrínseca. De acordo com seus amigos e parentes, a estudante Cassie Bernall[10] estava caminhando para o "lado tenebroso". Segundo relatos, ela andava perturbada e arredia, brincando de bruxaria e ficando cada vez mais isolada. Sem ter uma espiritualidade verdadeira, ela tentava preencher o seu vazio espiritual com uma espiritualidade falsa e sombria. Seu caminho para baixo foi, entretanto, impedido por uma conversão espiritual dois anos antes do massacre. Sua nova fé, que nasceu de uma verdadeira espiritualidade, resultou em mudanças dramáticas em sua vida, que a afastaram de um caminho potencialmente destrutivo.

Evidentemente, a dramática mudança de Cassie, saindo da escuridão espiritual para a luz, que incluiu oração e leitura da Bíblia, tinha enfurecido Eric Harris e Dylan Klebold. Aproximando-se dela, um deles perguntou:

— Você acredita em Deus?

— Sim — respondeu Cassie.

— Por quê? — perguntou ele de novo.

No entanto, antes de conseguir responder, Cassie levou um tiro na cabeça.

A história dessa moça mostra o poder que um alicerce espiritual tem de ajudar a ancorar a vida de uma criança e transformá-la radicalmente, tornando-a altamente saudável. Os assassinos dela, em contrapartida, estavam profundamente imersos em um tipo diferente de espiritualidade. Eles abraçavam os elementos obscuros do nazismo e do niilismo de Nietzsche, além de consumirem filmes, *videogames* e músicas que tinham como tema a morte.

O alicerce espiritual que ajudamos nossos filhos a estabelecer é o principal motivador que lhes permite resistir ao mal e escolher um comportamento saudável. Como toda pessoa é criada para ter um relacionamento saudável com Deus, é impossível para uma criança tornar-se altamente

---

10 Cf. Matt Labash, "Do You Believe in God? Yes", *The Weekly Standard* 32 (May 10, 1999), 23.

saudável sem um sólido alicerce espiritual. Cabe a nós, na qualidade de pais, ajudar a estabelecer esse alicerce. Se não fizermos isso, as conseqüências podem ser muito graves.

Um alicerce de verdadeira espiritualidade está associado a muitos resultados saudáveis em termos físicos, emocionais e relacionais. Fico fascinado com o enorme número de estudos científicos que demonstram que as pessoas que têm um alicerce espiritual lidam melhor com doenças físicas e mentais. Já foi demonstrado[11] que pessoas com maior envolvimento religioso têm menos depressão e se recuperam mais rapidamente que as pessoas com menor envolvimento religioso. Embora um alicerce espiritual não garanta a saúde física, o impacto de uma fé espiritual sólida, orações devotas e socialização religiosa tem conseqüências amplas que são, acredito, subestimadas em grande medida. Aparentemente,[12] as crenças espirituais e a oração ajudam os pacientes — crianças ou adultos — a enfrentar melhor a doença, o que resulta em menos estresse, ansiedade e depressão e em maior apoio social. Esses efeitos neutralizam as várias mudanças psicológicas associadas ao estresse que podem atrapalhar a cura. Uma pesquisa[13] demonstrou que o envolvimento religioso está relacionado a um sistema imunológico mais forte, pressão sangüínea mais baixa, níveis menores de hormônios que causam estresse e maior sobrevida. No caso de um trauma ou doença catastrófica, uma pessoa com um alicerce de verdadeira espiritualidade em geral se recupera melhor e é mais capaz de lidar com uma situação de não-melhora.

Você se lembra de Daryl, o menino com câncer terminal sobre o qual escrevi no Capítulo 1? Um dia, quando conversávamos, eu perguntei:

---

[11] Relatado em A. W. Braam et al., "Religious Involvement and Depression in Older Dutch Citizens", *Social Psychiatry and Psychiatric Epidemiology* 32 (1997): 284-91. V. tb. A. W. Braam et al., "Religion as a Cross-Cultural Determinant of Depression in Elderly Europeans: Results from the EURODEP Collaboration", *Psychological Medicine* 31 (2001): 803-14.

[12] M. M. Poloma & B. F. Pendleton, "The Effects of Prayer and Prayer Experiences on Measures of General Well-Being", *Journal of Psychology and Theology* 19 (1991): 71-83.

[13] Relatado em Koenig; McCullough; Larson, *Handbook of Religion and Health*, 78-94, 382-97.

— Daryl, o que deixa você mais feliz?

Eu imaginava que ele fosse responder algo como uma supersorveteria ou um encontro com as personagens de Disney, ou qualquer outra coisa parecida.

Ele respondeu, todo compenetrado:

— É poder conversar com Deus em oração.

Eu sorri e perguntei:

— Ele também conversa com você?

Daryl me olhou como se eu fosse um monstro de duas cabeças:

— Claro! Ele conversa comigo em meus pensamentos. Ele conversa comigo nas minhas cirurgias e tratamentos. Ele me pega no colo quando eu choro. Ele sempre está comigo.

Fiquei pasmo diante da fé daquele sábio garotinho.

Daryl, então, ergueu os olhos para mim e perguntou:

— Dr. Walt, sabe o que me deixa triste?

— O quê, Daryl? — perguntei.

— Ver meninos e meninas aqui que não conhecem Deus — que não sabem que o céu será muito mais legal do que aqui.

O alicerce espiritual de Daryl proporcionou a ele incríveis recursos que o ajudaram a lidar com seu câncer. Na verdade, suas altamente saudáveis rodas da saúde emocional, relacional e espiritual o tornaram mais altamente saudável que a maioria dos pacientes que eu conheci durante meus mais de vinte anos de prática médica.

COMO NUTRIR A SAÚDE ESPIRITUAL DE NOSSOS FILHOS

Na qualidade de pai, quero cumprir a função que Deus me atribuiu de educar meus filhos para que eles possam ter o alto nível de saúde espiritual demonstrado por Daryl. Com base em muitos anos de experiência profissional, eu sei que a maioria dos pais deseja o mesmo. Fiz o parto de mais de 1.500 bebês, e posso contar nos dedos de uma mão as mães grávidas que, durante a gravidez, não pensaram em assuntos espirituais. Quando uma mãe sente o bebê se mexer dentro de sua barriga, quando um pai sente pela primeira vez o chute de seu bebê na barriga da mãe, quando os pais e irmãos vêem pela primeira vez a imagem do bebê no exame de ultra-som, quase sempre ficam intimidados. É profundo o momento em que percebemos o milagre da vida crescendo no útero — com um efeito às vezes aterrador, outras vezes estimulante, mas sempre incrível e misterioso. Quase sempre, sentimos que algo divino está acontecendo. Muitas vezes, escutei os pais exclamando "Oh, meu Deus!" ao olhar seu bebê na tela do ultra-som. Eles expressavam seu reconhecimento subconsciente de que algo muito especial tinha acontecido — a criação de uma nova vida —, e isso dirigia seus pensamentos para um plano espiritual.

A Bíblia explica por que nós reagimos assim:

> [...] pois o que de Deus se pode conhecer é manifesto entre eles, porque Deus lhes manifestou. Pois desde a criação do mundo os atributos invisíveis de Deus, seu eterno poder e sua natureza divina, têm sido vistos claramente, sendo compreendidos por meio das coisas criadas.[14]

Verdadeiramente, o nascimento de uma criança nos torna conscientes de Deus. Para garantir que meus pacientes — pais e futuros pais — entendessem a importância de construir um alicerce espiritual saudável para seus filhos, eu conversava com eles sobre isso. Eu os encorajava a analisar sua saúde espiritual e decidir como iriam transmitir uma espiritualidade saudável, verdadeira e intrínseca a seus filhos. Ainda hoje, divulgo a mesma mensagem — por meio de meus livros, no rádio e na televisão, e em minhas palestras.

---

[14] Romanos 1.19,20 (*The Message*, tradução livre).

Entretanto, fico penalizado quando ouço falar dos muitos pais que fazem pouco ou nada para construir um alicerce espiritual para seus filhos. Uma pesquisa em nível nacional realizada em 2002 nos EUA[15] perguntou aos pais se eles acreditavam que a fé religiosa era importante. Um surpreendente índice de 93% dos pais sentiam que a fé religiosa era "importante" ou "absolutamente essencial"; apenas 53%, entretanto, sentiam que estavam conseguindo construir um alicerce espiritual para seus filhos.

É triste, mas muitos pais acreditam que seus filhos vão "encontrar" a espiritualidade de que necessitam por si mesmos. Nada poderia estar mais distante da verdade. Uma pesquisa mostra que é cada vez mais difícil influenciar as crianças em termos espirituais à medida que elas crescem. Um alicerce espiritual estabelecido na infância tem muito mais probabilidade de persistir na idade adulta. Por exemplo, o pesquisador George Barna[16] demonstrou que um jovem que não tenha sido encaminhado para um relacionamento pessoal com Deus antes de 14 anos tem uma probabilidade muito pequena de desenvolver esse relacionamento. De acordo com a pesquisa de Barna, as crianças entre 5 e 13 anos têm uma chance de 32% de desenvolver um relacionamento pessoal com Deus; jovens entre 14 e 18 anos têm uma probabilidade de 4%; adultos desde os 19 anos até a morte têm uma probabilidade de 6%.

Na minha opinião, não restam dúvidas de que um alicerce espiritual é mais facilmente construído e nutrido em uma idade tenra. Até mesmo crianças muito pequenas entendem a verdade espiritual melhor do que imaginamos. É nosso privilégio e nossa responsabilidade, na qualidade de pais, estabelecer um forte alicerce espiritual para nossos filhos.

---

15 Relatado em Steve Farkas; Jean Johnson; Ann Duffett, *A Lot Easier Said Than Done: Parents Talk about Raising Children in Today's America* (New York: Public Agenda, 2002), 39.

16 Relatado em Barna Updates, "Teens and Adults Have Little Chance of Accepting Christ as Their Savior" (November 15, 1999).

Dose de sabedoria

Na criação dos filhos, o maior mito é o que afirma que eles devem ser livres para escolher seu sistema de crença. Isso é o mesmo que lançar um barco ao mar sem leme.

William Sears, médico pediatra

TREINAMENTO ESPIRITUAL: TAREFA DOS PAIS

É tentador deixar que outros — pastores de jovens, pastores, sacerdotes, professores da escola bíblica — dêem a nossos filhos um treinamento espiritual. Muitos pais acreditam que, se deixarem seus filhos em uma igreja ou sinagoga para receberem treinamento espiritual de um ministro religioso ou um leigo comprometido, as crianças vão "dar certo". Isso pode acontecer, mas com quase toda a certeza não será tão eficaz quanto a situação em que os pais assumem essa responsabilidade atribuída por Deus. Os ministros religiosos podem até ter mais conhecimento das coisas espirituais do que um pai ou uma mãe típicos, mas não têm — nem se espera que tenham — o comprometimento de coração que os pais têm com seus filhos. O ministro religioso médio nunca terá a qualidade e quantidade de tempo que os pais devem despender a seus filhos. Uma comunidade de fé pode complementar o alicerce espiritual estabelecido em casa, mas não pode substituí-lo!

Além disso, como pais, somos responsáveis pelo modo de alimentar nossos filhos espiritualmente. Não vamos apresentar-nos diante do Senhor e dizer: "Foi culpa do pastor, ou do professor de Bíblia [ou...] de meus filhos que eles não tiveram um alicerce espiritual". Os filhos são dádivas que Deus nos concede, e é nossa tarefa cuidar deles — o que inclui estabelecer seu alicerce espiritual. Não há dúvida! Deus nos deu uma responsabilidade séria: Phillip Johnson,[17] diretor executivo do *Grace to You*,[18] capta o sentimento de muitos pais quando observa em um ensaio publicado *on-line*: "Os pais cristãos, em sua maioria, admitem sentir-se intimidados diante da pesada responsabilidade que as Escrituras atribuem a nós. Nossa tarefa é definida em termos simples por passagens como [...] Efésios 6.4: 'criem-nos [a seus filhos] segundo a instrução e o conselho do Senhor'. O entendimento de nosso dever solene de pais *deve* provocar certo grau de temor e tremor". Apesar da seriedade de nossa responsabilidade, Johnson oferece um grande encorajamento: "Mas, também, isso não precisa paralisar-nos. Ensinar a verdade espiritual a nossos filhos é uma alegria. Ninguém é mais receptivo, mais ávido de aprender ou mais confiante que uma criança. A probabilidade é de que você nunca encontrará discípulos mais interessados do que seus filhos".

A Bíblia nos instrui a ensinar aos filhos a verdade espiritual, e nunca dá a entender que as crianças não são capazes de compreender a verdade de Deus. Johnson[19] descreve as crianças como

> mais bem equipadas atualmente para assimilar verdades espirituais do que serão quando ficarem mais velhas. É por isso que Jesus pedia uma fé infantil: "Digo-lhes a verdade: Quem não receber o Reino de Deus como uma criança, nunca entrará nele".

É impossível exagerar a importância de os pais não só ensinarem, mas praticarem a fé espiritual — servindo, assim, como modelos —, bem como estarem dispostos a ser ensinados por seus filhos. Pais que praticam sua fé de coração muito mais provavelmente terão filhos que fazem o mesmo. Jim e Pam Royal, de quem falei anteriormente, ilustram isso. Pam ti-

---

17 Phillip R. Johnson, "Teaching Your Children Spiritual Truth" (1996), 1; o artigo pode ser acessado em www.gty.org/~phil/articles/children.htm [consulta em 19/11/2007].

18 *Grace to You* é um programa de rádio comandado por John MacArthur, americano que é escritor e ministro evangélico [N. do T.].

19 Johnson, "Teaching Your Children Spiritual Truth", 2.

nha sentido que seus filhos precisavam de algum tipo de alicerce espiritual. Portanto, apesar das viagens e atividades de final de semana do casal que os impediam de ir à igreja, Pam às vezes mandava seus filhos para a igreja com as pessoas que tomavam conta deles. Quando as crianças eram pequenas, elas freqüentavam a escola bíblica de férias em uma igreja da cidade. Quando Pam percebeu que essas atividades religiosas não estavam alterando o curso da vida de seus filhos, que cada vez mais piorava, ela abandonou as coisas espirituais e a igreja.

Tudo mudou quando Pam se comprometeu pessoalmente em um relacionamento pessoal com Deus. Quando *ela* começou a orar por seu marido e seus filhos, quando *ela* começou a ler a Bíblia diariamente, quando *ela* começou a freqüentar a igreja, quando a vida *dela* começou a mudar espiritualmente de dentro para fora, seus filhos foram mais profundamente influenciados do que ela jamais poderia ter esperado. À medida que ela e Jim mudavam para melhor, seus filhos também passaram a desejar aquelas mudanças espirituais em sua vida.

A experiência dos Royals de atuar como modelos de uma verdadeira espiritualidade para seus filhos é uma lição que a Bíblia tem proferido há séculos. Moisés entendeu claramente a importância de atuar como modelo para o ensino espiritual. Observe como ele claramente enfatiza que a responsabilidade por construir o alicerce espiritual de nossos filhos está em nós, seus pais:

> Ouça, ó Israel: O SENHOR, o nosso Deus, é o único SENHOR. Ame o SENHOR, o seu Deus, de todo o seu coração, de toda a sua alma e de todas as suas forças. Que todas estas palavras que hoje lhe ordeno estejam em seu coração. Ensine-as com persistência a seus filhos. Converse sobre elas quando estiver sentado em casa, quando estiver andando pelo caminho, quando se deitar e quando se levantar. Amarre-as como um sinal nos braços e prenda-as na testa. Escreva-as nos batentes das portas de sua casa e em seus portões.[20]

[20] Deuteronômio 6.4-9.

Essa passagem foi um verdadeiro guia para Barb e para mim. Nela, aprendemos a lição de que *nós* — e ninguém mais — éramos as pessoas que Deus queria para ensinar a verdade espiritual a nossos filhos. O primeiro estabelecimento de ensino religioso deles deveria ser a *nossa casa*; não a igreja. É importante orar com nossos filhos todas as noites; é mais importante ainda viver e ensinar a eles a verdade espiritual durante todo o dia. Referências a Deus e expressões de nossas crenças espirituais devem permear nossa conversa e nossas interações com nossos filhos. Deve ficar óbvio que nosso amor por Deus é a prioridade máxima em nossa vida.

O dr. James Dobson[21] não poupa palavras quando enfatiza a importância de ensinar uma verdade espiritual a nossos filhos:

> O motivo dessa responsabilidade tão importante é que o mundo dará a seus filhos mensagens muito diferentes nos dias que virão. O mundo irá levá-los ao inferno se sua influência não for contrabalançada por um firme alicerce espiritual em casa. Essa é uma tarefa diante da qual não podemos ficar apáticos.

Nossos esforços para ensinar e viver nossa fé na presença de nossos filhos têm muito mais impacto do que podemos imaginar. Barb e eu tivemos um vislumbre disso quando nossa família passou um Dia de Ação de Graças em Washington, visto que Kate desenvolvia uma atividade na Casa Branca como estagiária. O jantar de Ação de Graças foi no enorme e luxuoso salão da Union Station. Como sempre, cada um mencionou coisas pelas quais se sentia agradecido. Por algum motivo, Kate e Scott, já na faculdade, começaram a mencionar lembranças importantes da infância. Com lágrimas nos olhos, Barb e eu ficamos de mãos dadas ouvindo aquelas palavras que nos deixavam imensamente felizes, felizes como eles não poderiam imaginar.

---

21 James C. Dobson, Ph.D., *Complete Marriage and Family Home Reference Guide* (Wheaton: Ill.: Tyndale, 2000), 218.

Mais tarde, naquela noite, Barb me perguntou se eu tinha notado "quantas daquelas lembranças envolviam a igreja ou as atividades espirituais de nossa família".

De repente eu percebi. "Sim!", exclamei. Estabelecer um alicerce espiritual saudável durante a infância provavelmente formará crianças altamente saudáveis. E o estabelecimento do alicerce espiritual de uma criança começa, acima de tudo, com a saúde espiritual de seus pais. Naquela noite, Barb e eu discutimos algumas das coisas que tínhamos intencionalmente feito para proporcionar a Kate e Scott um alicerce espiritual.

COMO ESTABELECER O ALICERCE ESPIRITUAL DE SEU FILHO

Acreditamos que você pode tomar medidas importantes para estabelecer o alicerce espiritual de seu filho. Vou indicar algumas para você à medida que concluo este capítulo.

Faça o balanceamento da sua roda espiritual

Estou convencido de que Deus quer que nós, na qualidade de pais, sejamos tão saudáveis quanto possível em termos físicos, emocionais, relacionais e espirituais. Ele quer que tenhamos relacionamentos saudáveis com as outras pessoas. Acima de tudo, quer que tenhamos um relacionamento saudável com ele. A melhor forma que eu conheço para uma pessoa tornar-se altamente saudável é desenvolver uma verdadeira espiritualidade, o que resulta na forma mais duradoura e importante de saúde e vitalidade.

Então, como está sua roda espiritual? Está completamente inflada e perfeita em termos de alinhamento e balanceamento? Ou será que ela está um pouco murcha? Talvez há muito tempo você não faça a manutenção, e ela tenha ficado avariada em virtude dos pregos que você encontrou na estrada da vida. Ou talvez, após um exame cuidadoso, você perceba que vem andando com o estepe após jogar a roda espiritual no porta-malas!

Estudos médicos demonstram claramente que a tensão espiritual pode afetar negativamente a saúde física, emocional e relacional. A tensão ou crise espiritual ocorre quando as pessoas não conseguem encontrar significado, esperança, satisfação, amor, paz, consolo, força e conexão em sua vida. Também ocorre quando existe conflito entre suas crenças e o que está acontecendo em sua vida. Portanto, se sua roda está um pouco murcha ou desalinhada, ou se você precisa apenas de uma manutenção de rotina, recomendo este teste desenvolvido por George Barna.

As perguntas nessa lista destinam-se a ajudar você a determinar como está sua jornada espiritual. Com base em duas décadas de pesquisas realizadas sobre o desenvolvimento e a plenitude espiritual, as perguntas enfocam fatores críticos relacionados à saúde espiritual. Embora nenhum instrumento de avaliação possa determinar com precisão todas as dimensões de sua vida espiritual, suas respostas dão uma idéia de sua condição espiritual. Ao fazer o teste, seja honesto. O valor da avaliação está em ajudar você a identificar pontos fortes e fracos, que poderão orientá-lo a uma jornada espiritual mais focada e significativa.

AVALIAÇÃO DA JORNADA ESPIRITUAL DE BARNA

Desenvolvido e fornecido por George Barna, Barna Research Group, Ltd., Ventura, Califórnia.

Como você avalia sua freqüência nessas atividades e hábitos?

1 = Nunca
4 = Freqüentemente
2 = Raramente
5 = Sempre
3 = Ocasionalmente

1. Você mantém um alto nível de respeito, adoração, humildade e gratidão a Deus — em reconhecimento à sua superioridade e perfeição. ______
2. Você efetivamente partilha a substância de sua fé com pessoas que têm um interesse nela. ______
3. Você ora pelas necessidades e pelo futuro de outras pessoas. ______
4. As escolhas que você faz e as decisões que você toma baseiam-se em princípios e valores espirituais. ______
5. Suas palavras e seu comportamento agradam a Deus. ______
6. Quando você ora, fala com Deus e também o escuta. ______
7. O culto não é apenas um evento do qual você participa — você tenta viver sua vida como um ato de adoração a Deus. ______
8. Você se considera moral e espiritualmente responsável por outras pessoas que o conhecem e se interessam por você. ______
9. Você oferece seu tempo, suas habilidades e seu dinheiro em sacrifício para o benefício dos necessitados. ______
10. Você combate a injustiça e a desigualdade. ______
11. Você se esforça para viver de acordo com a "Regra de Ouro" — amar os outros como quer que os outros amem você. ______
12. Suas atitudes, valores e pensamentos agradam a Deus. ______

Total ____________

Faça a soma. Uma pontuação de 48 ou mais indica que você provavelmente é saudável em termos espirituais; uma pontuação de 24 ou menos indica que você talvez não seja espiritualmente saudável.

Sua pontuação no teste surpreendeu você? Se foi menor do que você esperava ou queria, pense em duas ou três coisas que você pode fazer, desde já, para melhorar sua saúde espiritual. A saúde de seus filhos e de seus futuros netos depende disso. Se você não consegue pensar em nada que pode fazer, marque um encontro com um conselheiro espiritual que possa ajudar você nessa área. Ou examine o livro *Os 10 hábitos das pessoas altamente saudáveis*, onde eu sugiro medidas que podem ser tomadas para calibrar as rodas física, emocional, relacional e espiritual. Você pode pedir um exemplar no *site* www.editoravida.com.br.

Ensine diariamente a verdade espiritual a seus filhos

Cabe a você servir à sua família uma porção saudável de ensinamento espiritual diariamente. Em alguns dias, você pode servir uma porção pequena — ou grande —, mas as crianças precisam da Palavra de Deus todos os dias. Seus filhos terão muito menos probabilidades de crescer e amadurecer espiritualmente se você não os alimentar. Será que você está confiando em "especialistas espirituais" para alimentar seus filhos? Ou você está supondo que as crianças acabarão adquirido a verdade espiritual quando crescerem? Ou você as tem orientado para um tempo diário de adoração em família e leitura da Bíblia, que ajudarão você a atingir seu objetivo?

Construir o alicerce espiritual de seus filhos não precisa — e não deve — ser enfadonho. A verdade espiritual pode ser ensinada com canções e histórias. O tempo de oração antes das refeições em família e na hora de dormir comunica a crença e a prática espiritual. Adore em família. Programe um tempo para ler a Bíblia em família, da mesma forma que você programa os horários de banho ou de dormir. Existem muitos recursos maravilhosos para pais que desejam ajudar seus filhos a formar um forte alicerce espiritual.

Caixa de recursos **Dicas úteis**

Nenhuma criança é pequena demais para aprender com o livro mais importante da História. Para ajudar na comunicação da mensagem bíblica a seus filhos, incluí aqui ótimas sugestões da autora e mãe Lynne Thompson.[1]

- *Estabeleça uma rotina para a leitura da Bíblia.* Tente reservar aproximadamente o mesmo período de tempo todos os dias, talvez após o café da manhã ou antes do lanche.
- *Cante canções divertidas.* Canções sobre a Bíblia em fitas ou CD podem ajudar você a começar. Não se envergonhe de bater palmas e pular.
- *Leia uma Bíblia para crianças.* Use uma Bíblia para crianças pequenas ou com base em figuras. Conte histórias curtas. Algumas crianças gostam de segurar a Bíblia enquanto os pais lêem. Usar um fantoche para contar a história é sempre uma atração a mais.
- *Acrescente mais materiais.* Livros para colorir com motivos bíblicos são uma ótima maneira de partilhar uma história. Talvez você queira usar livros para as horas de lazer que trazem histórias espirituais.
- *Inclua a vida real.* Se a história bíblica contém algum objeto que você tem em casa, use-o. Apoios visuais tornam a história real para a criança. Se você está lendo sobre a arca de Noé, retire as almofadas do sofá para improvisar um barco, e traga para ele todos os bichos de pelúcia.

---

1 Lynne M. Thompson, "Five Minutes with the Bible"; pode ser acessado em www.focusonyourchild.com/faith/art1/A0000273.html [consulta em 19/11/2007].

- *Pratique a memorização de versículos.* Para crianças mais velhas, escolha um versículo da Bíblia e o repita todos os dias até que seu filho o memorize. Pratique permitindo que a criança complete uma palavra que você suprimiu. Recompense com um adesivo, e em seguida passe para outro versículo.
- *Torne fácil o ato de orar.* No início, você tem de apresentar como modelo uma oração simples. Por exemplo: "Obrigado, Deus, pelo Sol. Obrigado pelo dia de hoje. Amém". Depois de um tempo, pergunte a seu filho se existe algo que ele gostaria de pedir em oração.
- *Seja paciente.* O tempo de leitura da Bíblia terá, às vezes, de ser reduzido porque a criança está com sono ou porque o dia foi difícil. O objetivo é manter o compromisso de proporcionar à criança uma rotina bíblica tão positiva quanto possível. Acabará sendo parte da rotina de seu filho dizer: "Vamos nos divertir com Deus!".

Ore por seu filho e sua família; ore também com eles

Em *The Successful Child* [A criança bem-sucedida], William Sears,[22] pediatra e especialista em educação de crianças, escreve:

> Muitos pais dedicam grande esforço para moldar o desenvolvimento intelectual, emocional e físico de seus filhos, mas evitam ensinar a espiritualidade. Dessa forma, estão negligenciando um fator fundamental para o sucesso. A oração também torna a crença mais real e molda a identidade de uma família.

[22] William Sears, M. D. & Martha Sears, R. N., *The Successful Child: What Parents Can Do to Help Kids Turn out Well* (New York: Little Brown and Company, 2002), 201-7.

A oração em família, afirma Sears, ensina a nossos filhos aquilo em que acreditamos. A oração também "ensina empatia", observa ele, "especialmente quando irmãos oram um pelo outro".

Não posso estar mais de acordo. Pais amorosos que são espiritualmente saudáveis nem tentariam educar seus filhos sem orar por eles e também com eles regularmente. Como é possível observar pelas histórias que conto sobre mim mesmo, nem sempre sou o melhor pai ou companheiro. Isso aconteceu mais vezes do que eu gostaria de admitir. Como pai, cometi grandes erros. Entretanto, acredito que as orações de Barb e minhas por nós mesmos, um pelo outro e pelos nossos filhos, são um dos instrumentos mais importantes que temos como pais.

Barb e eu conhecemos Kate e Scott melhor do que ninguém no mundo, e por isso somos os melhores candidatos a orar pelas necessidades deles. Nossas orações sistemáticas representam para eles um incrível encorajamento e conforto. O dr. James Dobson[23] expressa a importância de educar filhos com orações de forma mais eloqüente do que eu consigo. Ele escreve:

> Tudo o que fazemos durante esses anos básicos da criação dos filhos deve ser banhado em orações. Não existe conhecimento suficiente [...] para assegurar o resultado de nossa responsabilidade de pais sem a ajuda divina. É arrogância pensar que podemos conduzir nossos filhos por meio dos campos minados de uma sociedade cada vez mais acometida pelo mal [...] A oração é a chave de tudo.

Envolva sua família em uma comunidade de fé

Os pais ensinam melhor a espiritualidade a seus filhos quando praticam e também ensinam princípios espirituais, e fazem isso junto com a

---

[23] Dr. James DOBSON, Ph.D., *Bringing Up Boys: Practical Advice and Encouragement for Those Shaping the Next Generation of Men* (Wheaton, Ill., Tyndale, 2001), 253.

presença e o cuidado de uma comunidade de fé maior. O envolvimento em uma comunidade de fé pode proporcionar benefícios comprovados para a saúde espiritual:

- Crianças que freqüentam a igreja[24] quando pequenas tendem a continuar freqüentando regularmente os cultos quando atingirem a maioridade (61%).
- Cerca de dois em cada três adultos (63%) que eram levados à igreja quando crianças levam seus filhos também, mas apenas um em cada três adultos (33%) que não eram levados à igreja quando crianças levam seus filhos.
- Em comparação aos que não freqüentaram a igreja, adultos que freqüentaram a igreja quando crianças tendem duas vezes mais a ler a Bíblia durante uma semana comum e têm quase 50% a mais de chance de orar a Deus durante uma semana comum.
- Robert Putnam[25] escreve: "As comunidades de fé nas quais as pessoas adoram juntas são, com certeza, o mais importante repositório de capital social nos EUA".
- A participação regular em uma comunidade de fé é uma prática altamente saudável em termos sociais. Putnam observa que as pessoas que participam regularmente dos cultos[26] e dizem que a religião é muito importante para elas tendem muito mais que outras pessoas a visitar amigos, receber pessoas em casa e participar de reuniões de clubes, bem como a pertencer a vários grupos e organizações. Além disso, afirma Putnam, as pessoas que

[24] Relatado em Barna Updates, "Adults Who Attended Church as Children Show Lifelong Effects" (November 5, 2001); pode ser acessado em http://www.barna.org/FlexPage.aspx?Page=BarnaUpdate&BarnaUpdateID=101 [consulta em 19/11/2007].

[25] Robert D. PUTNAM, *Bowling Alone: The Collapse and the Revival of American Community* (New York: Simon and Schuster, 2000), 66.

[26] Observado em PUTNAM, *Bowling Alone,* 67.

freqüentam a igreja regularmente conversam com 40% mais pessoas durante o dia do que as que não freqüentam.

Prepare seus filhos para fazer diferença no mundo em que vivem

Quando penso no potencial das crianças que são altamente saudáveis em termos espirituais, penso logo em Daryl, o menininho que conheci na associação Give Kids the World.[27] Sua roda física estava ficando mais murcha por causa do câncer que dominava seu corpo, mas sua roda espiritual estava totalmente cheia e balanceada. Aprecio muito as lições que ele sem querer deu a um jovem médico de família sobre ser altamente saudável. Ele foi um exemplo vivo do que a Bíblia diz: "O exercício físico é de pouco proveito; a piedade, porém, para tudo é proveitosa, porque tem promessa da vida presente e da futura".[28]

A "piedade" de Daryl, ou seu alicerce espiritual, deu-lhe um grande prognóstico para sua vida e também para a vida que ele teria depois. Embora sua vida física devesse ser curta, seu relacionamento pessoal com Deus era um tremendo recurso para ele e sua família. Quando nós, pais, construímos um alicerce espiritual saudável para nossos filhos, isso não beneficia apenas a eles: beneficia a comunidade e a cultura também. Os capítulos seguintes enfocarão o envolvimento de seus filhos em atividades adequadas na comunidade, e também o cultivo de seu crescimento e maturidade. Um alicerce espiritual saudável é importantíssimo quando eles saírem para o mundo.

---

27 Trata-se de uma organização sem fins lucrativos que proporciona a crianças que têm doenças terminais diversão em vários parques infantis, além de proporcionar hospedagem para os acompanhantes [N. do T.].

28 1Timóteo 4.8.

Capítulo 9

Conectar-se à comunidade

Barb e eu sempre gostamos de visitar zoológicos famosos. Um dia, visitamos um zôo muito interessante e assistimos a apresentações dos animais amestrados. Um dos espetáculos mais impressionantes foi o de uma enorme águia que havia sido treinada para voar sem amarras pela arena aberta. Um treinador descreveu como essa águia tinha sido expulsa de seu ninho por um tiro de espingarda quando ainda era filhote. Quando pessoas que percorriam uma trilha encontraram o bichinho, ele estava cego de um olho e tinha uma perna e uma asa quebradas. Levaram a ave até o zoológico para que cuidassem dela.

A ave ficou curada, mas aleijada, e não poderia sobreviver num ambiente selvagem. Os treinadores queriam que ela fosse tão saudável quanto possível, e por isso ela precisava aprender a voar. O interior de uma gaiola era muito pequeno para que ela fizesse seus treinos de vôo, mas, se ela ficasse solta ao ar livre e fosse embora voando, morreria.

Assim, quando a águia era pequena, os treinadores começaram o processo de deixá-la sair da gaiola com uma correia presa à perna. Ela conseguia esticar e bater as asas. Ela aprendeu a pular, andar e voar ainda amarrada à correia. À medida que crescia, os treinadores foram aumentando a extensão da correia e ao mesmo tempo ensinando a ave a responder a sinais feitos com as mãos. Eles a ensinaram a tomar decisões sobre como e onde voar. Depois, quando ela estava pronta, deixaram a ave voar no espaço aberto sem correia alguma.

É claro que eles correram riscos. A águia poderia ter voado para longe. Se tivesse feito isso, provavelmente não sobreviveria por muito tempo. No entanto, como tinha sido "bem criada" e aprendido a confiar em quem cuidava dela, a ave escolheu voltar para eles. Como os treinadores se dispuseram a ensiná-la a voar — dando-lhe, em seguida, a liberdade para realmente fazer isso —, ela teve uma vida muito mais longa e sadia do que teria uma águia engaiolada.

Depois do espetáculo, Barb e eu comentamos que a águia simbolizava o modo como queríamos educar Kate e Scott. Queríamos ensiná-los a voar, a interagir com sucesso com o mundo em volta deles. Um dia, precisaríamos deixá-los ir — não cedo demais, mas na hora certa. Quando os deixássemos livres, eles iriam decidir como e para onde voar. Nosso trabalho era prepará-los para esse vôo.

CRESCENDO ALÉM DA FAMÍLIA

Por mais importante que seja a família para o desenvolvimento de uma criança, os filhos não ficam em casa para sempre — e não devem mesmo ficar. Os filhos devem crescer e sair para o mundo, preparados para ser jovens adultos altamente saudáveis — em termos físicos, emocionais, relacionais e espirituais. Portanto, é nossa tarefa como pais formar nossos filhos para que cada um deles descubra seu destino individual e aprenda a interagir positivamente no mundo ao seu redor. Vamos examinar como deve ser esse processo de orientar nossos filhos em suas interações com os outros, para que eles possam aprender a voar livremente.

A transição da família para o mundo externo começa quando a criança ainda é bem pequena. Quando seus filhos são ainda bem novos, é tarefa sua escolher as crianças e os adultos com quem eles vão interagir. Também precisamos escolher cuidadosamente quem vai cuidar deles em nossa ausência. À medida que os filhos vão amadurecendo, alongamos a correia e os orientamos e aconselhamos sobre a escolha de amigos e mentores. Conforme as decisões deles ficam cada vez mais independentes, finalmente chegamos a um ponto em que soltamos a correia e permitimos que nossos filhos tomem as próprias decisões sobre como e com quem se relacionar. Uma vez que essas decisões afetam a saúde deles de várias maneiras, é importante abordar esse aspecto da educação dos filhos com muito cuidado.

Durante os anos em que trabalhei como médico, observei que os pais tendem a cometer um de dois erros possíveis. Ou eles mantêm a correia muito curta, ou a soltam cedo demais. As crianças que ficam muito presas podem tentar soltar-se da correia em acessos de revolta. Da mesma forma, não ter correia alguma — ou ter a correia muito longa — pode impedir que as crianças experimentem a proteção e a orientação dos pais. Ambos os erros trazem danos para as crianças.

É claro que não existem regras fixas e imutáveis sobre como aumentar ou soltar a correia. Cada criança é única, e nossa educação deve ser diferente para cada filho. Os treinadores da águia tiveram de conscientizar-se desses erros também. Manter a águia amarrada por muito tempo ou soltá-la cedo demais teria posto a ave em risco e poderia tê-la levado a se machucar ou até a morrer precocemente.

Carl e Andee eram alunos de faculdade no final da década de 1960. Os pais deles tinham nascido na época da Grande Depressão americana e eram rigorosos disciplinadores que batiam em seus filhos quando furiosos. Os moços foram presos a uma correia muito, muito curta. Assim que puderam, fugiram e juraram que criariam seus filhos de maneira diferente daquela em que tinham sido criados.

Depois de um tempo prolongado de revolta que incluiu um mergulho na revolução sexual e o uso de drogas, os dois resolveram casar. Eles não sabiam direito por que fervorosos detratores da sociedade como eles tinham decidido curvar-se diante dessa instituição social, mas mesmo assim casaram.

Logo tiveram três filhos. Tive o privilégio de fazer o parto de cada criança, uma experiência acompanhada por flores, aromaterapia e música *New Age*. Atendi cada criança nas visitas de acompanhamento pediátrico e também quando ficavam doentes. Contudo, por mais que eu tentasse, eu não conseguia convencer Carl ou Andee a usar um pouco de disciplina. Autoridade e regras eram execradas por eles.

— Não vamos fazer isso — exclamou Andee para mim um dia. — A disciplina só nos fez mal, e nós *não* vamos machucar nossos filhos.

Infelizmente, eles não conseguiram perceber quanto *estavam* machucando seus filhos. Menos de uma década depois, após sofrerem três terríveis rebeliões adolescentes — o que incluiu um filho lutando contra a dependência das drogas e uma filha que foi mãe solteira —, Andee me procurou em meio a uma depressão profunda. Eu lhe expliquei seu diagnóstico e suas opções de tratamento. Ela parecia anestesiada. Olhou para a janela por uns momentos, depois me encarou, e lágrimas escorriam de seus olhos.

— Dr. Walt — confessou —, eu queria que Carl e eu tivéssemos sido pais melhores.

Eu segurei a mão dela, e meus olhos também se encheram de lágrimas.

— Andee, que tal começarmos de novo, a partir de hoje?

Ela sorriu e apertou minha mão. Não pude deixar de pensar em quanto daquele sofrimento poderia ter sido evitado.

ENSINANDO NOSSOS FILHOS A ACATAR E RESPEITAR A AUTORIDADE

Crianças que não respeitam ou não acatam a autoridade estão destinadas a uma vida difícil. A não ser que seus filhos aprendam a se submeter à autoridade adequada, eles não poderão ser altamente saudáveis, já que não estarão equipados para interagir de forma satisfatória em grupos ou na sociedade como um todo. Quando nós, pais, ensinamos nossos filhos, em tenra idade, a reagir à autoridade adequada, estamos preparando-os para seus futuros papéis como maridos e esposas, empregados, empregadores, cidadãos e líderes.

Bons hábitos como a obediência e o respeito pela autoridade não são naturais nas crianças. Exigem muito treinamento. As crianças naturalmente resistem e desobedecem à autoridade. Que criança, por exemplo, precisou ser ensinada a dizer não? Se formos honestos, nós, adultos, também resistimos à autoridade. Entretanto, a maioria dos hábitos, valores (ou princípios morais) e crenças das crianças tendem a seguir aquilo que os pais praticam. Quando as crianças observam que seus pais não conseguem "praticar o que pregam", ou que "pregam uma coisa e praticam outra", elas tendem a incorporar os comportamentos observados em sua vida.

Eu gostaria que vocês conhecessem Abbie, Darla e Corrie, filhas de dois de nossos amigos mais próximos. Essas jovens mulheres estão entre as minhas favoritas. Eu as conheci quando eram muito pequenas e acompanhei com interesse seu crescimento e desenvolvimento através da infância, adolescência e anos de faculdade, até que elas se soltassem no mundo. Até hoje, quando conversamos pessoalmente ou por telefone, elas sempre recheiam a conversa com expressões como "sim, senhor", ou "não, senhor".

Quando eram pequenas, seus pais as ensinaram a respeitar e acatar a autoridade, um comportamento que elas observavam nas interações dos pais com outras pessoas. A mãe e o pai entendiam que o amor deve ser equilibrado com o estabelecimento de limites. O amor por uma criança fortalece a aceitação e a valorização. Os limites fortalecem a responsabilidade e o respeito pela autoridade. Amor incondicional e regras sensatas são fundamentais para a saúde emocional, relacional e espiritual de uma criança. Ter um desses dois elementos ou ambos em medida excessiva ou escassa pode causar desequilíbrio.

Se existe algo que me entristece quando penso nessas três jovens, com certeza é o fato de elas serem únicas. Embora seu comportamento fosse o padrão para as crianças três décadas atrás, atualmente ele é incomum, quando não raro. A cultura contemporânea parece estar regredindo ao permitir que as crianças se revoltem contra uma autoridade "boa", concedida por Deus. Nossos filhos escutam que, desafiando essa autoridade, eles poderão encontrar sua liberdade, significado, satisfação e independência. Isso não é verdade, porém. Desafiar a autoridade não é saudável para indivíduos e não é bom para a sociedade.

Por que acatar e respeitar a autoridade é essencial para a maturidade e a saúde de uma criança? Acredito que é porque o Criador nos fez dessa maneira. Nosso Criador nos deu um manual de operações — a Bíblia —, e esse manual nos ensina com clareza que é altamente saudável para meninos e meninas (e também para homens e mulheres) obedecer à autoridade:

> Todos devem sujeitar-se às autoridades governamentais, pois não há autoridade que não venha de Deus; as autoridades que existem foram por ele estabelecidas. Portanto, aquele que se rebela contra a autoridade está se colocando contra o que Deus instituiu, e aqueles que assim procedem trazem condenação sobre si mesmos.[1]

A filosofia do "quero o que quero quando quero" prejudica e pode até destruir os indivíduos e seus relacionamentos. Em contraste com essa filosofia, a Bíblia diz: "Obedeçam aos seus líderes e submetam-se à autoridade deles [...] para que o trabalho deles seja uma alegria e não um peso, pois isso não seria proveitoso para vocês".[2] Respeitar e acatar a autoridade concedida por Deus é saudável para o indivíduo, e traz alegria para os outros.

Como Barb e eu nos guiamos pelas instruções da Bíblia, ensinar Kate e Scott a respeitar e acatar a autoridade *determinada por Deus* foi muito mais importante para nós do que apenas ensiná-los a obedecer cegamente a qualquer autoridade. O modo mais simples de ensinar isso é dizer a eles que a autoridade "ruim" ou "perigosa" ordenaria o que Deus proíbe ou

---

1 Romanos 13.1,2.

2 Hebreus 13.17.

proibiria o que Deus ordena. Queríamos que eles soubessem que era certo responder com um enfático não quando alguém lhes dissesse para fazer o que a Bíblia — ou nós — tínhamos ensinado a eles que não deve ser feito. Queríamos que eles soubessem que, se alguém lhes dissesse que *não* fizessem o que é ensinado na Bíblia, eles deveriam resistir àquela autoridade. Queríamos que eles tivessem um parâmetro moral e ético — uma autoridade definitiva — com o qual eles pudessem comparar exigências e comandos.

Então, como os pais podem ensinar o respeito pela autoridade? Comece cedo! Atribua a seus filhos responsabilidades que tenham real valor. Atribuindo a Kate e Scott tarefas importantes e ensinando a eles como cumpri-las, Barb e eu demonstramos que o trabalho deles era valorizado e essencial. (Evitávamos usar a palavra *obrigações*, porque sentíamos que ela possuía uma conotação negativa.) Começamos atribuindo a eles responsabilidades como guardar os brinquedos e colocar a roupa suja no cesto na idade de 2 ou 3 anos. Aos 4 e 5 anos, eles tinham a responsabilidade de guardar as roupas lavadas, pendurar as toalhas depois de tomar banho, arrumar a mesa e tirá-la após o jantar. À medida que ficavam mais velhos, continuamos ensinando-os a fazer mais, e confiávamos em que eles cumpririam suas responsabilidades.

Especialistas em desenvolvimento infantil dizem que as crianças desenvolvem habilidades físicas, intelectuais, emocionais e relacionais à medida que adquirem autoconfiança e competência no desempenho de responsabilidades cada vez mais complexas. Assim, quando Kate e Scott cumpriam suas tarefas com sucesso, nós nos voltávamos para parabenizá-los e agradecer-lhes. De tempos em tempos, oferecíamos uma recompensa por um trabalho especialmente bem executado. Sentíamos que era crucial reconhecer o bom trabalho deles como uma importante contribuição, além de expressar isso na frente um do outro e também diante de pessoas que eram modelos, como vizinhos, avós, pastores de jovens ou professores. Trabalhando para que Kate e Scott fizessem bem as coisas e elogiando-os com freqüência, praticamente podíamos ver a confiança deles crescer.

Esperávamos que Kate e Scott aprendessem a superar quaisquer obstáculos que se interpusessem no caminho para a realização de tarefas que lhes tinham sido atribuídas. Não permitíamos que eles se desculpassem por não realizar um trabalho de acordo com as instruções dadas. É claro que eles podiam pedir mais explicações quando não entendiam como realizar determinado trabalho. Também esperávamos que eles agissem imediatamente, com alegria e diligência, logo que uma responsabilidade lhes fosse atribuída.

Ensinar aos nossos filhos rotinas regulares, entre elas o desempenho de tarefas domésticas, bem como seguir — nós mesmos — essas rotinas, é uma ótima maneira de estabelecer diretrizes familiares sólidas para períodos de trabalhar e de brincar. Quando acrescentamos porções generosas de encorajamento, não estamos apenas formando crianças mais saudáveis; estamos também construindo lares mais saudáveis e felizes.

Caixa de recursos ***Dicas úteis***

Treinar por meio da responsabilidade

Aqui estão algumas medidas que os pais podem adotar no processo de atribuir responsabilidades aos filhos (adaptadas de "Good Home Habits Taught Early On Have Long-Term Benefits" [Bons hábitos domésticos ensinados desde cedo trazem benefícios a longo prazo]):[1]

- Faça uma lista, atribua tarefas e siga o que você determinou. Atribuir tarefas domésticas estabelece um senso de trabalho em equipe e participação.

[1] Adaptado de ARA Content, "Good Home Habits Taught Early On Have Long-Term Benefits"; pode ser acessado em www.pioneerthinking.com/homehabits.html [consulta em 19/11/2007].

- Desenvolva um programa semanal para as crianças e os pais. É crucial que cada pessoa tenha um papel ativo e um senso de pertencimento em relação ao lar.
- Permita que as crianças usem a criatividade em seu trabalho, especialmente se elas oferecerem sugestões. Em geral, existe mais de uma maneira de realizar uma tarefa específica.
- Trabalhe lado a lado com seus filhos sempre que possível. É uma grande oportunidade de passar tempo juntos *e* ter tarefas cumpridas! Uma boa ética de trabalho pode ser aprendida desde tenra idade.
- Deixe que seus filhos imitem você. Encoraje-os a participar das mesmas experiências e atividades em que você está envolvido, mesmo se for algo simples, como usar o telefone ou escovar os cabelos.
- Passe mais tempo em casa ou perto de casa. Quando os filhos aprendem a brincar e trabalhar em casa desde pequenos, mais tarde eles valorizam o lar como um porto seguro.
- Recompense o trabalho bem-feito. Reconheça e elogie o bom trabalho desempenhado pelos seus filhos, deixando claro que ele representa uma contribuição importante.

ENSINANDO NOSSOS FILHOS A RESPEITAR AS DIFERENÇAS QUE FAZEM DE CADA INDIVÍDUO UM SER ÚNICO

À medida que as crianças se aventuram no mundo, elas encontram pessoas que têm aparências, atitudes, palavras e crenças diferentes das pessoas que elas conhecem. Isso pode ser bastante perturbador. Pode levar as crianças a fazer julgamentos críticos ou injustos sobre os outros, julgamentos que podem afetar negativamente seus relacionamentos ao longo da vida. Nunca é cedo ou tarde demais para encorajar seus filhos a aceitar e respeitar os outros.

Pesquisas demonstram que crianças entre as idades de 2 e 5 anos percebem as diferenças de gênero, cultura, aparência física e funcionamento. A curiosidade delas as leva a fazer perguntas como: "Por que a pele dela é tão escura?" ou "Por que ele fala esquisito?". As crianças rapidamente absorvem as atitudes positivas ou as reações negativas assumidas pelos membros da família em relação a essas diferenças. Elas também incorporam as reações de outros adultos que são importantes em sua vida. Permita-me citar um exemplo.

Jantando na casa de amigos, uma menina de 5 anos se aproximou da mãe e cochichou no ouvido dela: "Mamãe, aquela mulher não tem boas maneiras!".

Surpresa porque "aquela mulher" era uma octogenária inglesa muito educada e fina, a mãe perguntou:

— Por que você está falando isso?

Num tom de aversão, a menininha cochichou:

— Olha como ela usa o garfo!

— Você está certa — respondeu a mãe. — Ela não usa o garfo como nós, mas isso é porque ela viveu grande parte de sua vida em um país diferente, e lá as pessoas agem diferente à mesa. Ela está seguindo exatamente os hábitos que aprendeu quando era pequenininha.

— Ah, eu não sabia que havia diferença — respondeu a garota.

Em pouco tempo, a menina e "aquela mulher" tornaram-se grandes admiradores uma da outra.

Se queremos que nossos filhos gostem de si próprios, apreciem sua singularidade e valorizem a diversidade entre as pessoas e culturas, devemos aprender a ajudá-los a resistir a preconceitos baseados em gênero, raça, deficiência, cultura ou classe social. Esses preconceitos podem criar sérios obstáculos a um desenvolvimento saudável. A fim de ser altamente saudáveis, nossos filhos devem aprender a interagir de forma justa e produtiva com diferentes tipos de pessoas.

Na qualidade de pais, devemos enfrentar e mudar nossas atitudes preconceituosas a fim de encorajar o crescimento de nossos filhos. Não basta esconder nossos sentimentos negativos ou esperar que nossos filhos não percebam. Evitando, podemos na verdade estar ensinando nossos filhos que algumas diferenças não são aceitáveis. Nessa área, como em muitas outras, o que *fazemos* faz toda a diferença.

Quando Kate e Scott estavam na escola fundamental, houve um jantar em que discutimos sobre um dos seus amigos judeus. À medida que conversávamos, Barb e eu ficamos surpresos com as percepções imprecisas que nossos filhos tinham dos judeus. Também era alarmante o grau de desconhecimento deles sobre as raízes judaicas de nossa herança cristã. Assim, decidimos celebrar os feriados judaicos durante todo o ano. Naquele ano, passamos a entender, pelo menos um pouco, algumas características cruciais da fé judaica. Nesse processo, nossa fé se fortaleceu. Não apenas a visão de nossos filhos sobre o judaísmo mudou, mas também nossa própria visão mudou!

Caixa de recursos **Dicas úteis**

Ensinando respeito por nossas diferenças

Vivemos em uma sociedade onde existem muitos preconceitos; portanto, precisamos combatê-los de forma ativa. Aqui estão algumas sugestões oferecidas pela National Association for the Education of Young Children [Associação Nacional para a Educação de Crianças Pequenas],[1] que ajudarão você a ensinar e demonstrar respeito pelos outros na vida cotidiana.

[1] Adaptado de National Association for the Education of Young Children, "Teaching Young Children to Resist Bias" (1997); pode ser acessado em https://www.magellanassist.com/mem/library/default.asp?TopicId=189&CategoryId=0&ArticleId=188 [consulta em 19/11/2007].

- Não demonstre nenhum preconceito injusto em relação a amigos, médicos, professores e outros prestadores de serviço que você escolher, ou nas lojas ou estabelecimentos que você freqüenta.
- Lembre-se de que o que você faz é tão importante quanto o que você diz.
- Ensine a seus filhos que a aparência de uma pessoa nunca é um motivo aceitável para provocá-la ou rejeitá-la. Interfira imediatamente se você ouvir ou observar seu filho comportando-se dessa maneira.
- Fale em termos positivos sobre as características físicas e a herança cultural de cada criança. Ajude as crianças a aprender as diferenças entre sentimentos de superioridade e arrogância e sentimentos de auto-estima e orgulho por sua herança pessoal.
- Proporcione oportunidades para que as crianças interajam com outras crianças racial ou culturalmente diferentes delas. Inclua nas suas atividades em família pessoas portadoras de deficiência.
- Ouça com respeito as perguntas das crianças sobre as diferenças que elas observam e responda a elas com o mesmo respeito. Não ignore as perguntas, nem mude de assunto, nem demonstre que é ruim perguntar essas coisas.
- Dê às crianças recursos para que possam enfrentar aqueles que agem contra elas movidos de preconceitos.
- Utilize imagens precisas e justas em vez de estereótipos e ajude seus filhos a pensar criticamente sobre o que eles vêem em livros, filmes, cartões, histórias em quadrinhos, propagandas e programas de TV.
- Transmita às crianças a noção de que situações injustas *podem* ser alteradas e encoraje-as a tomar atitudes.

ENSINANDO NOSSOS FILHOS A CONTRIBUIR COM O MUNDO À SUA VOLTA

Já lhe aconteceu de ouvir uma sugestão que imediatamente fez você pensar: "Como não pensei nisso antes?". Foi isso o que me aconteceu quando Barb pensou em uma maneira de ajudar Kate (então com 10 anos) e Scott (7 anos) a se doarem aos outros — e, no processo, obter um renovado senso de propósito.

— Querido — disse-me ela —, eu gostaria que as crianças estivessem conosco quando formos trabalhar naquela clínica para os sem-teto.

Foi uma idéia brilhante!

Barb e eu ajudamos no estabelecimento de uma clínica médica semanal para pessoas sem residência fixa e sem assistência médica que viviam em nossa cidade. Foi uma extensão de nossa sopa comunitária, apoiada pelas igrejas locais. Médicos e enfermeiras se ofereceram como voluntários para examinar pacientes, a associação dos médicos doou dinheiro para remédios de baixo custo, e os hospitais ofereceram os serviços necessários — tudo isso sem custo algum para os pacientes.

Barb e eu ficamos surpresos quando levamos Kate e Scott até a clínica. Eles imediatamente se ofereceram para ajudar com o trabalho administrativo. Conversaram e riram com os pacientes. Kate foi uma excelente ouvinte, e Scott, um conversador de primeira. Os pacientes freqüentemente comentavam como era importante para eles se sentirem aceitos e estimados por crianças pequenas.

Não somente Kate e Scott conseguiram fazer diferença na vida de outras pessoas; seu trabalho voluntário mudou a visão que eles tinham de si próprios. Eles viram que podiam fazer diferença na vida de outras pessoas. Também perceberam como nossa família era abençoada em termos de saúde e recursos materiais.

A experiência de nossa família não é única.[3] De acordo com especialistas, encorajar as crianças a contribuir em sua comunidade de forma significativa é uma das sugestões mais saudáveis que os pais podem fazer. As crianças têm a vantagem de sentir compaixão por pessoas necessitadas e acreditar que, se elas ajudarem os outros, os outros irão ajudá-las. Além disso, as crianças querem fazer algo por uma causa em que acreditam.

As famílias — e até mesmo as crianças — têm o poder de fazer enorme diferença na vida dos outros e transformar o mundo num lugar melhor. Quando a família faz um trabalho voluntário, as crianças aprendem sobre valores essenciais e conquistam um senso de responsabilidade em relação a outras pessoas da comunidade. E o voluntariado vai além de ensinar as crianças a perceberem as necessidades dos outros. Também as ajuda a não pensar tanto nas próprias preocupações. Oferecendo seu tempo, seus dons e talentos aos outros, as crianças se tornam mais capazes de encarar os problemas de uma outra perspectiva.

Infelizmente, muitos pacientes que conheci em minha clínica estavam ocupados demais com seus compromissos profissionais para trabalhar voluntariamente por outras pessoas. Uma das razões mais comuns para não fazer trabalho voluntário é que os pais não querem roubar tempo de sua convivência em família. No entanto, você sabia que o exatamente oposto se aplica? Fazer trabalho voluntário com seus filhos fortalece sua família. Vocês fazem juntos algo que é positivo, obtendo um senso partilhado de propósito e missão. Em resumo, compartilhar de uma experiência de voluntariado positiva e feliz é uma das coisas mais gratificantes que sua família pode fazer.

Cada vez mais pessoas estão percebendo isso. Sheryl Nefstead,[4] professora associada do Cooperative Extension Service da Universidade de Minnesota, identificou o voluntariado em família como uma tendência

[3] Coletado de Youth Service America, "Facts and Figures on Youth and Volunteering"; pode ser acessado em www.ysa.org/nysd/statistics.html [consulta em 19/11/2007].

[4] Citado em Marilyn Gardner, "Volunteering — A Family Affair", *Christian Science Monitor* (1995); pode ser acessado em www.volunteerinfo.org/famvol.htm [consulta em 19/12/2007].

na década de 1990. Ela afirmou: "As pessoas estão tentando enfatizar a união familiar e estão buscando meios de ajudar os jovens a ter um senso de esperança e satisfação". Na verdade, uma pesquisa realizada em 1994 pelo Instituto Gallup[5] relatou que mais de um terço dos lares americanos afirmaram que fazer trabalho voluntário em família era parte de sua vida. As atividades de voluntariado mais comuns são ajudar pessoas idosas, trabalhar em programas para jovens, participar de programas religiosos ou da igreja, contribuir com programas esportivos e escolares, tomar parte em programas ambientais e trabalhar para os sem-teto.

O resultado é que doar-se aos outros por meio de trabalho voluntário é altamente saudável para seus filhos. Ao que parece, melhora sua saúde emocional e relacional. Jovens que fazem trabalho voluntário apenas uma hora por semana[6] têm 50% menos chance de abusar de drogas, álcool e cigarros ou engajar-se em comportamentos destrutivos — portanto, têm mais chances de ir bem na escola, formar-se, votar e dedicar-se a atividades filantrópicas. As crianças também reconhecem os benefícios do trabalho voluntário. Nos EUA, o voluntariado é tão bem conceituado entre os adolescentes que eles o põem entre as três principais atividades (juntamente com cuidar do meio ambiente e ter uma alimentação saudável) classificadas como "descoladas". Um relatório do Search Institute publicado em 1995[7] constatou que 55% das crianças que faziam trabalho voluntário disseram que essa atividade lhes mostrou como é bom ajudar outras pessoas e quanto mais pode ser realizado quando pessoas trabalham juntas em equipe.

Todas as evidências parecem convergir: um projeto de voluntariado em família é uma das formas mais eficazes de reforçar os importantes

---

[5] Gallup International Institute, "Family Volunteering: A Report on a Survey" (Princeton: Georg H. Gallup Institute, June 1994); pode ser acessado em www.volunteerinfo.org/famvol.htm [consulta em 19/11/2007].

[6] Coletado de Youth Service American, "Facts and Figures on Youth and Volunteering".

[7] Relatado em Jennifer GRIFFIN-WIESNER, "Youth See Benefits of Serving Others", Youth Update newsletter (May 1995); pode ser acessado em www.search-institute.org/archives/ysboso.htm [consulta em 19/11/2007].

princípios de cooperação, trabalho em equipe e respeito — que são, todos eles, necessários para que nossos filhos interajam de forma positiva com o mundo ao seu redor.

Dose de sabedoria

Não se esqueçam de fazer o bem e de repartir com os outros o que vocês têm, pois de tais sacrifícios Deus se agrada.

HEBREUS 13.16

ENSINANDO NOSSOS FILHOS A CONSTRUIR ÓTIMOS RELACIONAMENTOS

Ensinar a nossos filhos virtudes, tais como o respeito pela autoridade e o respeito pelos outros, e ensinar-lhes a importância de fazer uma contribuição positiva para o mundo são princípios essenciais para uma criança altamente saudável e uma sociedade altamente saudável. No entanto, uma vida altamente saudável envolve muito mais do que um comportamento adequado; também exige relacionamentos adequados.

Os amigos de nossos filhos terão, e provavelmente já tiveram, enorme impacto em todos os aspectos da vida deles. Fazer amigos é uma das primeiras maneiras pelas quais as crianças aprendem a interagir com pessoas fora da família. Por meio de suas amizades, as crianças sentem pela primeira vez o que significa ser parte de uma comunidade maior. Essa experiência pode ser altamente saudável ou totalmente desprovida de saúde.

Os amigos podem fazer diferença entre a criança ser saudável e sentir-se só e desconfortável perto de outras. Bons amigos podem oferecer conforto durante tempos difíceis e juntar-se à celebração nos momentos felizes. Os benefícios de amizades positivas aparecem logo cedo na vida de uma criança. Um número cada vez maior de pesquisas demonstra que as habilidades sociais e as amizades são tão importantes quanto as habilidades acadêmicas para a saúde futura de uma criança. Uma criança que começa a escola maternal[8] e tem um amigo em sua classe, por exemplo, se ajusta melhor à escola do que uma criança que não começa a escola maternal tendo um amigo. Uma criança que continua mantendo amizades à medida que avança o ano escolar gosta mais da escola, e aquelas que fazem novos amigos na escola têm progresso mais acentuado no desempenho escolar.

As crianças que não têm amigos ou que são várias vezes rejeitadas por seus pares podem rapidamente desenvolver o que os especialistas em desenvolvimento infantil chamam de "círculo de rejeição".[9] Uma pesquisa mostra que as crianças que se sentem rejeitadas por seus pares têm mais chances de desenvolver sérias dificuldades emocionais, relacionais e espirituais no futuro. Por exemplo, elas tendem a sentir-se mais insatisfeitas consigo mesmas e com seus relacionamentos. Tendem mais que outras crianças a ter fortes sentimentos de solidão e insatisfação social, níveis mais baixos de auto-estima e depressão. Se você se sente tentado a pensar que as amizades de seu filho não têm tanta importância, considere esta história de um amigo meu:

> Ainda me lembro da quinta série da escola. Posso ver as crianças jogando bolas vermelhas, rindo em grupinhos. E eu ali, sozinho. Eu não tinha muitos amigos, e aqueles que eram meus amigos também eram "rejeitados" — o menino com orelhas grandes, o menino pesado. Não importava que eu fosse um bom aluno. Eu não tinha coordenação motora suficiente para ser bom nos esportes, e eu não conseguia me entrosar nas "panelinhas".
>
> Se isso me machucava? Pode apostar que sim. Eu tentava me aproximar deles algumas vezes, mas quando sempre zombam de você e o excluem, ou quando você é o último escolhido para um time, você só quer se esconder.

---

8 Relatado em G. W. Ladd, "Having Friends, Keeping Friends, Making Friends, and Being Liked by Peers in the Classroom: Predictors of Children's Early Adjustment?" *Child Development* 61 (1990): 1.081.

9 Relatado em J. G. Parker & S. R. Asher, "Peer Relations and Later Personal Adjustment: Are Low-Accepted Children at Risk?" *Psychological Bulletin* 102 (1987): 357.

Eu ficava furioso e desejava ter amigos como quase todo mundo. Eu ficava me perguntando o que estava errado comigo.

Finalmente, tomei uma decisão que mudou minha vida. Eu olhava as crianças no pátio da escola e pensava: "Vocês acham que eu não sou nada, mas isso não é verdade. Vou mostrar a vocês que sou alguma coisa". E eu vivi daquela forma por um tempo considerável, mesmo após ter-me formado na faculdade com distinção — ainda provando para aquelas crianças do pátio da escola que eu tinha valor.

Eu queria que as coisas tivessem sido diferentes. Eu queria ter tido mais bons amigos durante a escola fundamental e média. Eu queria ter dito aos meus pais o que estava acontecendo. Mas eu não sabia o que fazer; eu com certeza não sabia o que sei agora sobre a importância da amizade na vida das crianças. Fico feliz por não ter feito a escolha oposta e pensado: "Tudo bem, vocês estão certos, eu não tenho valor algum". Se eu tivesse feito isso, minha vida poderia ter tomado um rumo muito diferente.

Contundente, não é mesmo? A rejeição pelos pares é um indício de que haverá problemas futuros, como abandono da escola, delinqüência juvenil e problemas de saúde mental. O abandono da escola é um resultado especialmente freqüente,[10] com cerca de 25% das crianças que não são aceitas deixando a escola, em comparação com a marca de 8% registrada pelas outras crianças.

As crianças que não constroem amizades parecem ter algo em comum: uma grande porcentagem delas não tem habilidades de interação positiva, tais como ser cooperativo, pronto a ajudar e atencioso com os outros. Minha suspeita é de que essas crianças não desenvolveram algumas das habilidades e hábitos que já discutimos aqui. Elas não foram treinadas para "voar" sozinhas. Acredito que não apenas é possível, mas também necessário ensinar a essas crianças modos mais saudáveis de interagir com os outros.

---

10 Relatado em Parker & Asher, "Peer Relations and Later Personal Adjustment: Are Low Accepted Children at Risk?", 357.

Randy era um paciente meu de 5 anos, hiperativo, enérgico e altamente criativo. Sua mãe estava preocupada com o modo de ele interagir com outras crianças e com sua falta de amigos. Minha suspeita era de que Randy nunca tinha sido ensinado a interagir com os outros e tinha pais que também não possuíam essas habilidades. Então, recomendei à mãe de Randy que eles procurassem um especialista em relacionamento infantil que eu sabia que consideraria a situação do ângulo familiar, e não apenas do ângulo da criança. Eu sabia que seria mais fácil para os pais "levarem Randy para ver o especialista" do que admitir que eles mesmos precisavam de aconselhamento.

Vários meses mais tarde, a mãe de Randy veio ao meu consultório. Durante a consulta, perguntei sobre o menino. Ela corou.

— Dr. Larimore — começou ela —, tenho vergonha de admitir, mas à medida que fazíamos o aconselhamento, meu marido e eu descobrimos que o problema de Randy éramos nós! Percebemos que as interações negativas de Randy com as crianças — sua falta de disposição para cooperar e ajudar os professores — se deviam ao fato de ele não ter observado interações positivas em casa.

Por dentro, eu sorri. Randy era mais um exemplo de criança sem saúde que simplesmente precisava ser ensinada e treinada por pais altamente saudáveis.

É claro que nós, pais, não podemos criar ou manter amizades por nossos filhos, mas com certeza podemos apoiar e incentivar o processo. Crianças pequenas freqüentemente fazem amizade com crianças que moram nas redondezas, que freqüentam a mesma escolinha ou escola bíblica, ou que são filhas dos amigos de seus pais. Portanto, pais de crianças pequenas devem proporcionar oportunidades suficientes para que seus filhos se encontrem com outras crianças.

À medida que as crianças crescem, a intensidade e a importância de suas amizades mudam. Na escola fundamental, as crianças tendem a se agrupar por sexo — uma prática normal, já que meninos e meninas brincam de formas diversas nessa idade, apreciando jogos e atividades diferentes. Os meninos gostam de brincar fazendo algazarra e em grupos grandes, enquanto as meninas formam grupos menores em torno de atividades partilhadas. Nessa idade, embora nossos filhos ainda dependam de nós para muita coisa, eles estão começando a desenvolver uma identidade fora da família.

Como pai ou mãe, você pode notar que seu filhinho "independente" continuará vindo para dentro pegar um copo de água ou perguntar se você viu o que ele fez — ou talvez apenas para fazer uma pergunta. Ele ainda depende muito da mãe e está apenas certificando-se de que ela está por perto e se preocupa com ele.

Durante os últimos anos da escola fundamental, as crianças começam a desenvolver amizades sólidas com um grupo particular de colegas. Em geral, esses grupos, são definidos por personalidades que combinam bem — crianças tranqüilas se agrupam, ou crianças que gostam de praticar esportes podem formar grupos. Algumas vezes, esses grupos são criados por uma atividade que as crianças partilham. É freqüente que as crianças escolham atividades extracurriculares com base no que os amigos estão fazendo.

Nesse estágio, seus filhos dependem menos de você, e será preciso fazer mais perguntas para saber como eles estão se saindo. O tempo de preparação para o jantar ou as discussões em família na hora das refeições podem proporcionar ótimas oportunidades para fazer perguntas abertas que incentivam as crianças a falar sobre o que estão pensando e fazendo. Você pode perguntar: "Como foi jogar com as outras crianças hoje?" ou "Como você se sentiu quando tirou A na prova de ortografia?".

Se seu filho tem dificuldades para fazer ou encontrar amigos, procure grupos ou atividades em que ele possa se sentir bem-vindo ou sair-se bem. Pode ser um clube de leitura que se reúne após a escola para o seu pequeno bibliófilo, ou um grupo comunitário de jogadores de xadrez. Dedique-se a ajudar seu filho a encontrar almas gêmeas que talvez não possam ser encontradas no círculo normal de atividades dele.

A amizade é uma área em que os pais podem produzir um impacto positivo e duradouro em seus filhos. Uma pesquisa médica recente expandiu nosso conhecimento sobre a importância das amizades para nossa saúde. Agora sabemos que as pessoas que não têm um relacionamento pessoal significativo com Deus ou com os outros, ou que estão em relacionamentos desprovidos de amor ou atenção, tendem a apresentar níveis dramaticamente inferiores de saúde. Pessoas sozinhas enfrentam mais riscos de ataques cardíacos, insuficiência cardíaca, úlceras, derrame, doenças infecciosas, doenças mentais, diabetes, muitos tipos de câncer, problemas pulmonares, distúrbios auto-imunes e outras doenças que põem a vida em risco. Seu filho simplesmente não pode ser altamente saudável sem amizades altamente saudáveis!

Caixa de recursos **Dicas úteis**

Apoiando as amizades de seu filho

Embora as amizades proporcionem as incursões necessárias no mundo externo, você ainda deve ser o treinador de seu filho. Seu filho dependerá de sua orientação e apoio para formar essas amizades. Seguem algumas dicas[1] para apoiar seu filho e estar ao lado dele (adaptadas do texto "Helping Your Child Through Early Adolescence" [Ajudando seu filho a entrar na adolescência], publicado pelo Departamento de Educação dos EUA).

- *Conheça os amigos de seu filho.* Um modo de saber sobre esses amigos é levá-los de carro aos eventos. As conversas no carro podem revelar muita coisa. Receba bem em sua casa os amigos

[1] Adaptado de U. S. Department of Education, "Helping Your Child Through Early Adolescence" (2002); pode ser acessado em www.ed.gov/parents/academic/help/adolescence/part9.html [consulta em 19/11/2007].

de seus filhos. Isso proporciona paz de espírito, permite que você estabeleça as regras de conduta e ajuda você a ter um entendimento melhor do que é importante para eles.

- *Conheça os pais dos amigos de seus filhos.* Isso ajuda a saber se as atitudes e os hábitos de criação dos outros pais são semelhantes aos seus. Conhecer os outros pais torna mais fácil saber onde seu filho está indo, com quem, a que horas começa e termina a atividade, se haverá algum adulto presente, e como seu filho chegará ao local e sairá dele.
- *Ajude seu filho a aprender que as amizades baseadas apenas nas aparências são superficiais.* Uma maneira de ajudar seu filho a escolher os melhores amigos é fazê-lo perceber que bons amigos têm qualidades internas, como lealdade, disposição para ajudar e senso de humor. Converse com seu filho sobre as qualidades de seus bons amigos.
- *Proporcione a seu filho tempo livre com os amigos em um local seguro.* As atividades são importantes, mas o tempo livre com amigos em um lugar seguro e com a supervisão de um adulto permite que seus filhos troquem idéias e desenvolvam importantes habilidades sociais. Por exemplo, quando ele está com os amigos, pode aprender que os bons amigos sabem escutar, que eles são colaborativos, confiantes (mas não demais) e entusiasmados, possuem senso de humor e respeitam os outros. Passar tempo com os outros pode ajudar seu filho a mudar alguns comportamentos que incomodam os outros perto dele — ficar sério demais ou empolgado demais, criticar demais os outros ou ser muito teimoso.

ENSINANDO NOSSOS FILHOS A BUSCAR MENTORES

Como pais, não somos responsáveis por oferecer a nossos filhos *todas* as habilidades e recursos de que eles necessitam para ter sucesso no mundo que estão herdando de nós. Nossos filhos terão necessidades, dons, talentos e interesses que vão além dos nossos, de modo que devemos estar dispostos a relacionar nossos filhos a programas e pessoas que possam ajudá-los a satisfazer essas necessidades. É aqui que entram os mentores. Os mentores podem incluir membros da família estendida, professores, treinadores, pastores de jovens, monitores de acampamentos, professores de escolas bíblicas, líderes escoteiros, entre muitos outros.

Não são apenas os amigos de nossos filhos que têm um impacto em sua transição para a vida adulta. Os mentores positivos que despendem tempo com nossos filhos também desempenham um papel crucial em sua transição da infância para a idade adulta. Ter um mentor é essencial para o desenvolvimento saudável das crianças. Pode ajudá-las a ser felizes, saudáveis e sensatas. Na verdade, uma pesquisa[11] sugere que o respeito incondicional sentido por outra pessoa é um dos principais efeitos dos mentores positivos de uma criança. Como pais, devemos entender que a transição de nossos filhos da situação em que dependem de nós para os relacionamentos saudáveis com mentores positivos é um processo altamente saudável. Vou apresentar um exemplo pessoal.

Bill Judge foi produtor de leite durante a maior parte das últimas décadas. Ele sabe muito sobre gado e é membro da Florida Cattle Breeders Hall of Fame. Envolveu-se em organizações missionárias internacionais, serviu como ancião e conselheiro em sua igreja e educou cinco belas filhas. Para mim, porém, acima de tudo, Bill é meu mentor. Durante dezesseis anos, nós nos encontramos quase todas as terças-feiras de manhã no Joanie's Diner, em Kissimmee, na Flórida. Bill me atribuiu a responsabilidade de ser um bom médico de família, um bom marido e um bom

---

11 Relatado em Wise Men and Women Mentorship Program, "The Facts about the Mentoring Relationship: A Small Act with a Big Difference".

pai. Ele me ajudou em minhas disciplinas espirituais e é um de meus melhores amigos.

Bill me deu mais um importante presente quando aceitou ser mentor de meu filho, Scott. Bill telefonava para conversar com Scott, e sua casa estava sempre de portas abertas para ele. Scott, por sua vez, podia telefonar para o sr. Judge ou ir à casa dele a qualquer hora — dia ou noite. Após mudarmos para Colorado Springs, Scott voltou para Kissimmee para atuar como professor substituto da escola onde ele tinha se formado. Durante esse período da sua vida, ele decidiu telefonar para o sr. Judge e perguntar se eles poderiam se encontrar, formalizando a função do sr. Judge como mentor seu.

Modelos de papel adultos fora do lar podem suplementar ou atrapalhar seu trabalho como pai ou mãe. No caso de Bill, ele reforçou meu papel de pai. Scott podia "verificar as coisas com o sr. Bill". Quando Scott ficou sabendo que Bill apoiava o que eu lhe ensinava e dizia — e em muitas áreas fazia isso com ainda mais ênfase do que eu —, a confiança que Scott tinha em mim aumentou. Além disso, Scott podia conversar com Bill sobre coisas que ele talvez não se sentisse à vontade para partilhar com Barb ou comigo.

Caixa de recursos **Dicas úteis**

Os mentores e seu impacto positivo nas crianças

Vamos considerar algumas das formas positivas pelas quais os mentores podem influenciar as crianças (adaptadas de fatos relacionados ao assunto fornecidos pelo programa Wise Men and Women Mentorship):[1]

[1] Adaptado de Wise Men and Women Mentorship Program, "The Facts about the Mentoring Relationship: A Small Act with a Big Difference".

- Os mentores fazem as crianças sentir-se únicas, especiais e boas consigo mesmas.
- Os mentores proporcionam às crianças um apoio sólido e incondicional, que as ajuda a sentir-se seguras no mundo.
- Os mentores permitem que as crianças se afeiçoem a eles, o que aumenta a capacidade de a criança formar relacionamentos gratificantes com outras pessoas.
- Os mentores são modelos de valores, atitudes e comportamentos positivos, o que encoraja as crianças a proceder da mesma maneira.
- Os mentores ajudam as crianças a descobrir soluções para seus problemas, o que aumenta seu senso de confiança e autonomia.
- Os mentores ajudam as crianças a olhar além do dia de hoje e enxergar as possibilidades do amanhã, o que aumenta seu senso de esperança e eleva suas expectativas em relação ao futuro.

Estamos apenas começando a perceber como os mentores são importantes na vida de nossos filhos. Os resultados do primeiro estudo feito em nível nacional nos EUA[12] sobre a atividade dos mentores provaram que mentores positivos quase sempre enriquecem a vida das pessoas jovens. Jovens que se encontravam regularmente com um mentor tinham 46% menos probabilidade de começar a usar drogas ilícitas, 52% menos probabilidade de faltar à escola e 33% menos probabilidade de entrar em brigas. Alunos que tinham relacionamentos com mentores positivos

[12] Joseph Tierney; Jean Grossman; Nancy Resch, "Making a Difference: An Impact Study of Big Brothers/Big Sisters of America" (Philadelphia: Public/Private Ventures, 1995).

relataram ter mais confiança em seu desempenho escolar e melhor relacionamento com os pais e irmãos.

No caso das crianças, os mentores positivos podem aumentar os traços de personalidade que nós, pais, tanto nos esforçamos para estimular em nossos filhos: auto-estima, senso de esperança, senso de segurança, relacionamentos positivos, orientação social positiva e altas expectativas em relação a si mesmos. Esses traços de personalidade ajudam a proteger as crianças contra os fatores de risco negativo, tais como a pobreza, o desemprego, o abuso de substâncias, conflitos conjugais, gangues e violência social. Os mentores positivos podem ajudar-nos a prevenir resultados prejudiciais à saúde de nossos filhos, ajudá-los a lidar melhor com a adversidade e servir como modelo de papel e orientadores no caminho de nossos filhos em direção à idade adulta. Na receita para ajudar as crianças a tornar-se adultos altamente saudáveis, os mentores positivos são ingredientes importantes.

Permita-me acrescentar uma advertência neste ponto. Os pais precisam ser tão seletivos na escolha de mentores como o são na escolha de outros adultos que interagem com seus filhos. Alguns homens e mulheres são predadores de crianças — embora esse comportamento seja muito mais comum nos homens. Ativistas homossexuais gostariam de nos fazer acreditar que não existe ligação entre a homossexualidade e o abuso sexual de crianças, mas as evidências que estudei me levam a acreditar que um número significativo de homens *gays* buscam rapazes ou meninos como parceiros sexuais,[13] e sabe-se que alguns buscam suas vítimas por meio de programas de mentoria.

---

[13] Os pesquisadores Karla Jay e Allen Young relataram que 73% dos homens homossexuais que eles entrevistaram tiveram envolvimento sexual com rapazes entre 16 e 19 anos ou ainda mais jovens (Karla JAY & Allen YOUNG, *The Gay Report* [New York: Summit Books, 1979], 70). A maioria dos homens homossexuais não é composta de pedófilos, mas muitos pedófilos se consideram homossexuais. Um estudo feito com 229 molestadores de crianças que foram condenados constatou que 86% dos criminosos que molestaram meninos descreviam a si próprios como homossexuais ou bissexuais (W. D. ERICKSON, "Behavior Patterns of Child Molesters", *Archives of Sexual Behavior* 17 [1988]: 83).

A maioria dos mentores, entretanto, é formada de pessoas boas e honradas. Muitos de nós podem lembrar pessoas que influenciaram nosso desenvolvimento de forma positiva, mesmo que as tenhamos conhecido por um tempo curto. Muitos de nós nos lembramos dos adultos que tocaram nossa vida de forma positiva — alguém que foi um amigo e orientador sábio e sensato. Enquanto eu escrevia este capítulo, recebi o diário eletrônico do senador John Andrews,[14] presidente do Senado, do Estado americano do Colorado, que escreveu estas pungentes palavras sobre alguns de seus mentores:

> As experiências que me marcaram profundamente antes dos 20 anos, os lugares e especialmente as pessoas parecem mais queridos agora que chego perto dos 60 [...]. Aqueles dias e aqueles rostos sempre me acompanham, às vezes doces e ácidos simultaneamente, mas mesmo assim amados [...]. Aqui está uma lista dos inesquecíveis que compunham o círculo externo à família — mas próximo —, alguns dos muitos que serão guardados em meu coração enquanto ele pulsar.
>
> Lucille Perrill, minha professora do primeiro ano, me ensinou a ter altas expectativas. Bill Van Vleck, companheiro de golfe e tênis de meu pai, foi um modelo de amizade masculina para meu irmão e para mim [...]. Zoe Wasson, líder de nossa igreja, brilha como um emblema de santidade em minhas lembranças de menino.
>
> Gilliam Elliott, um professor inglês, despertou meu amor pela literatura na sexta série [...].
>
> Mary Kessler [...]. [transformou-se em] minha principal encorajadora no sentido de ler e escrever, sucedida após aquele ano por irmã Eareckson. Havia algo maravilhosamente eterno em saber que a srta. Eareckson, assim como a srta. Perril, também tinham sido professoras de meu pai.

Ensinar a nossos filhos as habilidades necessárias para investir no mundo ao seu redor e alimentar essas interações dentro desse mundo são

---

[14] John ANDREWS, "Hold them Tight", *Andrew's America Journal: Notes on Our Times* (February 2003).

essenciais para o bem-estar deles. Fazendo isso a fim de soltar a correia devagar e com responsabilidade, libertamos nossas crianças para que elas voem para o mundo de uma forma que melhore a saúde da família e da comunidade na qual elas pousarem. Como sabiamente apontou o senador Andrews: "A pessoa que somos depende em grande medida de quem foram aqueles com quem partilhamos nossa vida, especialmente nos primeiros capítulos. Nunca deixemos de nutrir enorme afeto por essas pessoas".

Capítulo 10

Estimular um autoconceito equilibrado

Não muito depois de termos mudado para Bryson City, na Carolina do Norte, um povoado de cerca de mil pessoas e mais de 30 igrejas nas Smoky Mountains, começamos a freqüentar uma igreja que promovia jantares às quartas-feiras. Freqüentar esses jantares nos permitiu conhecer muitas pessoas, e a comida estava acima de qualquer comparação. Geralmente, levávamos Kate, e ela se sentava num cadeirão entre nós dois. Ela não tinha nem 3 anos, e a paralisia cerebral havia retardado seu desenvolvimento, de modo que ela estava começando a aprender a falar.

Numa noite, sentamos à mesa com Joe e Peggy Ashley. Joe era guarda-florestal do Parque Nacional das Great Smoky Mountains, e Peggy era enfermeira no nosso hospital. Depois que nos apresentamos, Peggy olhou para Kate, que estava do lado oposto da mesa devorando sua refeição, e perguntou:

— E aí, mocinha, qual é o seu nome?

Kate olhou para ela e, sem hesitação, respondeu: — Boa menina.

Peggy parecia atrapalhada. — O quê?

Kate virou a cabeça de lado, sorriu e repetiu: — Boa menina.

Barb e eu estávamos espantados. — O nome dela é Kate — respondeu Barb, tentando desfazer a confusão. Todos rimos nervosamente.

Mais tarde, naquela noite, Barb pensou em voz alta: — Deve ser por causa de todo o incentivo que damos a ela. Quando ela fica de pé ou dá uma cambalhota, o feito é tão importante que nós sempre dizemos: "Boa menina!". Ela deve achar que esse é o seu nome.

Achamos a explicação engraçada. — Boa Menina Larimore — disse Barb com um suspiro — até que soa bem.

Eu ri. Soava bem mesmo.

Essa foi uma lição importante que aprendemos, na qualidade de jovens pais. Estávamos dando a Kate um conceito de quem ela era por meio de nossas palavras. Mesmo numa idade tenra, ela já acreditava que seus esforços para andar e falar eram bons e, o que é mais importante, que *ela* era boa! Assim começava uma auto-imagem positiva.

Especialistas em desenvolvimento infantil nos dizem que, quando uma criança acredita que é determinado tipo de pessoa, essa crença guia o seu comportamento. Essa verdade tem importantes implicações para a vida de nossas crianças. Vou dar um exemplo. Durante o ensino fundamental, Kate concluiu que ela não era sociável. Em virtude de um atraso no desenvolvimento de suas habilidades de fala e uma audição supersensível, ela não entabulava conversas com seus colegas de classe. Pensava da seguinte maneira: *Já que não falo muito bem, como vou poder conversar com as pessoas?* Como ela não iniciava conversas, os colegas achavam que não estava interessada em fazer amizades e também não conversavam com ela. Quando Kate viu que os outros aparentemente não gostavam de conversar com ela, isso confirmou sua crença de que ela não era sociável.

Quando Barb e eu descobrimos o que estava acontecendo, ensinamos Kate a entabular uma conversa com seus colegas. Logo, ela já tinha vários novos amigos. Ela continuou praticando suas habilidades de linguagem e socialização, e muitas das amizades que se iniciaram naquela época perduram até hoje.

Em contrapartida, considere o caso de Lee. Sua mãe achava difícil amar as pessoas. Na época em que Lee nasceu, ela já havia casado três vezes. O segundo marido pedira o divórcio porque *ela* batia nele regularmente. A mãe de Lee não lhe deu afeição, amor, disciplina ou treinamento durante os primeiros anos, de modo que o autoconceito do menino estava destruído logo cedo. Ninguém ajudou Lee a desenvolver uma visão mais saudável de si mesmo. Na verdade, quando Lee tinha 13 anos, o psicólogo de sua escola comentou que ele provavelmente nem sabia o significado da palavra *amor*.

Apesar de seu QI alto, Lee fracassou na escola e abandonou o ensino médio. Dizia-se que o Corpo de Fuzileiros Navais dos EUA formava homens, e Lee queria ser um homem — por isso, ele se alistou. O seu autoconceito da infância, porém, foi junto com ele. Lee acabou enfrentando a corte marcial e foi expulso da corporação.

Aos 20 e poucos anos, Lee não tinha amigos e estava perdido. Ele tinha um péssimo autoconceito e nenhum senso de valor próprio. Tentou vencer por conta própria, mas fracassou no casamento e no trabalho. Finalmente, pegou um rifle de sua garagem e o levou até o lugar onde fora empregado recentemente, uma empresa de armazenamento de livros. De uma janela do sexto andar, um pouco depois do meio-dia de 22 de novembro de 1963, Lee disparou duas balas que atingiram em cheio a cabeça do presidente John Fitzgerald Kennedy.[1]

Lee Harvey Oswald, fracassado, rejeitado e mal-amado, matou o homem que, talvez mais do que qualquer outro de sua época, era a personificação do sucesso, da beleza, da riqueza e da afeição familiar que Lee não tinha. Não estou dizendo que o fato de Lee ser rejeitado pelos pais e ter problemas pessoais desculpem ou justifiquem seu comportamento. Mas ninguém poderia descrevê-lo como uma pessoa que teve uma infância e um autoconceito saudáveis. Ele ilustra a triste verdade: crianças cujo

[1] Adaptado de William MANCHESTER, *The Death of a President* (New York: Harper and Row, 1967), 91-102.

autoconceito é falsamente esvaziado ou excessivamente inflado enfrentam um risco maior de nunca se tornarem altamente saudáveis.

Cuidei de dezenas de pacientes que tinham sofrimento físico, emocional, relacional ou espiritual por causa de uma imagem doentia de si mesmos. Mark, por exemplo, foi trazido ao meu consultório porque seu professor disse que ele era hiperativo. No caso dele, o desempenho escolar ruim e a excessiva dispersão não eram conseqüência de TDA (transtorno de déficit de atenção/hiperatividade). Mark sofria de uma grave falta de autoconfiança, que freqüentemente causava uma variedade de comportamentos e atitudes insalubres. Embora os sintomas de Mark fossem semelhantes aos do TDA, o tratamento era completamente diferente.

As crianças que não têm autoconfiança tendem a se concentrar no fracasso, não no sucesso; nos problemas, não nos desafios; nas dificuldades, não nas possibilidades. Conseqüentemente, elas podem tornar-se dispersivas, indisciplinadas, compulsivas e impertinentes ou — no extremo oposto — tímidas, retraídas, passivas e dependentes. A falta de autoconfiança é apenas uma das manifestações de um autoconceito com problemas.

O QUE CAUSA UM DESEQUILÍBRIO NA AUTO-IMAGEM DA CRIANÇA

Educadores e psicólogos me dizem que, em quase todos os casos, um autoconceito doentio se origina na infância. Pais, professores e colegas são influências muito importantes para a auto-imagem de uma criança em desenvolvimento. Vamos examinar o impacto de cada uma delas.

A influência dos pais

A mãe e o pai têm por desígnio e destino uma intensa e duradoura influência sobre seus filhos. Suas vozes de encorajamento e elogio são as primeiras e mais influentes vozes que as crianças ouvem. Não deve ser surpresa o fato de que as crianças são mais altamente saudáveis quando criadas e cuidadas por pais que são amorosos, sensíveis, comprometidos e casados.

Quando as crianças percebem o prazer dos pais com seus primeiros passos ou palavras, elas sorriem e pedem mais incentivo. Assim, pais que elogiam os filhos por seu sucesso tendem a ver mais episódios de sucesso. À medida que os pais encorajam os filhos a desenvolver seus talentos, dotes e habilidades, os filhos desenvolvem um senso saudável de orgulho por suas realizações. Independentemente de riqueza ou circunstâncias, crianças que recebem esse tipo de educação de um pai e uma mãe têm maior probabilidade de crescer sentindo-se amadas, valorizadas e importantes. Essas crianças tendem a apresentar sentimentos felizes e saudáveis sobre si mesmas.

É fácil ver como esse tipo de encorajamento e afirmação contribui para o autoconceito de uma criança. A influência dos pais na auto-imagem dos filhos, é, porém, ainda mais profunda; ela influencia a própria formação da auto-imagem de uma criança. Minha filha, Kate, tem uma preciosa amizade com John e Stasi Eldredge, e por meio de Kate conheci John, que é especialista em educação e atualmente um autor bastante conhecido. Em um recanto escondido nas Montanhas Rochosas, John partilhou comigo suas idéias sobre a formação da auto-imagem nas crianças. Acho que essas idéias são cruciais para o entendimento de nosso papel de pais, e por isso quero transmiti-las a você.

Eldredge acredita que todo menino quer saber: *Será que sou forte? Sou um homem verdadeiro? Tenho todas as qualidades necessárias?* Essas perguntas *devem* ser respondidas pelo pai. Toda menina quer saber: *Será que sou bonita? Sou digna de ser resgatada?* Essas perguntas *devem* ser respondidas principalmente pelo pai. De acordo com Eldredge, meninos e meninas (e, quando crescem, homens e mulheres) buscam a resposta para essas perguntas tão básicas desde o nascimento até a morte. As respostas que recebem, especialmente dos pais, podem estabelecer o alicerce de uma auto-imagem incrivelmente poderosa e positiva, ou prejudicar gravemente essa imagem — o que resulta no que Eldredge chama de "o falso ,".[2]

---

2 John Eldredge, *Wild at Heart: Discovering the Secret of a Man's Soul* (Nashville: Nelson, 2001), 107-13; para mais informações sobre as perguntas básicas, v. páginas 39 a 57 do livro de Eldredge.

Para mim, o interessante é que, quando os pais amam e confiam em seus filhos, eles desenvolvem valor, significado e confiança, que quase sempre se expressam na forma de bons sentimentos em relação aos outros. Aqui está em ação um ciclo maravilhosamente estruturado. As crianças que são amadas, encorajadas e incentivadas sentem-se confiantes e bem consigo mesmas. Conseqüentemente, elas são seguras e suficientemente preocupadas com os outros para amá-los e encorajá-los.

Infelizmente, alguns pais não proporcionam esse tipo de carinho e afirmação. Imagine-se o impacto devastador de um pai que diz ao filho: "Você é o queridinho da mamãe": ou, à filha: "Você é tão feia que ninguém vai querer você". Esses golpes verbais são como uma faca cravada no coração. Além disso, palavras de afirmação que deixam de ser ditas, afeição que é refreada e incentivo que é negado podem ser igualmente destrutivos. Essas feridas semeiam uma profunda insegurança na alma, ferindo e partindo um coração que influenciará a saúde física, emocional, relacional e espiritual da criança por toda a vida.

Samantha, minha antiga paciente, destaca-se como um doloroso exemplo dessa verdade. Aos olhos dos pais, ele *nunca* fazia nada certo. O pai dela nunca lhe dava amor; ele impunha a lei e infligia fortes castigos quando percebia alguma infração. Ele era muito crítico — sem nunca encorajá-la ou amá-la. Certa ocasião, ela me disse, com lágrimas nos olhos:

— Ele nunca me abraçou.

Ele se comunicava com ela em termos claros: — *Você não é alguém que mereça ser amada. Você não tem valor.*

Não causa surpresa que Samantha tenha crescido sem um autoconceito saudável. Ao entrar na adolescência, ela não acreditava que pudesse realizar nada de valor. Ela não tinha um senso de valor próprio ou de autoconfiança. Buscava outros homens que lhe mostrassem que ela tinha valor. E eles apenas a usavam. Ao longo dos anos, ela tomou decisões erradas e, até o momento em que escrevo este livro, é uma jovem que tem uma saúde comprometida.

Inúmeras crianças são criadas em lares onde ocorre o tipo de atitude negativa que Samantha enfrentou. Comentários destrutivos e perniciosos e críticas cruéis e impiedosas são introduzidos na psique dessas crianças diariamente até que seu moral fique abalado. Dia a dia, sua autoconfiança lhes é arrancada e substituída por hesitação, indecisão e incerteza. Essas crianças ficam profundamente feridas.

Caixa de recursos ***Dicas úteis***

Como pais, várias vezes deixamos de perceber a poderosa influência que temos sobre a formação do autoconceito de nossos filhos. É muito fácil matar a autoconfiança de uma criança e esmagar seu coração com o que dizemos ou fazemos. Aqui estão algumas atitudes altamente prejudiciais que com certeza você vai querer evitar:

- Deixar de reconhecer a diferença entre irresponsabilidade infantil e um comportamento desafiador.
- Infligir castigos ou disciplina nos momentos de raiva.
- Ser desnecessariamente superprotetor ou ansioso.
- Fazer críticas excessivas, ásperas ou desnecessárias.
- Deixar de encorajar e elogiar.
- Fazer comparações maldosas e pouco elogiosas com irmãos e amigos.
- Alimentar expectativas não realistas ou inadequadas para a idade.
- Estimular a competição desnecessária ou excessiva.

Você deve estar ao lado de seu filho. Você deve responder continuamente às suas perguntas mais básicas.

A influência dos professores

Os professores, em sua maioria, se não todos, são mentores talentosos, carinhosos e cooperativos para as crianças. Eles sabem como ajudá-las a aprender, como construir sua auto-estima e autoconfiança. Sabem reconhecer estilos de aprendizagem e temperamentos. Em sintonia com pais carinhosos, os professores podem ser os mais úteis orientadores de uma criança no desenvolvimento de uma auto-imagem positiva.

Entretanto, uma maçã estragada pode arruinar todo o cesto! Um professor ruim pode minar o autoconceito de uma criança. Vi isso em Derek, que veio ao mundo pelas minhas mãos e a quem acompanhei por vários anos. No consultório, ele era muito quieto. Parecia tímido e retraído, mas, quando aprendi a conversar com ele, ele se tornou bastante comunicativo. Ele era inteligente e se dava bem com os irmãos e a irmã, mas seus pais tinham um casamento difícil, e o clima em casa era tenso. Ouvi falar que o pai de Derek era um disciplinador rígido e violento, e sempre criticava o filho por ser estúpido.

Vários professores, um após o outro, repreendiam Derek por ficar sonhando acordado na escola. Ele era criticado em frente aos colegas por não prestar atenção. Seu desempenho piorou, seu nível de autoconfiança caiu vertiginosamente. Seus professores jamais perceberam que Derek estava simplesmente escapando para outro mundo porque seu mundo doméstico lhe causava muito sofrimento. Como eles não perceberam esse fato, acrescentaram ao problema de Derek seu menosprezo, escárnio e reprovação.

Aos 10 anos, Derek tentou suicidar-se, e foi internado em um hospital psiquiátrico. Um psiquiatra atencioso, uma equipe de competentes psicólogos e eu fomos capazes de esclarecer o passado destrutivo de Derek. O psiquiatra apontou que experiências negativas ocasionais com o pai ou a mãe ou com um amigo ou professor não são em geral prejudiciais, mas, no caso de Derek, as constantes e ininterruptas críticas por parte de seus professores — que, com exceção da mãe, seriam possivelmente os únicos modelos positivos — combinaram-se com a natureza vulnerável e sensível do menino, cuja personalidade se enfraqueceu.

Felizmente, conseguimos encaminhar os pais de Derek para um aconselhamento de pais. O pai aprendeu a reafirmar a masculinidade do filho, e eles começaram a passar algum tempo juntos. O diretor da escola trabalhou para garantir que os professores fossem competentes e carinhosos. O pastor de jovens e o grupo de jovens da igreja de Derek também deram seu apoio. Como resultado, o garoto que tinha sérios problemas emocionais está se transformando em um jovem adulto saudável. Atualmente, ele cursa a faculdade, e seu autoconceito parece estar em franco progresso no caminho do equilíbrio.

A influência de amigos, colegas de classe e de brincadeiras

Não há dúvida de que os pais têm de longe a maior influência — positiva ou negativa — sobre seus filhos, em virtude do tempo que passam — ou não passam — juntos e também por causa da ligação emocional entre eles. Muitas outras vozes, contudo, dizem às crianças se elas são ou não são valorizadas, se são ou não são normais; muitos tentam convencê-las de quem elas deveriam ser. Pode ser difícil acreditar, mas os amigos e colegas de uma criança podem ser a segunda maior causa de desequilíbrio no seu autoconceito. As crianças podem ser muito maldosas umas com as outras, e suas ações podem causar uma mágoa enorme.

Quem dentre nós, quando pensa na infância, não se sentiu, vez por outra, diferente, desajeitado, estranho? Em alguma época, quase todas as crianças se sentem indevidamente inferiores. Em vez de apreciar sua singularidade, elas tendem a "comparar e se desesperar". Tendem a acreditar que não ser como todos os outros é um problema que elas devem resolver tornando-se iguais aos outros. A pressão para adaptar-se é tão grande que as crianças que ousam ser autênticas e diferentes são freqüentemente banidas, intimidadas, ridicularizadas e abandonadas.

As meninas podem ser as principais culpadas. Muitas vezes, elas podem ser incrivelmente ciumentas, críticas e hostis. Tentando estabelecer seu valor próprio, uma menina pode criticar, excluir e ridicularizar as outras meninas. As garotas podem magoar muito aquelas que não consideram dignas de pertencer ao seu "grupo".

A competição entre crianças, em relação a posses, esportes, aparência, corte de cabelo, roupas, amigos ou notas, é universal. Não há como uma criança ser melhor na maioria das situações. Algumas crianças fugirão à norma em algumas áreas, e outras tantas, na maioria das áreas. Comparados apenas aos melhores alunos, por exemplo, estudantes perfeitamente normais podem sentir-se inferiores. Portanto, é muito fácil as crianças acreditarem que são incapazes de alcançar o que elas percebem como normal.

Comparações desnecessárias e críticas feitas de maneira inadequada podem deixar as crianças com impressões ou marcas mentais para o resto da vida. Essas mensagens internamente programadas podem transformar-se em uma voz interna e rouca, que fica repetindo bem alto, fazendo uma criança pensar: *Não consigo me sair bem; então, não vou nem tentar!"* ou *"Os outros sempre fazem melhor, não importa quanto me esforço; por isso é melhor eu desistir desde já"*. Um menino pode indagar: *"Será que sou mesmo um homem?" "Será que tenho tudo o que é necessário?"*. Uma garota pode indagar: *"Será que mereço ser amada?"*. Essas falsas crenças não apenas causam uma imagem própria desequilibrada ou falsa, mas podem perturbar ou destruir a autoconfiança, a não ser que alguém — preferivelmente os pais — neutralize o efeito potencialmente danoso que as crianças podem causar em outras crianças. Mãe e pai são um poderoso antídoto conta esse veneno que pode se infiltrar no coração de uma criança.

Caixa de recursos | **Dicas úteis**

Como as crianças lidam com a inferioridade?

O psiquiatra Paul Meier[1] usa o acrônimo R-E-A-Ç-Ã-O para descrever as formas comuns pelas quais as crianças lidam com sentimentos de inferioridade. Talvez você reconheça as tendências de seu filho nessa lista:

R = Recolhimento: Se eu ficar quieto, talvez ninguém perceba que eu existo. Se eu abrir a boca ou tomar iniciativas, poderei cometer um erro, e as pessoas vão rir de mim.

E = Escape: É impossível afastar o sofrimento; então, vou me esconder em atividades ou nas drogas e no álcool.

A = Assimilação: Posso me esconder sendo como todos os outros; não devo ser diferente em aparência ou comportamento.

C = Compensação: Vou descobrir o que consigo fazer bem e me concentrar nisso. Desse jeito, serei aceito e respeitado por alguma coisa.

A = Atuação: Bancarei o palhaço. Vou fazer coisas bobas para que as pessoas riam, principalmente de mim. Não vou acreditar que estão rindo de mim por qualquer outro motivo que não seja o fato de eu fazê-las rir. Sinto-me importante quando faço as pessoas felizes.

O = Obstinação: Vou fingir que sou duro e cruel. Posso blefar, levando as pessoas a pensar que sou autoconfiante, pelo meu modo de demonstrar desrespeito pelos outros.

---

[1] Adaptado de Frank MINIRTH; Paul MEIER; Richard MEIER; Don HAWKINS, *The Healthy Christian Life* (Grand Rapids: Baker, 1988), 102-3.

ESTABELECENDO UM ALICERCE PARA O AUTOCONCEITO DE SEU FILHO

As evidências reunidas de vários estudos demonstram que os pais que estimulam um autoconceito positivo terão filhos que colherão benefícios de longo prazo em termos de saúde física e mental, realizações acadêmicas e interação social e emocional. Experiências positivas no início da vida[3] contribuem para a saúde física e socioeconômica, maior bem-estar e melhores respostas a circunstâncias estressantes. Portanto, ajudar seus filhos a sentir-se bem consigo mesmos — zelando por seu autoconceito e sua auto-imagem — é uma das maiores responsabilidades e um dos mais difíceis desafios que você enfrenta na qualidade de pai ou mãe. O alicerce que você ajudará a formar tem um impacto dramático em cada uma das rodas da saúde de seus filhos.

Crianças que têm uma opinião positiva sobre si mesmas desenvolvem um senso de valor interior. Elas sentem que têm algo de valor para oferecer e, portanto, são capazes de aventurar-se no mundo, trabalham para a realização de um objetivo e tendem a aguardar o futuro com prazer e boas expectativas. Outros benefícios de um autoconceito equilibrado e saudável incluem os seguintes:

- Maior saúde social, até mesmo no que se refere à identidade e ao comportamento sexual.
- Capacidade de resistir ao sexo prematuro e a relacionamentos não saudáveis.
- Capacidade de amar e aceitar amor.

---

3 Cf. Carnegie Task Force on Meeting the Needs of a Young Children, "Starting Points: Meeting the Needs of Young Children" (1944); pode ser acessado em www.carnegie.org/starting_points/ [consulta em 19/11/2007]. V. tb. V. R. Fuchs & D. M. Reklis, "Adding Up the Evidence on Readiness to Learn", *Jobs and Capital* (Summer 1997): 26-9.

- Capacidade de aceitar desafios e trabalhar cooperativamente com outras pessoas.
- Maior saúde intelectual.
- Crenças adequadas e equilibradas sobre suas habilidades e naquilo em que estão dispostas a engajar-se.
- Maior saúde física, o que reduz a tendência de comportamentos de alto risco (e potencialmente fatais), tais como consumir drogas, praticar esportes radicais, ter comportamentos marginais e correr riscos sexuais.
- Tendência a tornar-se espiritualmente saudável.

Em resumo, um autoconceito saudável resulta em crianças altamente saudáveis, que sabem que são amadas e valorizadas — por seus pais, por sua comunidade e por seu Deus.

Com esses benefícios em mente, vamos examinar alguns dos princípios que você, na qualidade de pai ou mãe, pode seguir para ajudar a estabelecer o alicerce de que seus filhos necessitam para desenvolver um autoconceito equilibrado e saudável. Eu sei que você quer fazer o melhor possível. Se você (ou seu cônjuge, se você for casado) não foi criado em um lar que estimulou um autoconceito equilibrado, este é o momento de romper esse ciclo. Mesmo que você tenha tido a bênção de ter sido criado em um lar carinhoso, estes princípios podem servir como um espelho para você identificar áreas em que pode melhorar suas habilidades e sua eficácia como pai ou mãe.

Construir sobre o alicerce correto

Acredito que os princípios para um autoconceito saudável são encontrados na sabedoria da Bíblia. Se essa sabedoria for entendida e introjetada pela criança, poderá formar um autoconceito sobre o qual a criança construirá toda a vida. Se uma criança percebe logo cedo que foi criada e abençoada por Deus, e que é amada por ele, essas verdades terão o poder de transformar sua vida.

De acordo com a Bíblia, cada pessoa — cada criança — foi criada por Deus para ser única. *Não* devemos ser parecidos com ninguém, nenhuma outra pessoa na História teve ou terá o mesmo conjunto de genes, as mesmas impressões digitais, as mesmas ondas cerebrais e exatamente as mesmas perspectivas e experiências de vida que seu filho. Vou transcrever aqui um poema escrito por Davi,[4] um dos maiores reis de Israel nos tempos antigos. Ele descreve de modo eloqüente a mão de Deus criando cada criança.

SENHOR, tu me sondas e me conheces. Sabes quando me sento e quando me levanto; de longe percebes os meus pensamentos.

Sabes muito bem quando trabalho e quando descanso; todos os meus caminhos são bem conhecidos por ti.

Antes mesmo que a palavra me chegue à língua, tu já a conheces inteiramente, SENHOR.

Tu me cercas, por trás e pela frente, e pões a tua mão sobre mim.

Tal conhecimento é maravilhoso demais e está além do meu alcance; é tão elevado que não o posso atingir.

Tu criaste o íntimo do meu ser e me teceste no ventre de minha mãe.

Eu te louvo porque me fizeste de modo especial e admirável. Tuas obras são maravilhosas!

Digo isso com convicção.

Meus ossos não estavam escondidos de ti quando em secreto fui formado e entretecido como nas profundezas da terra.

Os teus olhos viram o meu embrião; todos os dias determinados para mim foram escritos no teu livro antes de qualquer deles existir.

---

[4] Salmos 139.1-7,13-16.

Que belo exemplo de sabedoria! Você imagina como essa imagem pode fazer o autoconceito e a auto-estima de uma criança crescer e florescer? Você percebe como ensinar isso a seus filhos pode fazê-los ver a si mesmos como o Criador os vê?

As três necessidades humanas mais básicas em termos espirituais e emocionais são um relacionamento positivo com Deus, um relacionamento positivo consigo mesmo e um relacionamento positivo com os outros. Se um menino se odeia ou não gosta de si próprio, não tem autoconfiança nem uma visão realista de quem ele foi criado para ser, como esse menino pode amar verdadeiramente os outros? Como uma menina pode amar a si mesma de forma saudável sem saber que é profundamente amada pelo Deus que a criou? O primeiro passo para construir um autoconceito saudável nas crianças é ensiná-las sobre como Deus as vê.

Mesmo que você não tenha apostado muito na sabedoria da Bíblia no passado, incentivo você a ajudar seus filhos a entender seu valor diante de Deus. É imperativo que nossos filhos aprendam que seu valor *não* vem de realizações, atributos físicos, inteligência ou posses. O verdadeiro valor vem do valor que Deus, o Criador, lhes concedeu, e do destino que ele quer que cumpramos.

O relacionamento de uma criança com Deus pode reverter a influência negativa de outras pessoas. Uma criança que aprende e internaliza a verdade de que ela é uma obra-prima criada à imagem de Deus não pode deixar de sentir-se segura. Que fonte maior de autoconfiança pode haver para nossos filhos do que saber que o Criador do Universo conhece cada um deles pessoalmente? Que maior senso de valor nossas crianças poderiam ter do que o fato de o Criador do Universo valorizá-las tanto? O que poderia ser mais altamente saudável para nossos filhos entenderem que o fato de Deus conhecer e entender cada um de nossos temores e preocupações? Que maior consolo podemos oferecer a nossos filhos do que ensinar a eles que o Deus de amor está tentando alcançá-los e tem por eles um amor incomensurável? Imagine a autoconfiança deles quando entenderem que apenas Deus pode transformar seus pontos fracos, enganos e maldades em coisas boas. Só ele pode converter seus inevitáveis sentimentos de vazio em plenitude.

Isso é autoconfiança e valorização própria em seus níveis mais ricos e adequados. Não se trata de autoconfiança e valor próprio que dependem dos caprichos do nascimento, da posição social e dos bens materiais. Quando aplicado à vida, esse alicerce encoraja uma criança a buscar seu destino e as oportunidades oferecidas por Deus, em vez de definhar em uma auto-imagem negativa ou cegar-se com uma auto-imagem demasiadamente inflada. Apenas um relacionamento saudável com Deus pode libertar nossos filhos (e nós mesmos) da tirania de um eu esvaziado ou superinflado. Sem dúvida alguma, a contribuição mais valiosa que nós, pais, podemos dar nossos filhos é orientá-los para um relacionamento genuíno e pessoal com seu Criador.

O segundo passo para um autoconceito altamente saudável é a presença de um pai e uma mãe que respondem de forma construtiva e positiva às questões básicas apresentadas pelos filhos (sobre as quais já comentei anteriormente).

Embora até agora tenhamos enfocado os perigos de uma auto-imagem negativa, devo acrescentar também algumas palavras de advertência sobre o problema oposto — um autoconceito superinflado. É perigoso permitir que nossos filhos considerem a si mesmos detentores de menos valor do que o Criador lhes deu, mas a arrogância e a presunção são igualmente perigosas.

Menciono esse assunto porque, na ausência da sabedoria bíblica, alguns especialistas em desenvolvimento infantil, psicólogos e professores promovem um orgulho inadequado sob o disfarce de auto-estima e autoconfiança. Em um esforço para neutralizar as influências negativas que estraçalham a autoconfiança, eles encorajam as crianças a ser egoístas, a cuidar dos próprios interesses, a buscar auto-satisfação e a considerar a si próprias acima de tudo. Equivocadamente, ensinam às crianças: "Você pode fazer tudo o que quiser fazer!". Entretanto, nada pode estar mais distante da verdade.

Penso em David, um jovem que conheci em um acampamento. Ele sonhava em ser um astro da Liga Nacional de Basquete ou de Futebol, mas não tinha muito talento para os esportes. Mesmo assim, ele me falava: "Se você sonhar, você consegue realizar!". No caso de David, contudo, ele podia ficar sonhando em ser um atleta profissional até o final dos tempos. Ele não precisava de um empresário; precisava de uma dose de realidade. Faltavam adultos — pais, professores, conselheiros — que se preocupassem com ele o suficiente para ajudá-lo a alinhar seus sonhos e esperança com os dons que Deus lhe dera para então descobrir o *seu* destino.

Benny também ilustra o que pode acontecer quando uma criança acredita que pode fazer ou ser qualquer coisa. Ele queria ser médico, exatamente como seu pai. Seus pais não o estavam pressionando para estudar medicina. Na verdade, a mãe de Benny me disse: "Dr. Walt, acredito que Deus o criou para outro propósito. Benny não tem aptidão para as ciências. Mas é ótimo nos relacionamentos, especialmente com as crianças. Fico pensando se para ele não seria mais indicado ser um professor ou um treinador. Talvez um orientador de acampamentos ou um pastor de jovens".

Um dos principais mentores de Benny durante o final do ensino fundamental e todo o ensino médio acreditava no mito de que qualquer criança pode crescer e transformar-se em *qualquer* coisa que desejar. "Você precisa apenas trabalhar o seu sonho, Benny", dizia esse mentor desorientado; "você pode transformar-se naquilo que sonha ser". Então, quando Benny foi para a faculdade, começou um curso preparatório para medicina e imediatamente fracassou.

Nem tudo, porém, estava perdido. Benny começou a ouvir sua mãe e seu pai. Aproveitou os testes e a orientação proporcionados por sua faculdade. Não foi surpresa quando ele tirou a maior nota entre aqueles indicados para o ramo de comunicações. Benny mudou de curso e agora é o primeiro da classe. Não sei aonde ele chegará, mas sua auto-imagem é mais precisa e saudável do que era antes. Ele parece estar na direção de uma vida mais bem-sucedida, autoconfiante e significativa.

Amar cada criança incondicionalmente

O amor é a primeira e mais básica de todas as necessidades emocionais. Quando as crianças são amadas de modo saudável, desenvolvem um senso de pertencimento, valor e significado. Uma criança que é amada sabe que seus sentimentos, pensamentos e opiniões são importantes. Crianças que sabem que são amadas por Deus, por seus pais e por outras pessoas que consideram têm muito maior probabilidades de tornar-se altamente saudáveis.

Nem todo amor, entretanto, é igual. É comum que os pais demonstrem dois tipos diferentes de amor: *amor condicional*, que é péssimo para a saúde, e *amor incondicional*, que é altamente saudável. A maioria dos pais demonstra os dois tipos de amor em uma ocasião ou outra, mas eles tendem a praticar um dos dois tipos com mais freqüência. Pais altamente saudáveis se esforçam para expressar, habitualmente, amor incondicional.

O amor condicional é o amor merecido. Exige alguns comportamentos e atitudes aprovados. Se você ama seus filhos apenas se eles têm um bom desempenho, ou porque se comportam bem, você está expressando um amor condicional — e isso não é saudável. *Mas*, você pode estar pensando, *o que há de errado com isso? Não devo ter a expectativa de que meus filhos obedeçam e dêem o melhor de si?* Claro! Você não deve aceitar comportamentos desafiadores ou inadequados. Entretanto, mesmo quando o comportamento é inaceitável, você deve *sempre* amar a criança.

O amor incondicional significa que você ama seus filhos independentemente de qualquer coisa. Não importa se seus filhos têm muita ou pouca habilidade, beleza física, personalidade ou inteligência. Não importa se o comportamento de seu filho é ótimo. *O amor incondicional está sempre presente.*

O amor incondicional é o ideal que os pais devem sempre tentar alcançar. Apenas o amor incondicional é capaz de satisfazer as necessidades mais básicas de nossos filhos em termos emocionais, relacionais e espirituais. Apenas tendo um alicerce de carinho e atenção proporcionado pelo amor incondicional é que os pais conseguem atingir o equilíbrio entre o extremo rigor e a permissividade. O amor incondicional, quando combinado ao reconhecimento honesto, é um ingrediente vital para educar uma criança altamente saudável. Será que conseguimos atingir esse objetivo 100% do tempo? Claro que não! Embora Barb e eu nos tenhamos esforçado para amar incondicionalmente, com muita freqüência fracassamos.

Você se lembra de quando eu escrevi sobre Kate dizendo que seu nome era "Boa Menina"? Barb e eu não tínhamos comunicado a ela o tipo certo de amor. Queríamos que Kate, mesmo com suas importantes deficiências, desenvolvesse uma auto-imagem equilibrada e um autoconceito saudável. Assim, nós a elogiávamos e encorajávamos, mas nossos elogios a levaram a acreditar que seu valor estava baseado no seu desempenho. A verdade é que nós a amávamos independentemente de ela andar ou falar. Teria sido melhor se disséssemos "Bom trabalho", "Muito bem!" ou "Fico tão feliz em ver que você está se esforçando tanto". Esses teriam sido comentários sobre o desempenho dela; não declarações sobre o seu valor.

As crianças devem sempre ser amadas pelo que são; não pelo que fazem. Agora tenho certeza de que você percebeu que amar nossos filhos incondicionalmente é uma habilidade aprendida. O amor incondicional começa simplesmente com uma escolha deliberada e cognitiva. Literalmente, o amor incondicional significa amar com sua cabeça e confiar em que seu coração irá segui-la. Então, vamos examinar as medidas que podemos tomar para aprender a amar incondicionalmente.

Busque entender o temperamento de seu filho

Cada criança tem padrões de comportamento distintos e reconhecíveis que se manifestam desde o nascimento. Entendendo o temperamento de seu filho, você fica mais bem equipado para considerar o comportamento de seu filho por outro prisma e então saber como expressar amor por ele. Embora vários especialistas descrevam o temperamento de uma criança de diversas maneiras, acho vantajoso ensinar aos pais de meus jovens pacientes a pensar em termos dos três tipos básicos de temperamento descritos pelos doutores Herbert Birch, Stella Chess e Alexander Thomas:[5]

- *Crianças dóceis ou flexíveis.* Essas são as crianças mais fáceis de educar. Elas são tranqüilas, adaptam-se facilmente às circunstâncias e tendem a ser obedientes. Se o seu primeiro filho pertence a esse tipo, você se achará um pai ou uma mãe brilhante.
- *Crianças difíceis ou inflexíveis.* Essas crianças — que, na classificação do dr. James Dobson, têm "gênio forte" — exigem o máximo dos pais em sua criação. Elas tendem a adaptar-se lentamente à mudança e podem ser mais negativas e menos obedientes que as outras crianças. Quando os pais estabelecem limites, essas crianças os questionam — quando não os ultrapassam rapidamente.
- *Crianças lentas no aquecimento.* Essas crianças adaptam-se lentamente, mas tendem a ser mais obedientes que as crianças difíceis. Seu humor varia, mas não tanto quanto o das crianças inflexíveis. Essas crianças exigem que os pais sejam pacientes e claros ao comunicar suas expectativas.

Sem dúvida, algumas crianças não se encaixam perfeitamente em nenhuma dessas categorias. Entretanto, as categorias proporcionam um ponto de partida para entendermos nossos filhos e aprendermos a expressar nosso amor incondicional por eles.

Na qualidade de pais, precisamos entender o nosso próprio temperamento também, porque ele influencia nossos sentimentos em relação

[5] Cf. Herbert Birch; Stella Chess; Alexander Thomas, *Your Child is a Person* (New York: Viking Penguin, 1965).

a nossos filhos. Por exemplo, se você é mais pacato e menos intenso, um filho "lento no aquecimento" será muito mais fácil para você. Você pode achar mais difícil evitar que o comportamento de uma criança inflexível determine como você expressa seu amor por essa criança. Entretanto, se você for enérgico, cheio de vida e sempre em movimento, pode achar que uma criança flexível é embotada e apática.

Proporcione generosas doses de atenção concentrada

Grande parte da comunicação dos pais com uma criança é voltada para o cumprimento de tarefas: "Você já fez o dever de casa?", "Você já levou o lixo para fora?" e por aí afora. A comunicação de uma criança para o pai ou a mãe ocorre quando eles estão fazendo alguma outra coisa, tal como ler jornal ou ver televisão. Portanto, é crucial que os pais aprendam a dar atenção concentrada quando seus filhos estão se comunicando. Atenção concentrada significa olhar nos olhos da criança e ouvi-la, bem como falar exclusivamente com ela — o que é especialmente importante que os homens entendam, já que eles em geral se concentram em apenas um estímulo de cada vez. Um pai terá de deixar de lado o jornal ou desligar a TV para concentrar sua atenção no filho. A atenção concentrada por parte do pai ou da mãe envia uma forte mensagem à criança: *Eu valorizo você, e o que você tem a dizer é importante para mim.*

Proporcione grande quantidade de contato físico adequado

Pais e mães podem verdadeiramente tocar o coração de seus filhos por meio de contatos físicos adequados. O toque adequado pode ser uma massagem leve nas costas, um agrado no cabelo, um tapinha carinhoso no ombro, um abraço ou uma massagem nas mãos ou nos pés. Embora pareça insignificante, a utilização de toques pelos pais envia uma poderosa mensagem aos filhos, especialmente aos adolescentes. O toque comunica: *Você é importante para mim e digno do meu interesse e meu tempo.*

Aprecie a singularidade de cada filho

Os pais podem comunicar seu amor incondicional de forma eficaz apreciando a singularidade de uma criança, mesmo que ela tenha pouco em comum com outros membros da família. Os filhos não são clones do pai ou da mãe — um fato que parece incomodar alguns pais. Embora seja bastante possível ter um filho com quem você tem pouca coisa em comum, isso não torna um de vocês certo e o outro errado: simplesmente significa que vocês são diferentes.

Não dê importância apenas àqueles atributos que você aprecia, tais como ser magro, praticar determinado esporte ou ter habilidade para lidar com máquinas. Eis uma sugestão que ofereço para ajudar os pais a aceitar as singularidades de seus filhos e também suas preferências por determinadas atividades: um atributo ou atividade é apenas uma escolha diferente, não uma escolha errada, se você puder responder "não" às seguintes perguntas:

- É ilegal?
- É imoral?
- Fará diferença daqui a cinco anos?
- É algo que machucará alguém?
- É inadequado para a idade da criança?

Não deixe que seu ego seja completamente absorvido pela criança

Quando os filhos nascem, os pais logo contam os dedos das mãos e dos pés e se deliciam em constatar que tudo é normal. Desse momento em diante, alguns pais nunca ficam satisfeitos de novo, porque seu ego está completamente absorvido pelas realizações do filho. Eles se tornam viciados nos agrados que recebem pelo sucesso dos filhos. Contudo, nenhuma criança deve assumir responsabilidade pelos sentimentos de valor próprio dos pais. Devemos desenvolver uma boa auto-imagem independentemente de nossos filhos — e permitir que nossos filhos sigam seu destino.

Encoraje seu filho a acreditar em si mesmo

Os pais devem fazer todo o necessário para incentivar a crença do filho em si mesmo. Na qualidade de pais, somos espelhos para nossos filhos. Eles se verão a si mesmos como nós os vemos. Nunca encare uma criança como um problema. Certifique-se de que o que seu filho vê em seus olhos é positivo e afirmativo.

ESTIMULANDO O AUTOCONCEITO DE SEU FILHO

Um alicerce de amor incondicional é um primeiro passo crucial para seu filho desenvolver um autoconceito saudável. Quando as crianças se sentem amadas, querem fazer o melhor possível. Os pais podem estimular ou sufocar esse desejo, de acordo com o modo de interagir com seus filhos diariamente. Vamos considerar várias formas pelas quais os pais podem estimular uma interação saudável que construirá um alicerce de amor incondicional.

Entenda e utilize as linguagens de amor adequadas com seus filhos

Em seu livro *The Five Love Languages of Children* [As cinco linguagens de amor das crianças], Gary Chapman e Ross Campbell[6] propõem que as crianças recebem e expressam amor principalmente por meio de um dos seguintes estilos de comunicação, ou "linguagens de amor": palavras de afirmação, gestos especiais, tempo de qualidade, toque físico e

6 Gary Chapman & Ross Campbell, *The Five Love Languages of Children* (Chicago: Northfield, 1997), 164.

troca de presentes. Chapman e Campbell também acreditam, assim como eu, que nós, pais, devemos aprender a falar as linguagens de amor de nossos filhos a fim de ajudá-los a equilibrar seu autoconceito. Eles escrevem: "Mães e pais podem utilizar essa informação para ajudar os filhos a satisfazer suas mais profundas necessidades emocionais de criança". Como a linguagem de amor é tão importante para nossa habilidade de expressar amor incondicional, enfatizarei características de cada uma delas, para que você possa pensar em modos de comunicar melhor o amor por seu filho. À medida que você ler o texto, tente identificar a linguagem de amor de cada um dos seus filhos:

Palavras de afirmação

Os elogios verbais e as palavras de apreciação podem comunicar amor de forma poderosa. São mais bem expressos em declarações simples e diretas como "Que vestido bonito!", "Gostei de você ter colocado o lixo para fora sem eu ter pedido" ou "O trabalho de arte que você trouxe da escola é muito bonito".

As crianças que falam a linguagem de amor das "palavras de afirmação" precisam ouvir palavras sinceras de encorajamento e elogio constantemente. Elas sabem que são amadas quando seus pais as incentivam com palavras carinhosas. Entretanto, palavras (e até mesmo comentários "positivos") ditas com um tom rude ou maldoso podem ser extremamente prejudiciais. Palavras negativas atingem mais o espírito de uma criança que fala a linguagem de amor das "palavras de afirmação", de forma que as repreensões devem ser feitas com muito cuidado.

Gestos especiais

Essas crianças não precisam *ouvir* que são amadas tanto quanto precisam que você *demonstre* que as ama. Elas precisam ver o amor em ação. Para elas, refeições especiais e lanches que você mesmo preparou para elas levarem à escola fazem toda a diferença. Elas ficam muito felizes quando acompanham você em alguma tarefa especial ou em uma ida às compras. Se você fizer bolo ou biscoitos, ganha a afeição dessa criança.

Uma palavra de advertência: se você é pai ou mãe do tipo "palavras de afirmação", talvez fique infeliz quando seu filho não expressa seu amor verbalmente. Uma criança do estilo "gestos especiais" talvez nunca expresse verbalmente seu amor pela mãe ou pelo pai, mas pode fazer pequenas coisas para eles. O pai ou mãe que não entende a importância desses pequenos gestos perde maravilhosas oportunidades de aceitar o amor do filho e retribuir a ele.

Se você achar que um filho com o estilo "gestos especiais" não ama você, e parar de fazer as coisas especiais que demonstram o seu amor, seu filho ficará infeliz. Por quê? Ele não *vê* você dizendo "Eu amo você". Você percebe agora como um ciclo negativo pode começar e por que é importante saber as linguagens de amor que você e seus filhos utilizam?

Tempo de qualidade

As crianças que utilizam a linguagem de amor do "tempo de qualidade" se sentem mais amadas quando seus pais despendem tempo *com* elas — e só com elas. Isso significa que você deve dar a seu filho atenção *não dividida* — não dividida com a televisão, com as contas a pagar ou com a leitura do jornal. Quando você dedica toda a sua atenção à criança — conversando com ela, ou simplesmente ficando junto dela —, ela sentirá que é amada.

Um rápido "E aí, como foi seu dia?" ou "Melhor você se preparar para dormir" não será adequado a essas crianças. Elas precisam conversar com você sobre o seu dia *e* sobre como elas se sentiram sobre esse dia *e* sobre como você se sente em relação ao dia delas. Depois, elas querem saber sobre o seu dia *e* como você se sentiu em relação ao seu dia *e* então dizer como elas se sentem em relação ao seu dia. Você está entendendo? As crianças do estilo "tempo de qualidade" necessitam desesperadamente de seu tempo e atenção, e com bastante freqüência. Se não conseguirem, acreditarão que você não as ama tanto assim — independentemente do que você diga, faça ou dê a elas.

Toque físico

Todas as crianças (e os adultos também!) precisam ser tocadas. Bebês deixados sozinhos em berços de orfanatos morreram porque ninguém os carregou, tocou ou brincou com eles. O toque é terapêutico. As crianças cuja linguagem de amor é o "toque físico" precisam especialmente de toques suaves e carinhosos. Elas precisam muito de abraços, uma mão no ombro, ficar de mãos dadas, um beijo na bochecha, um tapinha nas costas, um cafuné. Se uma pessoa altamente saudável precisa de oito abraços por dia, multiplique essa marca por quatro se você tiver um filho do estilo "toque físico".

Troca de presentes

Quase todos nós damos aos nossos filhos presentes em certas ocasiões e em seus aniversários. As crianças em geral ficam felizes quando recebem presentes, mas, se seu filho fica maravilhado durante dias, semanas ou meses porque você deu para ele um presente especial, há chance de você ter um filho do estilo "troca de presentes".

Essas crianças não são mais gananciosas que outras; elas simplesmente precisam de pais que dêem presentes como uma expressão de seu amor. Presentes pequenos e atenciosos — o doce, a fita para o cabelo, o *souvenir* do time preferido — fazem as crianças do estilo "recebimento de presentes" se sentir amadas. Os pais não têm de levar o banco à falência para ajudar essas crianças a se sentir amadas, mas precisam ser criativos e espontâneos em termos de oferecer freqüentemente aos filhos pequenos símbolos de afeição.

Você deve estar pensando: *Será que todas as crianças não precisam oferecer e receber amor em todas essas linguagens?* Minha resposta é "Sim!". Entretanto, cada criança em particular precisa receber o amor principalmente em *uma* dessas linguagens. Os pais quase sempre conseguem reconhecer sua principal linguagem de amor e a principal linguagem de amor de seus filhos. Assim, fica por conta de cada pai ou mãe utilizar a linguagem adequada.

Reconheça o poder de suas palavras

As palavras que falamos e o tom de voz que usamos são extremamente poderosos. O que dizemos pode construir e fortalecer o autoconceito de nossos filhos, ou pode desequilibrá-lo e talvez até destruí-lo. Muitas vezes, não percebemos o impacto de palavras que falamos apressadamente ou em tons exaltados. No meu consultório, ou na entrada da igreja, ou no supermercado, muitas vezes ouvi pais arremessando críticas e hostilidade em direção a seus filhos pequenos. Essas flechas verbais podem ser o resultado de fadiga ou frustração, mas esvaziam imediatamente o moral da criança.

Quase todos podemos recordar de comentários particularmente ferinos do pai ou da mãe, de um amigo ou membro da família. Podemos esquecer a maioria de nossas experiências cotidianas, mas recordamos com nitidez ocasiões em que fomos profundamente magoados por palavras. Para muitos de nós, o ferimento fica cravado para sempre na memória.

Se pensarmos por um momento, provavelmente lembraremos comentários de pessoas admiradas ou amadas que ainda nos fazem sorrir e sentir um calor no coração. Por exemplo, recordo o *único* elogio que recebi de meu treinador na frente do time como se tivesse acontecido um momento atrás. (É, sim, sou um garoto do estilo "palavras de afirmação"!)

Assim, eu gostaria de fazer duas perguntas pessoais: você estimula seus filhos por meio do poder de palavras afirmativas? Ou você tende a ser demasiadamente crítico — usando comentários negativos ou tons rudes para criticar seus filhos?

Nossos filhos acreditam, naturalmente, no que dizemos sobre eles. Se um pai diz ao filho "Você é um idiota", provavelmente o menino acreditará nisso. Se uma mãe diz à filhinha "Você é feia e nunca servirá para nada", é provável que isso acabe acontecendo. Em contrapartida, pense nas coisas maravilhosas que podem acontecer quando você estimula positivamente seus filhos, quando você reforça verbalmente seu amor e apreciação.

Lembro-me de um garotinho maravilhoso que foi trazido para que eu o avaliasse em virtude de queixas de sintomas de transtorno de déficit de atenção/hiperatividade (TDA) e mau desempenho escolar. De cara, gostei daquele menino criativo e ativo, na época cursando o ensino fundamental. Levantei a história do paciente, fiz um exame e alguns testes simples. Depois a mãe o trouxe em uma consulta de rotina e também para checar os resultados.

Eu comecei dizendo:

— Todos os testes são normais, exceto um.

A mãe parecia preocupada:

— E qual é?

— Bem, a boa notícia é que ele está fisicamente bem. Ele não tem TDA, mas tem uma pequena dificuldade de aprendizado.

A resposta da mãe do garotinho me assustou: — Eu sabia! Ele é meio tapado, não é?

Vi o moral do garoto praticamente desmoronar diante de meus olhos. Eu suspeitava que ele tinha ouvido isso muitas vezes. Era hora de uma intervenção de emergência.

— De jeito nenhum. Acho que seu filho é brilhante.

A mãe e o filho pareciam chocados.

Eu continuei:

— As pessoas que têm distúrbios de aprendizagem freqüentemente pensam que são estúpidas, ou seus pais e professores lhe dizem que elas são estúpidas. Agora, eu quero que vocês dois me escutem com atenção.

Fiz uma pausa, me inclinei e olhei diretamente nos olhos do garotinho:

— Você não é tapado! Você é brilhante! E você é *muito* singular.

Fiz outra pausa e depois olhei diretamente para a mãe.

— Problema de aprendizado não significa estupidez. Significa simplesmente que ele tem um jeito diferente de aprender e processar informações. O problema de aprendizado significa que ainda não descobrimos o estilo de aprendizado que funciona melhor para ele.

Eu sabia que ela estava escutando o que eu dizia.

— Imagine que você tenha algo muito importante para comunicar, mas não consegue. Imagine que você não seja capaz de concentrar sua atenção porque você não sabe como fazer isso. Imagine você tentando ler ou fazer um exercício de matemática sem ser capaz de dar sentido às letras e aos números. Como você se sentiria?

A mãe inclinou a cabeça e sussurrou: — Tapada!

— Ele não é tapado! — enfatizei. — Ele é brilhante, criativo e inteligente. Apenas precisamos ajudá-lo a descobrir como ele aprende.

Pude ver os olhos do garotinho brilhar. Finalmente, alguém o tinha entendido!

Por falar nisso, recentemente ele se formou, com louvor, na faculdade e está iniciando pós-graduação. Ele atribuiu seu sucesso aos maiores torcedores que jamais teve: a mãe e o pai.

Independentemente de quanto desejemos usar o poder das palavras para alimentar a autoconfiança e o autoconceito de nossos filhos, às vezes falharemos. Todos nós já cometemos o custoso erro de ferir nossos filhos com palavras críticas ou rudes. Em geral, sabíamos estar errados no momento em que as farpas deixavam nossos lábios, mas já era tarde demais.

O dr. James Dobson escreveu sobre esse tipo de erro em seu livro *Bringing Up Boys* [Criando meninos]:[7]

> Se tentássemos durante cem anos, não poderíamos anular um único comentário [....]. O assustador para nós, pais, é que nunca sabemos quando o gravador mental está em ação durante nossas interações com crianças e adolescentes. Um comentário que significa pouco para nós naquele momento pode "grudar" e ser repetido muito depois que estivermos mortos. Em contrapartida, as coisas calorosas e animadoras que dizemos sobre nossos filhos são uma fonte de satisfação por décadas. Mais uma vez, trata-se do poder das palavras.

O que devemos fazer após perder o controle e dizer algo que magoa profundamente nossos filhos? Precisamos tentar reparar o dano e cuidar do ferimento o mais cedo possível, antes que a infecção se instale. Converse com seu filho sobre o que aconteceu. Peça perdão. O conselho do apóstolo Paulo de quase 2 mil anos atrás ainda é o melhor remédio: "Apaziguem a sua ira antes que o sol se ponha".[8]

Permita que seus filhos façam suas próprias escolhas saudáveis

Nossa tarefa como pais é ajudar nossos filhos a perceber quais são suas habilidades e instilar neles um autoconceito que lhes permita desenvolver suas paixões e buscar o destino para o qual foram criados. Um aspecto fundamental desse processo é permitir que nossos filhos escolham o que eles julgam ser o melhor, em vez de escolher para eles o que nós preferimos. Isso pode significar permitir que seu filho procure atividades nas quais ele tem interesse — mesmo que ele não seja excelente nisso ou possa até fracassar. No processo, as crianças conhecem melhor suas singularidades, aprendem a ter flexibilidade diante de desafios e ganham autoconfiança para enfrentar novas situações.

---

[7] Dr. James DOBSON, *Bringing Up Boys* (Wheaton, Ill.: Tyndale, 2001), 221.
[8] Efésios 4.26.

Nunca esquecerei o dia em que Kate anunciou que queria entrar nas aulas de ginástica porque suas melhores amigas eram bailarinas ou ginastas. Barb e eu sabíamos que Kate não era nenhuma ginasta. Em virtude da paralisia cerebral, o lado esquerdo dela é espasmódico. Ela conseguia andar, mas correr era uma tarefa difícil e desajeitada para ela. Em vez de repreendê-la ou desencorajá-la, entretanto, Barb e eu conversamos com ela sobre sua deficiência e como ela teria dificuldades para fazer ginástica. Kate, entretanto, *não* mudou de idéia.

Expliquei a situação a Ralph, um professor de ginástica da cidade. Ele concordou que seria impossível para Kate transformar-se numa ginasta, mas ele concordava com nosso desejo de deixá-la tentar.

— Dr. Larimore — disse ele —, por que o senhor não paga duas aulas? Vou trabalhar com ela no tatame. Vamos ver o que acontece.

Durante a primeira aula, Ralph trabalhou cuidadosamente com Kate para ensiná-la a dar uma cambalhota para a frente. Era muito difícil para ela. Ralph a instruiu, acompanhou e incentivou. E, devo admitir, Kate realmente tentou. Scott e eu estávamos nas laterais, torcendo por ela.

No final da aula, Kate veio correndo até nós. Estava muito orgulhosa do que aprendera. Quando a estávamos cumprimentando por sua realização, o professor Ralph se aproximou para parabenizá-la.

— Professor — disse Kate —, obrigada por me ensinar e me ajudar. Mas eu não levo jeito para ginástica, não é verdade?

Ele sorriu e balançou a cabeça:

— Não, minha querida, acho que não leva jeito mesmo. Mas vou lhe dizer uma coisa. Você é uma garota corajosa e destemida. Continue procurando. Deus criou você para algo muito especial. Talvez *não* seja ginástica — mas *é* alguma coisa.

Alguns pais teriam considerado a aula de ginástica de Kate um fracasso. Para ela, e para Barb e para mim, foi um sucesso. Aprendendo quais são seus limites, Kate estava criando mais oportunidades de adquirir competência e sentir-se bem consigo mesma. E nós ficamos satisfeitos por poder reconhecer e incentivar os esforços dela.

Dose de sabedoria

Se seu filho tem uma doença ou deficiência de longo prazo, como a nossa Kate, o desenvolvimento de um autoconceito equilibrado pode ser ainda mais desafiador. Não perca de vista o fato de que existem mais semelhanças do que diferenças entre seu filho e as outras crianças. Com certeza, você precisa entender a singularidade e os limites de seu filho, mas evite ficar tão preocupado com a sua segurança a ponto de privar a criança de experiências agradáveis e benéficas.

Instilar autoconfiança em uma criança portadora de deficiência não é muito diferente do que fazer isso com uma criança sem limitações óbvias. Proporcione, tanto quanto possível, oportunidades para o sucesso, e esteja pronto para oferecer uma porção extra de encorajamento e elogios. Concentre seus comentários em realizações reais — no que a criança pode fazer; não no que ela não pode fazer.

DR. WALT LARIMORE

Faça valer cada momento com seu filho

No dia em que Kate, minha filha mais velha, fez 6 anos, falei com meu pai pelo telefone.

— Parabéns, Walt! — disse ele.

— Por quê? — perguntei, meio confuso.

— Bem, um terço de sua vida com Kate já se foi.

Demorou um pouco para eu perceber o que ele estava dizendo: Kate provavelmente sairia de casa aos 18 anos. *É isso!*, pensei. *Não vou deixar esse tempo se perder*. Naquele momento, decidi passar mais tempo com meus filhos enquanto ainda podia. Até hoje, agradeço a meu pai ter-me lembrado como era importante e precioso passar tempo com meus filhos.

Foi nessa mesma época que Barb e eu começamos a fazer um programa de treinamento intensivo de pais, que gostaríamos de ter começado quando nossos filhos eram ainda menores. Lemos livros sobre educação de filhos. Passamos mais tempo com homens e mulheres que tinham alcançado sucesso na educação dos filhos. Começamos a adotar a maioria dos hábitos que você vem estudando neste livro. Descobrimos que aqueles princípios tão antigos realmente funcionavam. Começamos a ver Kate e Scott desenvolvendo-se e florescendo como crianças altamente saudáveis e depois como adolescentes altamente saudáveis. Vimos nosso relacionamento com eles amadurecer e ficar mais forte.

É claro que a estrada às vezes era acidentada. Fomos tentados e às vezes nos sentimos encurralados. Educar filhos é uma tarefa difícil. No entanto, ao final, o árduo trabalho de educar crianças altamente saudáveis produziu frutos maravilhosos. Kate se formou na faculdade e entrou na sociedade como uma cidadã altamente saudável e produtiva. Scott ainda está cursando a faculdade. Ambos desenvolveram uma idéia maravilhosa e saudável de quem são. Seu relacionamento com Deus, pais, amigos e colegas é sólido e proveitoso. Acreditamos que o mundo ao redor de nossos filhos será melhor porque eles estão lá. Por isso, Barb e eu somos extremamente agradecidos.

Caro leitor, oro para que o fruto dos seus esforços em instilar um autoconceito positivo em seus filhos seja realmente doce. Para que seus filhos desenvolvam um autoconceito positivo, eles precisam de *você*. Precisam de seu amor, encorajamento, compreensão e liderança incondicionais. E, o mais importante de tudo, eles precisam despender tempo quantitativo e qualitativo todos os dias com você.

Se você está disposto a escutar, eu gostaria de sugerir uma tarefa que poderá ajudá-lo nesse esforço. Tenha no seu criado-mudo um bloco de notas e uma caneta. Durante duas semanas, anote o número de minutos que você passou conversando com seu filho que mora com você. Considere apenas as conversas "olhos nos olhos", e não o tempo que vocês ficam em frente da televisão ou simplesmente estão juntos debaixo do mesmo teto.

No final de duas semanas, talvez você se surpreenda com a pouca quantidade de tempo que dedica a cada filho. Se for esse o caso, incentivo você a tomar a decisão que tomei quando Kate completou 6 anos. Não deixe escapar o tempo com seus filhos. Cada momento que você dedicar a eles é um investimento que trará benefícios para, no mínimo, as quatro próximas gerações.

Capítulo 11

Engajar-se em atividades positivas

Rebecca era uma das melhores amigas de Barb quando morávamos em Kissimmee, na Flórida. Os filhos dela eram menores que os nossos, e minha esposa, Barb, tornou-se sua mentora. Logo no início da amizade, Barb sugeriu a Rebecca que as duas levassem as crianças a um parque local para brincar, enquanto as mães conversavam. Rebecca olhou para Barb, confusa:

— Barb, para que levar as crianças para brincar? Elas brincam o tempo todo.

— E o que há de errado com isso? — perguntou Barb.

— Bem, não dizem que "quem muito brinca entorpece a alma"?

Barb riu. — Na verdade, o ditado é "quem muito dorme entorpece a alma".

Rebeca riu de si mesma enquanto Barb continuou falando:

— Rebecca, brincar é fundamental para crianças em fase de crescimento. A brincadeira as ajuda de muitas maneiras. As brincadeiras saudáveis são... bem... saudáveis.

Barb explicou a Rebecca que brincar é uma das muitas atividades que as crianças precisam praticar a fim de se tornarem altamente saudáveis. Como mãe, Barb tinha aprendido que todas as crianças se beneficiam com atividades físicas, atividades que proporcionem estímulo mental, atividades que envolvam interação com os membros da família e outras pessoas, assim como atividades espirituais, todas elas adequadas para a idade. Uma combinação equilibrada de atividades pode ter um impacto significativo em todas as rodas da saúde. Entretanto, atividades prejudiciais (ou um envolvimento *excessivo* nas atividades apropriadas) podem ter um impacto negativo nas rodas da saúde.

BRINCADEIRAS: MUITO MAIS DO QUE DIVERSÃO

Lembro-me de como foi útil para Barb e para mim aprender que as crianças aprendem por meio das brincadeiras. Tempos atrás, os médicos pensavam que o desenvolvimento do cérebro de uma criança estava praticamente completo quando ela nascia. Agora sabemos que, no nascimento, apenas alguns do enorme conjunto de centenas de bilhões de neurônios estão conectados, e que as atividades de uma criança afetam de forma significativa o desenvolvimento continuado do cérebro.

À medida que uma criança experimenta a vida, se relaciona positivamente com a mãe e o pai e é estimulada a brincar e ler, as ligações entre os neurônios do cérebro se formam e se fortalecem. Quando reforçadas pelo uso, essas ligações se tornam permanentes. Se não forem utilizadas o suficiente, ficam danificadas ou são eliminadas. Portanto, a exposição repetida a qualquer estímulo do ambiente pode ter um impacto positivo ou negativo no crescimento físico, mental, emocional, relacional e espiritual da criança.

Uma pesquisa médica demonstra existir uma correlação direta entre os estímulos feitos por meio de brincadeiras e o desenvolvimento precoce do cérebro das crianças. Por exemplo, imagens de um cérebro em funcionamento mostram que, quando uma história é lida para uma criança repetidas vezes, uma parte diferente do cérebro é estimulada a cada vez que a história é lida. Outra pesquisa demonstrou que brincar de esconder-e-aparecer e brincar com móbiles desenvolve a coordenação olhos — mãos da criança. Os pesquisadores acreditam que o sistema visual continua a se desenvolver durante os primeiros anos de vida. Assim, brincadeiras interativas e atividades adequadas para a idade são um estímulo importante à medida que as crianças experimentam o mundo à sua volta.

Em contrapartida, algumas atividades privam o cérebro das experiências de que ele precisa para se desenvolver. Entre elas, estão atividades que estimulam a passividade (tais como a criança ficar deitada durante horas sem nenhum toque ou estimulação) ou o comportamento inadaptado (tal como impulsividade ou violência). A falta de atividades interativas e estimulantes priva o cérebro infantil de oportunidades de participar em relacionamentos sociais, brincadeiras criativas, reflexão e resolução de problemas complexos — e essa privação pode causar conseqüências negativas definitivas.

A *integração sensorial* é o processo pelo qual o cérebro de uma criança capta, organiza e interpreta a informação, de modo que a criança possa responder a ela de forma adequada. Por exemplo, pelo tato, uma criança aprende movimentos de coordenação motora fina, tais como apertar e agarrar. A percepção de mudanças na posição da cabeça e dos movimentos corporais ajuda a criança a coordenar os movimentos dos olhos, da cabeça e do corpo. Essa informação sensorial é responsável pelo controle muscular que permite à criança manipular objetos, pular, correr e caminhar.

Quando as crianças não são estimuladas, tocadas, amadas e alimentadas, existe o risco de a integração sensorial não se desenvolver como deveria. A falta de estimulação durante os primeiros anos de desenvolvimento (por exemplo, uma variedade limitada de alimentos e texturas na dieta ou oportunidades limitadas de movimento e exploração) contribui para problemas de integração sensorial — e é por isso que as crianças que vivem em orfanatos onde são deixadas sozinhas por longos períodos de tempo podem apresentar graves dificuldades de integração sensorial.

Brincar em família é uma das atividades mais altamente saudáveis para as crianças. Ajuda seus filhos a se conectar com você emocional, relacional e espiritualmente, além de desenvolver os aspectos físicos e mentais. O tempo de brincadeira com crianças muito pequenas inclui ler, cantar e brincar com elas no chão. Com crianças um pouco mais velhas, você pode acrescentar atividades como brincar no quintal, empurrá-las no balanço ou jogar bola.

À medida que seus filhos crescem, as diversões em família mudam. Crianças que cursam o ensino fundamental apreciam caminhar em parques, visitar zoológicos, montar quebra-cabeças ou jogar jogos de tabuleiro e cartas. Também é uma boa medida transformar sua casa em um lugar divertido e adequado para as crianças, onde os amigos de seus filhos também desejarão brincar. Isso é especialmente importante quando seus filhos entram na adolescência. O tempo investido em diversões com a família proporcionará generosas recompensas para você e seus filhos durante muitos anos futuros.

Dose de sabedoria

Os sonhos e as crenças são frutos da brincadeira continuada. A brincadeira gera alegria!

DR. EDWARD HALLOWELL, psiquiatra infantil

Uma vez perguntei ao pai de alguns rapazes altamente saudáveis o que ele pensava ser o fator que mais contribuiu para seus filhos terem dado tão certo.

— Walt — respondeu ele, pensativo —, orávamos por nossos meninos e trabalhávamos sobre seu alicerce espiritual. Minha carreira nunca foi mais importante que meus filhos, e eu conscientemente me programava para passar muito tempo com eles. Minha esposa e eu estávamos sempre envolvidos nas atividades deles. Nós nos esforçávamos para encontrar formas de nos divertir em família. E, à medida que nossos meninos cresciam, tentamos garantir que nossa casa fosse um lugar divertido para eles trazerem seus amigos. Nossos filhos não precisavam sair de casa para se divertir. Sabiam que em casa sempre encontrariam um lugar agradável.

Caixa de recursos **Dicas úteis**

Pura diversão

As cinco atividades favoritas da família Larimore quando as crianças eram pequenas:

1. Jogar um jogo ou montar um quebra-cabeça.
2. Ler um bom livro juntos.
3. Ter um jantar especial em família onde todos ajudavam.
4. Ir à biblioteca juntos para encontrar novos livros.
5. Fazer uma caminhada juntos.

UMA DIETA BALANCEADA PARA A MENTE

Ler em voz alta para seus filhos é um dos estímulos mais importantes que você pode proporcionar ao cérebro deles. A leitura repetitiva estimula o cérebro jovem em diferentes áreas. Cada vez que você relê uma história ou um poema, ou canta outro verso da mesma canção, o cérebro de seu filho se desenvolve um pouco mais. Portanto, mesmo que você tenha lido *João e o pé de feijão* 50 vezes, continue lendo! Seu filho se torna um pouco mais saudável a cada leitura!

A leitura faz mais do que estimular o desenvolvimento do cérebro. Também promove o desenvolvimento lingüístico. Ajuda crianças pequenas a formular palavras e entender a relação entre as palavras e os objetos.

Ler para crianças pequenas as auxilia a aprender a formar frases. A leitura também ensina a seus filhos sobre o mundo em que eles vivem. Pelo mundo dos livros, viagens, fantasia, história, humor, aventura e mistério podem tornar-se uma parte da vida de seu filho. E seu filho pode apreciar tudo isso no conforto e na segurança do lar, bem a seu lado ou sentado em seu colo, o que é um tremendo alimento para a auto-estima!

Os benefícios da leitura são realmente incríveis. A maioria dos pais e mães não sabe disso, mas o prazer de ler é um indicador mais importante do sucesso acadêmico do que a classe socioeconômica. Em um estudo feito com crianças de mais de 30 países, crianças carentes que gostavam de ler livros, jornais e gibis tinham um desempenho melhor em provas do que crianças oriundas de lares mais privilegiados. Ler por prazer também pode compensar problemas sociais que poderiam, em outra situação, afetar negativamente o desempenho acadêmico de uma criança. De acordo com esse estudo, gostar de livros e ler com assiduidade representam vantagens maiores do que ter pais com uma boa formação acadêmica e um bom emprego. Seguem algumas importantes descobertas desse estudo:[1]

- Jovens de 15 anos que vinham de famílias menos abastadas e gostavam de ler obtiveram notas mais altas em testes de leitura do que filhos de profissionais abastados que tinham pouco interesse pela leitura.
- Alunos que não liam muito tiraram notas bem abaixo da média internacional, independentemente da profissão dos pais.
- Alunos com acesso a um número maior de livros em casa apresentaram maior tendência a se interessar por uma gama mais variada de materiais de leitura.

---

1 Relatado em Organization for Economic Cooperation and Development, "Reading for Change: Performance and Engagement across Countries: Results from PISA 2000".

- Os pais que discutiam livros, artigos de revistas, política e assuntos da atualidade com seus filhos ajudavam a estimular suas habilidades de leitura.

Para que seus filhos colham os benefícios da leitura, o seu envolvimento é essencial. As crianças têm uma influência positiva para ler quando vêem pais, irmãos, amigos e vizinhos lendo. Pude observar isso em primeira mão na minha família. Barb e sua irmã adoram ler. O amor delas pela leitura nasceu com a mãe, o pai e as tias, que tinham visto a avó de Barb lendo. Portanto, não é de surpreender que a leitura seja uma das atividades favoritas de nossa filha.

Como transformar a leitura em uma prioridade? Você dá o exemplo! Leia para si mesmo e leia para seus filhos.

Caixa de recursos ***Dicas úteis***

Como obter o máximo de seu tempo de leitura com seus filhos

Veja algumas maneiras[1] pelas quais você pode encorajar bons hábitos de leitura em seus filhos (adaptadas de "Tips on Reading with Your Child" [Dicas de como ler com seu filho] dos Children's World's Learning Centers).

- *Comece cedo*. O período que vai do nascimento aos 8 anos é o mais importante para o desenvolvimento da leitura. Os especialistas sugerem que os pais comecem a ler com seus filhos durante as primeiras semanas ou meses de vida. Ler em voz alta e utilizar uma linguagem interativa são os hábitos mais importantes.

[1] Children's World's Learning Centers, "Tips on Reading with Your Child".

- *Leia com freqüência.* Ler estimula o desenvolvimento do cérebro de formas importantes, embora 50% dos bebês e das crianças por volta de 1 ou 2 anos raramente tenham a experiência de ouvir seus pais lendo para elas. Os especialistas sugerem vinte minutos de leitura por dia.
- *Leia repetidas vezes.* As crianças aprendem algo novo a cada nova leitura: um novo vocábulo, uma personagem diferente, um novo significado no enredo. Geralmente são necessárias quatro leituras para que a criança domine o assunto. Ler o mesmo livro também aumenta a fluência.
- *Armazene livros em casa.* Envolva a criança num ambiente cheio de livros — no quarto, no banheiro, na sala de estar, na cozinha — e você familiarizará seu filho com o propósito dos livros e como usá-los. Você não precisa gastar muito dinheiro. Compre livros usados ou em alguma feira. Ou, como os Larimores, faça visitas constantes à biblioteca.
- *Seja um modelo de leitor.* Deixe que seus filhos observem você lendo. Leia a correspondência, os jornais e as receitas em voz alta, para que seu filho saiba que ler é uma habilidade útil.
- *Transforme a leitura em um valor familiar.* Coloque a leitura acima de outras atividades como ver televisão ou assistir a competições esportivas. Em vez de uma noite no cinema, organize uma noite em casa com um bom livro de histórias. Leia um capítulo por noite antes do jantar. Visite a biblioteca com a mesma freqüência com que você visita o parque.
- *Construa um vocabulário.* Os livros são os melhores construtores de vocabulários. Para adicionar variedade, garanta que seu filho tenha as duas escolhas: livros de ficção e de não-ficção.

- *Faça da leitura uma atividade divertida.* A tarefa de um pai ou de uma mãe é tornar a leitura tão agradável que a criança desejará ler por toda a vida. Transforme a leitura em uma experiência calorosa e partilhada que une amor e aprendizado. Os pais entram com o colo aconchegante, o bom livro e a atenção concentrada.

ESCOLHA AS ATIVIDADES CERTAS PARA SUA FAMÍLIA

Tão importantes quanto a leitura para o desenvolvimento e a saúde de uma criança, muitas outras atividades altamente saudáveis podem ser praticadas em família. Por exemplo, quando eu estava começando minha carreira como médico de família, escolhi praticar medicina dando aulas a alunos de medicina e residentes e ao mesmo tempo orientando pesquisas baseadas na prática. A pesquisa proporcionava muitas oportunidades para conferências em escolas de medicina e hospitais com residentes. Eu raramente aceitava um convite para uma palestra em outra cidade se minha família não pudesse me acompanhar. Essas oportunidades de viajar em família foram experiências maravilhosas e divertidas para todos.

As viagens em família expunham nossos filhos a vários museus, cidades, costumes, climas, áreas geográficas e pratos típicos. Como os recursos eram limitados, nossos filhos aprenderam a controlar o dinheiro e economizar, a comparar antes de comprar. Essas atividades estimulavam seu desenvolvimento intelectual, emocional e relacional.

Uma das coisas que sempre admirei em Barb é como ela conseguia equilibrar bem todas as atividades. Em uma semana, ela levava Kate e Scott para a biblioteca. Na semana seguinte, visitávamos um museu ou fazíamos uma trilha todos juntos. Um dia, nossos filhos montavam juntos uma colagem; outro dia, jogávamos bola. Barb não apenas variava as atividades, mas também buscava atividades divertidas e adequadas para a idade das crianças.

Existem muitas atividades saudáveis que sua família pode apreciar em conjunto. O objetivo é que as crianças gostem das atividades, aprendam habilidades positivas para a vida e cresçam em termos físicos, emocionais, relacionais e espirituais. Examine as idéias para as atividades listadas a seguir. Você já pode estar fazendo algumas dessas coisas, e poderá encontrar outras sugestões que sua família talvez goste de experimentar nas próximas semanas.

Idéias para atividades em família

O quadro a seguir apresenta várias sugestões para suas crianças desenvolverem atividades que podem ser altamente saudáveis. Em geral, as atividades mais passivas tendem a ser menos estimulantes (física, mental ou relacionalmente), ao passo que as atividades mais ativas e criativas envolvem a interação física e mental de seus filhos. Quanto mais criativa ou ativa é a atividade, mais altamente saudável ela tende a ser. Entretanto, as crianças saudáveis precisam de um equilíbrio entre os dois tipos de atividades.

Já que muitas atividades cotidianas, como andar de carro pela cidade, tendem a ser passivas, os pais podem tentar torná-las mais ativas e estimulantes. Por exemplo, ao andar de carro, as crianças podem contar quantos carros de cores diferentes conseguem ver, ou podem tentar encontrar placas de lugares diferentes. (Outro dia, Barb e eu estávamos no carro juntos, e ela disse: "Veja ali, uma placa do Havaí. Nunca vimos uma placa do Havaí". Ambos rimos!) Uma viagem ao zoológico ou ao cinema pode tornar-se mais estimulante se houver alguma competição entre as crianças. Por exemplo, Barb estimulava um envolvimento ativo perguntando às crianças quantos nomes de personagens do filme elas conseguiam lembrar.

QUADRO DE ATIVIDADES EM FAMÍLIA

<table>
<tr><th colspan="3">Atividades em casa</th></tr>
<tr><th></th><th>Espaço fechado</th><th>Ao ar livre</th></tr>
<tr><td>Mais ativas</td><td>• Hobbies — cozinhar, fazer velas, construir miniaturas, bordados, trabalhos manuais, carimbos, fantoches, mascotes, trenzinho elétrico
• Coleções — moedas, selos, cartões-postais etc.
• Música, teatro, dança ou treinamento atlético dentro de casa
• Arte — desenho, pintura, origami, confecção de máscaras, cerâmica
• Jogos de tabuleiro, quebra-cabeças, jogos de cartas, blocos, jogos de palavras</td><td>• Hobbies — observar pássaros, pescar, caçar, fazer jardinagem, soltar foguetes, brincar com aeromodelos, empinar pipas
• Coleções — pedras, fósseis, insetos, flores
• Arte — Desenho e pintura ao ar livre
• Jogos — Jogar peteca, andar de bicicleta, jogar basquete, correr
• Bolas de sabão</td></tr>
<tr><td>Mais passivas</td><td>• Televisão — competições esportivas ou filmes
• Jogos de computador</td><td>• Observar nuvens
• Observar estrelas
• Relaxar na rede</td></tr>
<tr><th colspan="3">Atividades longe de casa</th></tr>
<tr><th></th><th>Espaço fechado</th><th>Ao ar livre</th></tr>
<tr><td>Mais ativas</td><td>• Jogar boliche
• Nadar, ir ao ginásio de esportes
• Biblioteca
• Música, teatro, dança ou treinamento atlético interno
• Patinar no gelo ou no rinque</td><td>• Piscina
• Minigolfe, kart
• Fazer trilhas ou acampar em um parque
• Esportes — competições de corrida, bicicleta, futebol, vôlei
• Esportes aquáticos — pescar, esquiar na água, velejar, canoagem</td></tr>
</table>

Mais passivas	• Museus, aquários, galerias de arte e de ciências, museus históricos • Cinema • Apresentações de teatro, dança ou música • Restaurantes étnicos	• Zoológico • Parques temáticos • Viagem de trem ou balsa • Assistir a eventos esportivos • Eventos comemorativos, fogos de artifício, festivais locais, eventos folclóricos • Visitar pontos históricos, assistir a encenações de momentos históricos

Escolha atividades que tragam benefícios à saúde

As atividades em família não só melhoram a saúde emocional e social de uma criança, mas também podem ser cruciais para desenvolver uma roda física saudável. Ajudam a construir um alicerce de saúde física que poderá perdurar por toda a vida. Estudos médicos demonstram que as crianças que são expostas aos exercícios físicos logo cedo tendem mais a continuar praticando exercícios. Infelizmente, o oposto também se aplica. Os pais podem achar que seus filhos começarão a praticar exercícios quando forem mais velhos, mas na idade de 12 ou 13 anos uma criança já está "programada" ou "desprogramada" para as atividades físicas.

Felizmente, um número cada vez maior de pais está optando por fazer exercícios *junto com* seus filhos pequenos. Algumas famílias entram em academias ou centros comunitários que oferecem aulas de ginástica em família. Outras freqüentam academias que oferecem quadras de esportes, rinques de patinação e paredes de escalada. Outras, ainda, praticam juntas esportes organizados, fazem caminhadas em família ou correm ou andam de bicicleta várias vezes por semana.

Caixa de recursos **Dicas úteis**

Faça do condicionamento físico uma atividade em família

Considere estas dicas para levar sua família ao condicionamento físico

- Insira os exercícios físicos em sua rotina. Estacione o carro a uma distância razoável da entrada do *shopping center*. Suba pelas escadas, em vez de usar o elevador. Num jogo de futebol, percorra o campo de um lado para o outro, em vez de simplesmente ficar sentado nas laterais.
- Pense em atividades fáceis e divertidas. Ensine outra pessoa a dançar. Leve uma bola para jogar no parque, ou adapte um jogo às atividades da família.
- Dê presentes "ativos". Muitas crianças querem *videogames* e CDs, mas considere a possibilidade de torná-las mais ativas — presenteando-as com roupas ou tênis de corrida, uma bicicleta ou bolas de vários tipos.
- O clima não está colaborando? Procure rinques de patinação. Ou vá a um ginásio de esportes ou clube de boliche, busque paredes de escalada ou aulas de dança.
- Escolha equipamentos adequados para crianças pequenas. Procure carrinhos de bebê com rodas grandes e armações resistentes que possam suportar passeios mais ambiciosos. Mochilas, carrinhos que elas próprias possam "dirigir" e acentos acopláveis à bicicleta permitem que crianças pequenas acompanhem os pais até que elas cresçam o bastante para seguir em seu próprio veículo.
- Crie uma atividade física em torno da tarefa de casa de seu filho. Se a tarefa envolve matemática, incorpore contar na

atividade. Se for história, dê um passeio por pontos históricos ou trilhas históricas. Se for biologia, identifique árvores, pássaros e animais enquanto caminha.

- Experimente atividades novas. Você pode achar que é tolice, mas é bom para seus filhos ver você experimentando fazer coisas novas — e até atrapalhar-se um pouco.
- Relembre jogos da sua infância: esconde-esconde, queimado [ou "queimada"], brincar de onça, seguir o mestre...
- Faça uma caminhada intensa antes da tarefa de casa ou do jantar. Provavelmente, as noites serão mais calmas, e seus filhos ficarão com melhor humor.

Escolha atividades que promovam a saúde espiritual

As atividades em família também podem ser importantíssimas para aumentar a saúde espiritual das crianças. No Capítulo 8, discutimos o impacto de um bom alicerce espiritual na saúde de seu filho. Agora vamos explorar modos de incorporar atividades espirituais divertidas na rotina da sua família — atividades que podem ensinar às crianças a diferença entre o certo e o errado. Uma das minhas sugestões favoritas vem de um grupo — Heritage Builders, do Focus on the Family — que desenvolveu centenas de sugestões para atividades noturnas em família. Essas atividades podem estimular a criança em termos emocionais, morais e espirituais. Selecionei um exemplo do "Family Night Tool Chest" [Coleção de brincadeiras noturnas em família].[2]

[2] Adaptado de Kurt Bruner & Jim Weidmann, "Family Night Tool Chest", in: *Basic Christian Beliefs* (Colorado Springs: Victor Chariot, 1998).

Caixa de recursos | **Dicas úteis**

Dicas para atividades espirituais de sucesso

- *Precisa ser divertido* — Seus filhos sempre apreciarão momentos com boas risadas. Isso não é um grupo de estudo bíblico. Deixe que seus filhos corram, pulem e cantem.
- *Precisa ser simples* — Se a coisa ficar complicada, você errou em algum ponto.
- *Não domine* — Faça perguntas, atribua tarefas e convide as crianças para que participem.
- *Deixe acontecer* — Se uma pergunta der um rumo diferente à atividade, tanto melhor!
- *Seja criativo* — Mantenha o estímulo e a expectativa com a variedade. De vez em quando, pule a lição; vá tomar sorvete ou jogar boliche.
- *Precisa ser freqüente* — A repetição é a melhor mestra.
- *Construa uma memória* — Crie músicas da família que ajudem a recordar o tema principal.

EXEMPLO DE ATIVIDADE NOTURNA EM FAMÍLIA

Eu te perdôo!

Idéia principal: Todos nós fazemos coisas erradas.

Versículo da Bíblia que deve ser lido antecipadamente: Romanos 3.23.

Material necessário: Ovos frescos, um pequeno balde de água e uma Bíblia.

Regras a serem estabelecidas: Todos os membros da família devem concordar com algumas regras a serem seguidas. Por exemplo, você pode sugerir que todos participem das atividades e discussões e evitem ser rudes ou interromper outra pessoa que estiver falando.

Comece com uma oração: Peça a um membro da família que ore, pedindo a Deus que ajude todos na família a entender mais sobre si mesmos por meio dessa atividade. Depois, comece!

Atividade: Leve a família para fora de casa (talvez seja bom escolher um lugar perto de uma torneira). Indique uma linha imaginária no chão e peça que todos pisem nessa linha. Dê a cada pessoa um ovo. Coloque um balde de água a cerca de um metro e meio de onde as pessoas estão de pé. Então explique que cada pessoa jogará o seu ovo no balde — mas sem deixar o ovo quebrar. Não se esqueça de mencionar que qualquer pessoa que quebrar um ovo deve limpar a sujeira. Comecem a jogar os ovos. Se alguém conseguir acertar o balde sem quebrar seu ovo, peça que aquela pessoa recupere o ovo, afaste-se mais um passo e jogue o ovo outra vez. Continue até que todos tenham quebrado seu ovo. Então abra a torneira e peça a todos que limpem a sujeira.

Compartilhamento: Reúna as pessoas para discutir os seguintes pontos:

- Para você, foi difícil ou fácil acertar o alvo? Explique sua resposta.
- O que aconteceu quando você errou o alvo? (O ovo quebrou; fez uma tremenda sujeira.)
- Existe alguma forma de recuperar um ovo quebrado e colocar de volta na casca o seu conteúdo? Por que não?
- Vamos comparar nosso jogo com a vida real. Como erramos o alvo com Deus? (As respostas podem incluir: Não fazendo o que é certo; desobedecendo aos pais, professores ou autoridades; quaisquer outras formas de “errar o alvo” ou fazer o mal.)

- Como saímos mal por fazer ou dizer algo? (Entramos em enrascadas, somos punidos, magoamos outras pessoas, ficamos magoados e assim por diante.)
- Como nos sentimos quando quebramos um ovo? (Não podemos reverter a ação que fizemos, assim como não podemos reconstituir o ovo.)
- Existe alguém que não faz nem fala nada errado?

Ler a Bíblia e discutir: Leia Romanos 3.23 para seus filhos. Discuta com eles como esse versículo ensina que toda pessoa comete erros e faz coisas erradas. A Bíblia chama isso de "pecado". A Bíblia ensina que cometer um pecado é errar o alvo por não fazer o que Deus quer que façamos. Quando erramos o alvo, podemos provocar uma tremenda confusão.

Reunião: Formar um círculo com todos e organizar um revezamento em que cada um responde à pergunta: O que você está aprendendo sobre Deus hoje? Depois diga às crianças que você tem uma frase que gostaria que elas conhecessem e usassem por toda a vida — uma frase curta, um *slogan* ou um *jingle* que ajude a guardar na memória o que foi aprendido.

Frase do dia: *Desobedecer é pecado. Então se arrependa e vá para o outro lado.* Peça aos membros da família que repitam a frase duas ou três vezes para que a memorizem. Depois estimule-os a repetir a frase durante a semana, para que vocês possam conversar sobre ela no período seguinte de brincadeiras.

Encerre a atividade com uma oração: reserve um tempo para que cada pessoa expresse em oração suas preocupações e também responda em oração. Encerre a reunião mencionando em oração a preocupação de cada um. Agradeça a Deus porque ele nos escuta e se preocupa conosco. Uma boa idéia é iniciar um diário das orações em família, para registrar os pedidos feitos em oração; as respostas podem ser registradas como prova das ações de Deus.

AJUDANDO AS CRIANÇAS A ESTABELECER O EQUILÍBRIO CORRETO ENTRE AS ATIVIDADES APROPRIADAS

À medida que nossos filhos crescem, participam em um número cada vez maior de atividades fora de casa. Essas oportunidades são saudáveis para crianças que estão amadurecendo porque permite que elas conheçam outras crianças e interajam com elas. Dessa forma, seus filhos podem aprender boas maneiras, cooperação e compartilhamento. Em resumo, podem adquirir habilidades de socialização que trarão benefícios para toda a vida.

Nossos filhos, com freqüência, querem participar de um número muito maior de atividades altamente saudáveis do que o seu tempo lhes permite. Participar de atividades em demasia é evidentemente prejudicial para a saúde deles. Quando nossos filhos estavam crescendo, Barb e eu os ajudávamos a avaliar as atividades das quais eles queriam participar. Todas as vezes que Kate ou Scott chegavam em casa com uma idéia sobre fazer outra atividade, sentávamos em família para discutir a idéia. Espero que o processo que utilizamos para avaliar atividades possa ajudar você a manter um equilíbrio saudável na vida de seu filho.

Em geral, determinávamos que nossos filhos deveriam ter no máximo uma ou duas atividades extracurriculares — especialmente se elas exigissem um tempo para praticar, horários de treinamento ou projetos que consumiam muito tempo. Queríamos que nossos filhos aprendessem disciplina e comprometimento — duas qualidades altamente saudáveis que podem resultar da participação em atividades extracurriculares — mas também queríamos que eles tivessem tempo para a escola, os amigos, a igreja e a família.

Você pode orientar seus filhos para serem mais altamente saudáveis ajudando-os a considerar a exigência de tempo, horários, tarefas de casa e outras coisas antes de se comprometerem com alguma atividade. Isso é especialmente importante no início do ano letivo, quando é enorme a tentação de escolher várias atividades.

Alguns dos critérios que considerávamos antes de nos comprometer com uma atividade podem ser úteis para sua família também.

- Barb e eu discutíamos se a atividade ajudaria nossos filhos a aprender mais sobre si mesmos e sobre o que eles gostariam de ser no futuro. Nunca nos interessávamos por uma atividade pela atividade em si. Quase sempre discutíamos essa questão na presença de Kate e Scott. Queríamos que eles soubessem o que pensávamos e como raciocinávamos, e também que nos vissem interagindo e tomando decisões como marido e mulher.
- Preferíamos atividades que ajudassem a desenvolver as habilidades de nossos filhos, em detrimento de atividades altamente competitivas.
- Avaliávamos uma atividade segundo os custos necessários em termos de dinheiro, tempo e esforço.
- Comparávamos o custo exigido com o tempo, o dinheiro e a energia que tínhamos disponíveis. Em muitos casos, compromissos anteriores não permitiam que se adicionasse uma nova atividade.
- Quando todos os aspectos eram iguais, permitíamos que Kate e Scott escolhessem as respectivas atividades. Evitávamos forçá-los a fazer atividades pelas quais não se interessavam ou que satisfaziam apenas os nossos interesses e expectativas. Acreditávamos que era importante permitir que eles escolhessem atividades com base nos interesses, talentos, dons, desejos e tempo disponível *deles.*
- Depois que Kate e Scott começavam a desenvolver a atividade, nossa função era apoiá-los, mas não exigir demais deles.
- Quando o ano letivo já estava em curso, nossa tarefa era observá-los para ver se havia sinais indicativos de que eles tinham compromissos em demasia ou estavam muito estressados.

> Esses sinais incluem perda de interesse pela atividade, notas mais baixas, perda de interesse pelas tarefas escolares e não-cumprimento delas, sintomas físicos (dores de cabeça, fadiga, dores de estômago), comportamento anti-social e ferimentos.

Presumo que esses critérios possam variar de uma família para outra. No entanto, é essencial para a saúde de sua família e de seus filhos que você avalie cuidadosamente e escolha o equilíbrio correto entre as atividades. Ao longo dos anos, já vi muitos pais que não faziam isso. Eles viviam a 150 quilômetros por hora e permitiam que seus filhos fizessem o mesmo (ou, o que é ainda pior, os encorajavam a fazer isso). Quase sempre, o resultado era que pais e filhos ficavam esgotados.

Na verdade, quem cuida da saúde de crianças tem observado uma epidemia de esgotamento infantil. Muitas crianças que se consultaram comigo sentiam a pressão de responsabilidades demasiadas ou tempo de menos. O estresse nas crianças é causado por um número exagerado de compromissos. Permitir (ou exigir) que uma criança vá da escola para o futebol e depois para a aula de violino, que depois faça um lanche no carro antes de ir a alguma atividade social da escola ou da igreja, para depois chegar em casa exausta e ainda ter de cumprir as tarefas escolares e domésticas é uma receita de desastre. Crianças esgotadas podem ter problemas gástricos, de alimentação, de sono, depressão e dores de cabeça — e essas são apenas as conseqüências a curto prazo.

Muitos pais e mães de meus jovens pacientes pareciam surpresos diante da quantidade de tarefas que seus filhos traziam da escola todas as tardes. Eles não reservavam um tempo adequado para as tarefas escolares antes de começarem a acrescentar outras atividades, como esporte, aulas de música, academia, torcidas organizadas, lições de dança, grupos de estudo etc. na vida dos filhos. Sem dúvida, a participação nessas atividades pode ser uma ótima experiência para a maioria das crianças, mas não há como uma criança altamente saudável participar de mais de uma ou duas atividades por vez.

Dose de sabedoria

Devemos ter certeza de que não estamos exigindo muito de nossos filhos em idade tenra demais. Avalie o número das atividades que eles desempenham. Se você desconfiar de que está impondo uma programação excessiva, provavelmente está mesmo.

Bill McCartney, fundador do Promise Keepers[1]

[1] *Promise Keepers* é uma organização cristã internacional sediada nos EUA e composta apenas por homens [N. do T.].

Quando as crianças se envolvem em atividades além da conta, começa a valer a lei dos retornos decrescentes. Em vez de se entusiasmarem com a oportunidade de ter um ótimo desempenho em determinada área, elas podem simplesmente sentir-se oprimidas — e é por isso que os pais devem manter atenção constante para garantir que a agenda dos filhos não fique sobrecarregada. Os pais devem buscar sinais comuns de que as crianças estão sofrendo altos níveis de estresse:

- Ranger os dentes ao dormir, cochilar ou descansar
- Dores de cabeça ou problemas de estômago freqüentes
- Falta de apetite ou outras mudanças nos hábitos alimentares
- Fadiga, sono agitado ou pesadelos
- Comportamentos compulsivos, como roer unhas ou lamber os lábios
- Falta de concentração

Talvez você esteja pensando: *Tudo bem, você acertou em cheio. O que posso fazer para tirar meu filho desse estresse?* Em primeiro lugar, é mais fácil prevenir do que tratar o estresse. Se os níveis de estresse decorrente do envolvimento exagerado em muitas atividades estiverem subindo em sua casa, provavelmente você precisa reduzir essas atividades para proporcionar a seus filhos um tempo de descanso com a família. Talvez você também precise de um ajuste de atitude.

Vou dar um exemplo do que chamo de mudança de atitude. Uma família entrou em um parque após uma longa viagem. Ela havia reservado um lugar em um *camping* e chegou lá ainda à luz do dia. Assim que o pai puxou o freio de mão, as portas do carro se abriram e duas crianças correram para o porta-malas. Lonas, barracas, estacas de fixação e cadeiras dobráveis se espalharam no gramado. Em poucos minutos, o lugar deles no *camping* estava pronto.

Ali perto, havia outra família que tinha chegado mais cedo no mesmo dia. O pai observava enquanto as crianças que haviam acabado de chegar trabalhavam febris para completar suas tarefas. Impressionado, ele se aproximou do pai recém-chegado e disse:

— Não pude deixar de notar como seus filhos são diligentes. Como você consegue instilar neles essa ética de trabalho?

Num tom modesto, o outro pai admitiu: — Ora, muito obrigado pelo elogio, mas temos um sistema. Ninguém vai ao banheiro até que o acampamento esteja totalmente montado!

As atividades não devem dominar a programação da família. Assim como é positivo reduzir a velocidade e relaxar em um acampamento, é positivo — e até saudável — reservar algum tempo para que família possa divertir-se junto e os pais possam mostrar aos filhos como eles são importantes e valorizados.

Antes de concluir este capítulo, eu gostaria de comentar sobre a importância de duas outras atividades que podem ser altamente saudáveis para crianças — tradições e férias familiares. Ambas podem comunicar de forma eficaz a importância e o valor que seus filhos têm para você. Elas podem ter um papel essencial na união da família e na saúde infantil.

UMA DOSE SAUDÁVEL DE TRADIÇÃO

Meu irmão caçula, Rick, é especialista em técnicas de produção de vídeos e filmes. Recentemente, ele pegou os filmes de nossa família feitos em 8 mm e os transferiu para vídeo e DVD. Pela primeira vez em mais de trinta anos, eu vi os vídeos, e fui transportado para o passado.

Os filmes de todos os Natais de nossa infância registravam algumas das tradições mais apreciadas — montar a árvore de Natal em família, pendurar as meias, ir ao culto da meia-noite na véspera. Depois, na manhã do dia 25, minha mãe acordava nós quatro. Tínhamos de pôr nossos roupões e chinelos. Quando estávamos prontos, ela colocava os quatro garotos em fila, do mais novo (Rick) até o mais velho (eu), e marchávamos na direção do mais puro deleite: abrir os presentes, com os olhos brilhando. Vendo esses filmes, fui inundado por emoções e lembranças. Percebi como essa e outras tradições familiares eram importantes para mim.

Quase todos temos tradições familiares. Elas podem ser simples, como preparar torradas no café da manhã dos domingos, ou complexas, como tradições especiais de aniversários e férias. Muitas tradições familiares são transmitidas de geração a geração, criando um elo com o passado. Outras nascem espontaneamente e se estabelecem no tecido de nossas famílias.

As tradições podem fortalecer os relacionamentos familiares agora e lançar o alicerce para as futuras gerações. Quando uma família mantém seus rituais e tradições, os membros desenvolvem um senso de união e significado. Partilhar experiências comuns tende a unir as famílias e a mantê-las unidas. As tradições e os rituais são a matéria-prima de muitas recordações e passam facilmente de uma geração para a outra.

Sua família precisa de ajuda para começar a estabelecer algumas tradições. Muitas revistas publicam de quando em quando edições especiais que trazem idéias de decoração, receitas e atividades em família para datas especiais. Você pode procurar um livro que trata de tradições familiares e como desenvolvê-las. O segredo é selecionar atividades que a *sua* família aprecia. Algumas delas podem tornar-se tradições anuais que acabam fazendo parte do coração e dos álbuns de recordações da família, sendo relembradas e apreciadas por muitos anos futuros.

Ao desenvolver as tradições de sua família, inclua uma atividade que estimule seus filhos a registrar por escrito seus sentimentos. Fazer isso proporciona um registro permanente e contínuo das coisas que eles escreveram, de suas memórias e emoções. Você pode começar um diário de agradecimentos e trazê-lo a cada reunião da família. Ou você pode manter um livro de visitas para as datas especiais, no qual os membros de sua família poderão registrar o amor e a apreciação que sentem uns pelos outros.

Acreditando que nossos filhos precisavam de um senso de segurança e de um santuário em nosso lar, Barb e eu nos esforçamos para instituir atividades em família e estabelecer tradições. Isso proporcionou a Kate e Scott um senso de raiz e os ajudou a perceber que a família e as relações familiares são essenciais para uma boa saúde. À medida que eles cresciam, algumas das tradições mudaram. Algumas de nossas tradições favoritas, que permaneceram por muito tempo, são as seguintes:

- Jantares no Dia de Natal e de Ação de Graças
- Viagens de verão para a praia
- Comer juntos no café da manhã e no jantar sempre que possível
- Ir ao cinema juntos e depois discutir o filme juntos
- Jogar jogos de cartas e montar quebra-cabeças durante o feriado
- Preparar cafés da manhã especiais aos domingos

Nossas tradições não precisavam necessariamente envolver todos os membros da família. Kate e Barb gostavam de fazer livros de recordação juntas. Scott e eu saíamos juntos para tomar um *milk-shake*. Essas atividades significavam muito para todos nós.

Caixa de recursos **Dicas úteis**

Como manter saudáveis suas tradições em família

Embora as tradições familiares sejam em geral altamente saudáveis, elas podem tornar-se insalubres se não seguirmos algumas diretrizes básicas (adaptadas de "This Is the Way We Always Do It" [É assim que sempre fazemos] de Letitia Suk):[1]

- *As boas tradições são simples.* As atividades que se concentram nas pessoas e em valores geralmente duram muito tempo. Independentemente de serem ou não agradáveis, as idéias muito elaboradas ou caras podem irritar as pessoas e durar pouco tempo.
- *As boas tradições são mútuas.* Em geral, se a família de seu cônjuge gasta muito dinheiro com presentes, a sua família troca apenas lembrancinhas. Se a família do outro lado abre os presentes na véspera de Natal, a sua prefere abri-los na manhã do dia 25. É importante que os casais conversem sobre quais tradições de qual família serão mantidas e quais serão criadas apenas para o casal e seus filhos.
- *Boas tradições envolvem crianças.* As crianças adoram participar de algo que elas ajudaram a planejar. Elas gostam de ter uma função especial, que será a contribuição pessoal delas a cada evento.
- *Boas tradições devem ser apreciadas, mas não suportadas.* Isso não é tão simples quanto parece. Muitos de nós suportamos tradições que poderiam ter sido mais saudáveis (como, por exemplo,

---

[1] Adaptado de Letitia Suk, "This Is the Way We Always Do It", *Focus on the Family Magazine* (2002).

levantar às 5 horas para abrir os presentes de Natal ou programar atividades demasiadas para um único dia).

- *Boas tradições precisam ser flexíveis.* Algumas vezes, as circunstâncias alteram até as tradições mais apreciadas e cuidadosamente escolhidas. Apenas algumas tradições sobrevivem por várias gerações da família. Circunstâncias como faculdade, casamentos ou a morte de uma pessoa querida podem terminar com as tradições. Algumas vezes, a idade desconecta a tomada quando as crianças ficam grandes demais para algumas atividades. Por exemplo, ninguém mais faz abóboras na minha casa na época do Haloween. Não importa quanto tempo elas durem, as tradições nos tornam mais ricos porque celebramos juntos.

TRANSFORMANDO AS FÉRIAS DA FAMÍLIA EM UMA RECORDAÇÃO SAUDÁVEL

Assim como as tradições familiares, as férias em família têm o potencial não apenas de ser altamente saudáveis, mas também de ser prejudiciais à saúde de seu filho. Fui clínico geral em Kissimmee, na Flórida, durante mais de dezesseis anos. Durante esse tempo, cuidei de inúmeras famílias cujas férias eram altamente insalubres. As férias tendiam a ser prejudiciais à saúde quando as famílias:

- gastavam o dinheiro que não tinham;
- tentavam fazer muitas coisas num tempo muito curto — o que as levava a ficar estressadas, reduzia sua imunidade à raiva, tensão e frustração (nas rodas emocional e relacional) e também às infecções (na roda física); e

- planejavam cada segundo de suas férias, e acabavam não tendo tempo para relaxar e apreciar a companhia uns dos outros — aparentemente esquecendo com que facilidade as crianças se cansam e com que rapidez crianças cansadas ficam agitadas e irritam seus pais.

Quando essas coisas acontecem, sabe qual é o resultado? A tão esperada diversão das férias em família se transforma em desastre.

Em contrapartida, férias saudáveis em família são relaxantes e promovem a união, e não o desentendimento entre os familiares. Férias ideais em família reduzem o estresse — o grande ladrão da saúde da família — e permitem que as crianças e os pais relaxem juntos. Férias familiares de qualidade realmente exigem menos planejamento e mais espontaneidade, e são feitas para os pais *e também* seus filhos.

Seguem algumas dicas que Barb e eu aprendemos a aplicar no planejamento de nossas férias:

- Nunca fizemos uma viagem de férias que não pudéssemos pagar. É sempre mais tranqüilo planejar uma viagem em família mais curta e menos luxuosa do que se endividar por meses ou anos. Acampar é uma excelente opção de baixo custo para férias em família que as crianças adoram. (Se você não se diverte acampando, visitar um parque nacional pode ser barato e relaxante. Muitos parques alugam chalés ou barracas baratas que podem ser muito divertidos.)
- Escolha um lugar relaxante. Para nós, era a casa de praia da família de Barb. Durante décadas, passamos alguns dias lá sem TV, sem rádio e sem telefone.
- Antes de começar um período de férias, Barb, Kate, Scott e eu passávamos algum tempo discutindo atividades que iríamos e

não iríamos fazer na viagem. Incluindo Kate e Scott no planejamento, enfatizávamos que a viagem era deles também.

- Não planeje cada segundo de uma viagem de férias. Minha tendência era encher nosso tempo de atividades, mas Barb sabiamente não me deixava fazer isso. Sim, o transporte e os hotéis eram geralmente planejados com antecedência. A visita a algum evento exige planejamento antecipado, mas tentávamos deixar que o restante da viagem fosse tranqüilo, casual e espontâneo.
- E, por último mas não menos importante, permita-se tempo suficiente para chegar em casa e preparar-se para a volta ao trabalho ou à escola sem uma correria estressante. Se você planejar voltar para casa sem uma margem de tempo para o atraso de um vôo ou um problema mecânico no carro, pode acabar sua viagem mais estressado do que começou. Barb insistia em que fôssemos embora pelo menos um dia antes para dormir em casa, desfazer as malas, descansar e ficar com nossos filhos em casa antes de voltar ao trabalho. Em geral, esse dia em casa se transformava em um dos melhores dias das férias!

Paul Batura, que com muita competência coordenou as várias pesquisas para a confecção deste livro, conta a seguinte história de férias de sua família. Ele fez a cortesia de permitir que eu a conte a você:

> Como caçula de cinco filhos, é muito fácil recordar várias férias em família memoráveis. Sempre pensávamos que todas as famílias em geral carregavam a caminhonete, enchiam a geladeira portátil e se dirigiam à praia ou às montanhas para duas semanas de diversão improvisada.
>
> Sem dúvida alguma, nossas suposições eram incorretas. Embora muitas famílias tivessem férias pacíficas, outras tantas — se não mais — famílias não as tinham. Os motivos são muitos, mas uma desculpa popular e prática se relaciona à carga financeira de passar duas semanas na estrada. Diante dessa realidade, uma vez perguntei a meu pai como, dada sua modesta renda

e a família numerosa, ele conseguia proporcionar viagens anuais que eram, para nossa família, certas como o nascer do sol. A resposta dele me deixou admirado:

— Bem — disse ele —, tive a felicidade de trabalhar para uma empresa generosa que dá a seus funcionários a opção de comprar ações anualmente. Eles ofereciam as ações no Natal, e logo antes do verão eu podia vendê-las. Esse lucro se transformava no dinheiro de nossas viagens anuais.

Não percebi como esse sacrifício era importante até o dia em que estava falando com um grupo de colegas de trabalho de meu pai na festa de sua aposentadoria. Muitos deles tinham estrategicamente conservado suas ações para vendê-las mais tarde. Como eles haviam esperado para vender suas ações, eram sócios de quadras de golfe e clubes de campo, além de fazer regularmente viagens para lugares distantes. Eles colheram recompensas maravilhosas por terem mantido seus investimentos.

Meu pai? Não tinha nada dessas coisas. Ele se aposentou morando na mesma casa em que havíamos crescido, na mesma casa onde ele vive desde que se casou, há quarenta e sete anos, mantendo-se com uma renda modesta, mas fixa, que de forma alguma se compara à renda de seus antigos colegas.

Quem fez o melhor investimento? Vou deixar que você decida. Mas as cinco crianças de nossa família guardam inestimáveis memórias das férias de verão. Demos juntos risadas que nos alimentarão por toda a vida. Cada um de nós sabe o que significa ter uma infância agradável e altamente saudável. Nenhum de nós abriria mão dos lucros do investimento de nosso pai.

Capítulo 12

Cultivar o crescimento e a maturidade

Eu me interessava muito por ciências na sexta série, e por isso apresentei um projeto na Feira de Ciências na Highland Elementary School, na cidade de Baton Rouge, no Estado americano de Louisiana. Meu projeto investigava como e quando torcer[1] as plantas para que elas assumissem três diferentes formatos. Utilizando pés de feijão (porque eles cresciam rápido), demonstrei vários pontos:

- Se eu esperasse demais para torcer as plantas, elas apresentavam maior dificuldade de curvar-se e tendiam a resistir ao treinamento ou então a ter o caule partido.
- Se eu começasse cedo demais ou tentasse torcê-las muito depressa, as tenras plantinhas tendiam a quebrar-se.
- Se eu começasse a trabalhar nas plantas de forma lenta e sistemática desde cedo e continuasse torcendo-as à medida que

[1] No original inglês, o termo usado para a ação de "torcer" (ou "vergar") plantas é *train*, também traduzido por "treinar", de forma que a analogia fica mais direta no texto original [N. do E.].

cresciam, quase todas as plantas cresciam no formato que eu desejava.

Eu havia esquecido esse projeto de ciências (pelo qual ganhei uma medalha) até fazer na faculdade um curso de psicologia infantil ao mesmo tempo que cursava uma disciplina sobre o Antigo Testamento. Um versículo no livro de Provérbios chamou minha atenção: "Instrua a criança segundo os objetivos que você tem para ela, e mesmo com o passar dos anos não se desviará deles".[2] O professor de estudos bíblicos explicou que essa passagem significava que cada criança deve ser treinada de acordo com sua *inclinação* — de acordo com seu temperamento e seus dons, de acordo com o modo em que ela foi criada. Ao mesmo tempo, o professor de psicologia explicou como as crianças devem ser treinadas por meio de uma educação coerente — nem rigorosa nem permissiva demais — que leve em consideração a singularidade da criança. O que eu tinha aprendido quando menino sobre plantas acabou sendo uma importante lição de vida.

Desde a concepção até a idade adulta, as crianças saudáveis estão sempre mudando. O modo dos pais treiná-las — a maneira pela qual estimulamos e direcionamos seu crescimento, desenvolvimento e maturidade — influencia sua saúde ao longo da vida. Há muito que podemos fazer para inclinar, modelar, nutrir e orientar o crescimento e a maturidade de nossos filhos sem parti-los ou quebrá-los.

AS CRIANÇAS PRECISAM DE TORCEDORES; NÃO DE CRÍTICOS

No Capítulo 10, exploramos a singularidade de cada criança e as linguagens de amor, bem como a importância de entender esses aspectos internos para estimular o autoconceito de nossos filhos. Você também precisa

---

[2] Provérbios 22.6.

entender seus filhos para ser o seu torcedor — interagindo com seu filho de uma forma que encoraje e cultive o seu crescimento. A maneira de incentivarmos nossos filhos tem uma influência poderosa sobre sua saúde. A autora e conferencista Sharon Jaynes[3] conta uma deliciosa história sobre pais torcedores:

> Meu sobrinho Stu começou a competir em corridas *cross-country* pela equipe da escola quando estava na oitava série. Como morávamos a 320 quilômetros da casa dele, eu nunca conseguia assistir às suas competições. Fiquei felicíssima quando ele se classificou para o campeonato estadual, que aconteceria em minha cidade. Entretanto, fiquei sabendo que a principal atração das corridas de Stu não eram os corredores, mas uma fervorosa torcedora — a mãe de Stu.
>
> Eu não sei se você já esteve numa corrida *cross-country*, mas não se trata exatamente de um esporte para espectadores. Os corredores ficam enfileirados na linha de partida. Um homem dispara um revólver indicando que a corrida deve começar. Os participantes então desaparecem em uma trilha na floresta, para reaparecer cerca de dezesseis minutos depois.
>
> Antes da corrida, minha família estava nas laterais, observando uma sessão de alongamento e aquecimento. Setenta ansiosos rapazes se amontoavam em torno da linha de partida aguardando a largada. Ouviu-se o tiro no ar, e a horda de garotos começou a incursão de 5 quilômetros através do bosque. Assim que Stu deixou a linha de largada, sua mãe, Pat, pegou um megafone e começou a gritar mais alto do que eu jamais tinha ouvido uma mãe fazer.
>
> — VAI, STU — ela gritava a cada 10 segundos. Quando ele desapareceu de vista, a mãe correu até outro ponto estratégico ao longo da sinuosa trilha, por onde os corredores acabariam passando. E, mesmo sem visualizar de novo os rapazes, Pat continuava seu grito de incentivo: — VAI, STU!
>
> — Pat, você precisa gritar tão alto? — meu marido perguntou.
>
> — Preciso — respondeu ela — VAI, STU!
>
> Steve se afastou alguns passos de nós e fingiu que não nos conhecia.

[3] Sharon JAYNES, "Becoming Your Child's Chief Cheerleader".

— VAI, STU!

Devo admitir que era meio embaraçoso. Ela não tinha vergonha.

Em determinado momento, ela gritou: — Vai, STU! — e um homem do outro lado do parque gritou: — ELE NÃO ESTÁ OUVINDUUUUUUUUUU!

— Pat, Stu não consegue ouvi-la quando está embrenhado no bosque. Por que você não pára de gritar um pouco? — perguntei a ela.

— Não sei se ele consegue ou não ouvir, mas, se houver alguma chance, quero que escute minha voz torcendo por ele — Pat respondeu.

Assim, durante dezesseis minutos, aquele pequeno dínamo continuou a injetar autoconfiança e inspiração no coração do filho.

Mais tarde, perguntei a meu sobrinho: — Stu, quando você está correndo naquela trilha no meio do bosque, ouve sua mãe gritando e incentivando você?

— Ouço, sim — respondeu ele. — Eu escuto a voz dela o tempo todo.

— E o que acontece com você?

— Isso me leva a não querer desistir. — respondeu ele. — Quando minhas pernas e meus pulmões doem, quando sinto que vou vomitar, ouço o grito de incentivo da minha mãe, e isso me faz prosseguir.

Não é uma história espetacular? Para mim, ela transmite o quadro maravilhoso de uma de nossas principais funções como pais: acreditar em nossos filhos, encorajá-los, apoiá-los e incentivá-los a seguir em frente e para o alto.

Compare essa história com a que meu amigo e mentor Dave Simmons viveu quando criança. Durante o ensino médio, Dave era um dos melhores jogadores de futebol americano de seu Estado. Entretanto, depois de cada jogo em que ele atuava, durante o trajeto para casa, o pai de Dave dissecava cada jogada e criticava severamente cada erro que o filho havia cometido. A incansável crítica enfraqueceu o moral de Dave e lentamente fez erodir o amor e o respeito que ele sentia pelo pai.

A figura do torcedor ilustra perfeitamente o impacto que a mãe e o pai podem produzir em seus filhos. Seu apoio e incentivo podem ser sentidos e ouvidos, não importa onde o filho esteja na vida. O incentivo dos pais, ou a falta de incentivo, ecoará na mente da criança — mesmo que ela esteja muito distante. As palavras de incentivo instilam coragem, autoconfiança e segurança no coração e na alma de seus filhos.

Pais sábios ficam na torcida pelos filhos. Eles sabem que suas palavras de encorajamento, oferecidas na hora e na dose certas, podem fazer diferença entre a criança terminar bem uma competição ou desistir ao longo do caminho. Em contrapartida, pais imprudentes e cruéis proporcionam o oposto. As palavras cruéis, maldosas e impiedosas de um pai ou uma mãe tomam conta do âmago da criança e enfraquecem ou partem seu moral. Um torcedor maldoso pode retardar o crescimento de uma criança e danificar sua trajetória até a maturidade.

A ex-primeira-dama Hillary Rodham Clinton, por exemplo, conta-nos que seu pai nunca a incentivou quando ela era criança.[4] Quando cursava o ensino médio, ela trouxe para casa um boletim onde só havia notas A. Ela mostrou o boletim ao pai, na esperança de receber uma palavra de elogio. Em vez disso, ele comentou:

— É, acho que você está cursando uma escola fraca.

Décadas depois, essa observação ainda queima na memória da sra. Clinton. A resposta insensata do pai pode ter sido apenas uma brincadeira casual, mas criou uma ferida que perdura até hoje.

Na qualidade de pais, devemos perceber que nosso incentivo tem o poder de mudar completamente a direção que nossos filhos tomam na vida. Podemos optar por dar-lhe o incrível presente do incentivo positivo, ou optar por não lhes oferecer esse presente. Não precisamos comprar para nossos filhos roupas das marcas mais famosas e caras, nem lhes proporcionar viagens exóticas de férias. Não precisamos nem comprar

---

[4] História citada em Dr. James Dobson, *Bringing Up Boys* (Wheaton, Ill.: Tyndale House, 2001), 219.

para eles os mais modernos computadores, jogos ou bugigangas eletrônicas. *Nada* disso é importante para que uma criança se torne altamente saudável. Mas oferecemos a nossos filhos um valioso presente quando optamos por alimentar seu crescimento e maturidade com uma dieta de palavras encorajadoras.

Quando eu estava escrevendo este capítulo, perguntei a Kate e Scott se eles se lembravam de ocasiões em que nosso incentivo foi especialmente encorajador. Kate escreveu este relato:

> Por causa da paralisia cerebral, eu não conseguia andar bem, e correr era muito difícil para mim. Mesmo assim, eu queria tentar completar a corrida de 5 quilômetros que havia todos os anos em nossa cidadezinha no Dia da Independência dos EUA. Decidi entrar na competição e dar o máximo de mim.
>
> Não consegui correr todo o percurso, mas corri e caminhei. Quando havia percorrido mais ou menos a metade do trajeto, comecei a me sentir exausta e não tinha certeza de que poderia continuar. Naquele momento, ouvi você e a mamãe torcendo por mim: — Vai, Kate, vai!!
>
> Então, meu irmão, Scott, pôs-se a meu lado, encorajando-me: — Vamos, Kate, vou correr com você, vamos terminar juntos!
>
> Com o incentivo de minha família, consegui acabar a corrida. Mesmo terminando em último lugar, eu completei o trajeto.
>
> Nada mal para uma garota que, quando era pequena, ouviu de seus médicos que nunca poderia andar. Mas sem o encorajamento e o incentivo de minha família, eu nunca teria conseguido.

O presente do incentivo pode oferecer a chama de que seus filhos necessitam para realizar coisas que eles talvez não realizassem em outras circunstâncias. Os incentivos também podem deixar uma lembrança positiva que permanece por toda a vida. Scott escreveu sobre a seguinte recordação:

Minha lembrança favorita de meu pai como um torcedor ocorreu no meu último ano do ensino médio. Eu jogava como goleiro no time de futebol da escola. Meu pai tinha saído mais cedo do trabalho para ver o jogo, e isso significava muito para mim porque eu sabia como os pacientes precisavam dele. Mas acho que ele sabia como eu precisava dele mais ainda.

Quase no final da partida, nosso time tinha apenas um gol de vantagem. O tempo estava terminando, e o outro time tentava desesperadamente marcar um gol. Eles avançavam na minha direção. Eu não estava com medo de decepcionar meu time. Estava com medo de decepcionar meu pai!

De repente, um dos jogadores correu em minha direção, fazendo um drible habilidoso. Meu coração disparou e me preparei para o momento da verdade. Não havia ninguém entre mim e ele.

Quando estava a poucos metros de distância, ele chutou a bola na direção do gol com uma força inacreditável. Eu não tive tempo de pensar, apenas reagi. Antes que eu percebesse, estava no ar, tentando agarrar a bola. Não sei como, mas mal a toquei e consegui desviá-la.

No mesmo momento, o juiz apitou. O jogo tinha acabado. Nós havíamos ganhado! Meus colegas de time vieram correndo abraçar-me. Foi um dos grandes momentos da minha juventude.

O que aconteceu, porém, depois do jogo foi melhor ainda. Meu pai me deu um grande abraço. Nós entramos na sua velha caminhonete para voltar para casa. Ele me fez perguntas sobre o jogo e me deixou falar. Depois me disse algo que nunca esqueci:

— Scott, até minha morte nunca vou esquecer esta imagem: você, saltando no ar e bloqueando a bola, ganhando o jogo. Essa imagem ficará na minha mente para sempre. Tenho muito orgulho de você!

Sempre recordo essas palavras.

Fico muito feliz por Barb e eu termos tido essas oportunidades de inclinar, moldar, alimentar e orientar nossos filhos em seu crescimento.

Caixa de recursos **Dicas úteis**

Palavras de incentivo que todos os pais e mães devem conhecer — e usar

- Muito bem!
- Sou muito feliz por você ser meu filho/minha filha.
- Excelente!
- Uau! Você está superelegante!
- Você cantou muito bem aquela canção!
- Você é um ótimo filho/uma ótima filha!
- Você será um ótimo marido/uma ótima esposa!
- Você será uma ótima mãe/um ótimo pai!
- Obrigado(a) por você ter arrumado seu quarto.
- Olhe esses músculos! Você está forte!
- É muito bom poder confiar em você!
- Sua companhia me faz um bem enorme!
- Um dos pontos altos do meu dia é a hora de buscar você na escola.
- Senti falta de você hoje cedo.
- Tenho orgulho de você!
- Eu sabia que você conseguiria!
- Deus fez uma incrível obra-prima quando criou você.
- Você é um bem precioso!
- Estou sempre a seu lado.
- Acho ótimo termos liberdade para conversar sobre qualquer coisa.
- Estou orando por você.
- Você é minha alegria!
- Você é incrível! Como consegue ser tão inteligente?
- Muito criativo o que você fez!
- Palmas pra você!
- Quando Deus me deu você de presente, ele me concedeu uma bênção preciosa.

SILENCIANDO A TORCIDA DA QUAL NOSSOS FILHOS NÃO PRECISAM

Na minha experiência de médico de família (e de pai), vi e ouvi quase todo tipo de torcida negativa que possa existir. Três torcidas negativas pareciam ser as mais comuns: *comparar irmãos, exigir perfeição* e *fazer comentários rudes em momentos de ira.* Embora essas mensagens possam ser devastadoras, nós, pais, podemos aprender a silenciá-las antes mesmo que elas deixem nossos lábios. E, se elas escaparem de nossa boca, podemos tomar medidas positivas para corrigir o estrago e encorajar nossos filhos a continuar a crescer como devem. Vou explicar melhor o que quero dizer.

Comparando irmãos

Sandy trouxe seus dois filhos para uma consulta de rotina. Megan, a filha mais velha, era também a mais obediente. O exame dela não teve intercorrências. Comecei a examinar o pequeno Matthew, menino hiperativo e de gênio forte. Examiná-lo era difícil, e em determinado momento Sandy perdeu as estribeiras:

— Por que você não se comporta como sua irmã? — disse a mãe, quase num grito. Matthew começou imediatamente a chorar. Sandy havia ferido seu pequeno espírito.

Depois do exame, mandei Megan e Matthew ficarem com a enfermeira. Expliquei a Sandy o incrível dano que poderia ser causado quando ela comparava um filho com o outro, especialmente quando estava zangada.

— Sandy — continuei —, agir assim quase sempre causa mágoa e ressentimento. Os efeitos podem durar por toda a vida. Isso machuca o espírito das crianças. Essas críticas quase nunca são um meio eficaz de correção, mudança de comportamento ou ensino.

Sandy parecia abatida: — Eu não sabia disso. O que posso fazer agora?

O desejo que ela demonstrava de ser uma boa mãe me encorajou.

— Em vez de comparar Matthew e Megan — recomendei —, enfatize a singularidade de seu filho. Elogie-o pelo que ele faz de positivo. Dê a ele opções. Você poderia dizer, por exemplo: "Matthew, você tem bastante energia. Que tal guardá-la até depois da consulta com o dr. Walt? Saindo daqui, vamos gastar toda essa energia no parque". Que tal?

Sandy sorriu. Ela entendeu o que eu estava dizendo.

Eu continuei:

— Além disso, você poderia incentivar Megan a ajudar Matthew a aprender a cooperar.

Na consulta seguinte, Sandy perguntou se as duas crianças poderiam ser atendidas ao mesmo tempo. Que diferença fizeram seis meses! Megan era a treinadora de Matthew. Sandy ficava só observando. Foi inacreditável.

No final da consulta, voltei-me para Matthew e o cumprimentei. — Matthew — fui dizendo —, o dr. Walt está orgulhoso por ver como você está comportado hoje. Acho que você é um menino muito especial.

Se você pudesse ter visto o sorriso no rosto dele e o seu suspiro de alívio! Mais gratificantes ainda foram os sorrisos no rosto de Megan e Sandy.

As comparações negativas entre filhos podem vir de pessoas que não são os pais. Independentemente da origem, é importante tomar medidas corretivas. Por exemplo, quando Kate e Scott estavam em um acampamento de verão, Tim, o pastor de jovens, ouviu um monitor provocando Kate. O monitor achava que comparar Kate (que, com a paralisia cerebral, tinha dificuldade em fazer muitas das atividades físicas programadas no acampamento) com o irmão poderia motivá-la. Em vez disso, a comparação a desanimou. Kate começou a invejar o irmão e a ficar ressentida porque Deus permitira que ela fosse "aleijada".

Depois de advertir o monitor quando os dois estavam a sós, Tim foi falar com Scott. Eles planejaram um modo de trabalhar juntos para encorajar Kate. Depois do almoço, eles se aproximaram e propuseram que ela fizesse escalada em uma rocha. Kate se recusou. Ela tinha certeza de que nunca poderia fazer aquilo, e sabia que jamais poderia escalar tão bem quanto o irmão.

— Eu ajudo você — insistiu Scott. — Eu apoio você do lado esquerdo (que era o lado mais fraco dela) — e vou pedir que Jake fique do seu lado direito.

— Você *consegue*, Kate — incentivou Tim.

Ela resolveu tentar.

Os meninos a ajudaram. Os campistas e monitores a incentivavam do chão. Ela escalou devagar e desajeitadamente. Cada vez que a mão ou o pé dela escorregava, Scott a levava gentilmente para a posição correta de novo. Ele a treinou, a encorajou e torceu por ela. Quando minha filha chegou ao topo, todo o acampamento enlouqueceu de alegria. Ao voltar ao chão, Kate e Scott caíram nos braços um do outro, chorando de alegria. Barb e eu choramos quando assistimos ao vídeo. Quase uma década mais tarde, ainda não consigo contar essa história sem ficar com os olhos cheios de lágrimas.

Um acontecimento que poderia ter deixado Kate amedrontada pelo resto da vida tornou-se uma experiência que ela e todos nós jamais esqueceremos. Incentivando um irmão ajudar a encontrar uma solução para o outro, o jovem pastor alimentou a inclinação singular de cada um. Em vez de causar sofrimento, ele promoveu a alegria.

Exigindo perfeição

Quando se trata de educar crianças, buscar a perfeição é uma receita perfeita de desastre. É freqüente a concepção equivocada de que o perfeccionismo é desejável, ou até necessário, para o sucesso. Entretanto, estudos recentes demonstram que o perfeccionismo na verdade interfere no sucesso e na saúde. O desejo de ser perfeito pode roubar das crianças um senso de satisfação pessoal e impedi-las de alcançar realizações da mesma forma que ocorre com as crianças que são mais realistas em relação a seu desempenho.

O perfeccionismo leva as crianças a um círculo vicioso. Crianças que têm essa característica aprendem que as pessoas as valorizam por causa do que elas realizam. Conseqüentemente, aprendem a se valorizar de acordo com a aprovação dos outros — o que as torna vulneráveis e excessivamente sensíveis às opiniões e críticas das outras pessoas.

A fim de se protegerem das críticas, essas crianças podem decidir que ser perfeito é sua única defesa, e assim estabelecem objetivos inatingíveis. Elas não conseguem atingir esses objetivos simplesmente porque eles são impossíveis de atingir. O fracasso é inevitável. A constante pressão para atingir a perfeição e as inevitáveis experiências de fracasso crônico reduzem a produtividade, a eficácia e a alegria.

Esse ciclo insalubre freqüentemente leva os perfeccionistas a se criticar e culpar por tudo, o que causa uma auto-estima ainda mais baixa e aumenta o risco de ansiedade e depressão. Nesse ponto do ciclo, os perfeccionistas podem desistir de seus objetivos e estabelecer metas diferentes, mas também inatingíveis. Eles pensam: *Se eu me esforçar mais desta vez, vou conseguir!* Então o círculo vicioso recomeça.

Esse ciclo insalubre se estende para a roda relacional. Os perfeccionistas tendem a antecipar ou temer a desaprovação e a rejeição em seus relacionamentos. Por causa desse medo, podem reagir de forma defensiva a críticas e, assim, frustrar e afastar as outras pessoas. Sem perceber, eles podem aplicar seus parâmetros irrealisticamente altos aos outros e tornar-se críticos e exigentes em relação a eles. Assim, os perfeccionistas freqüentemente têm dificuldade para se aproximar das pessoas e podem ter relacionamentos interpessoais insatisfatórios.

Toda vez que estabelecemos objetivos surrealistas para nossos filhos, nós os pomos no caminho da frustração e do fracasso. É surpreendentemente fácil fazer isso. Barb era muito melhor em evitar essa falha do que eu. Eu gosto das coisas “certinhas”, e as crianças não se encaixam muito bem nesse tipo de molde, se é que se encaixam.

Certa manhã de sábado, Barb pediu a Scott, então com 5 anos, que arrumasse sua cama. Logo ele veio correndo até a cozinha, exclamando:

— Mamãe, venha ver. Eu arrumei minha cama.

Barb estava ocupada com a louça e, por isso, pediu que eu acompanhasse Scott para ver como ele se saíra.

Quando entrei no quarto, fiquei chocado. A colcha estava toda torta, os lençóis estavam aparecendo e os travesseiros não estavam no lugar apropriado. Era um serviço *terrível*. Como eu poderia dizer isso a ele? Ele parecia tão orgulhoso.

— O que você achou, papai?

Eu estava prestes a dar a ele uma amostra de minha mente perfeccionista! Fiquei irritado por ele ter feito um trabalho tão ruim e eu ter sido obrigado a largar o que estava fazendo na cozinha. No entanto, naquele exato momento ouvi a voz de Barb atrás de mim.

— Meu querido! — exclamou ela. — Estou tão orgulhosa de seu esforço!

Passando na minha frente e ao mesmo tempo lançando um olhar ferino em minha direção, ela continuou:

— Olha que beleza! Você está cuidando de seu quarto. Estou muito orgulhosa de você!

Barb continuou falando:

— Querido, você acha que poderíamos esticar um pouquinho mais a coberta? Posso ajudá-lo, ou você quer que eu lhe mostre como fazer isso?

Scott olhou para a colcha e percebeu imediatamente o que ela queria dizer. Enquanto saltava para arrumar a colcha, exclamou: — Eu mesmo faço isso, mãe!

E fez mesmo!

Fiquei envergonhado quando vi seu peito todo estufado de orgulho e um lindo sorriso em seu rosto. Ele ergueu os olhos para mim. Suspirando ao perceber que eu poderia ter (e provavelmente *teria*) cometido um erro grosseiro, pensei em quando eu tinha a idade dele. Sorri para mim mesmo e disse:

— Scott, eu *não* poderia ter feito melhor na sua idade.

O que eu disse era verdade.

Eu teria cometido um erro enorme se impusesse meu perfeccionismo a meu filhinho tão querido. Isso teria minado sua autoconfiança. Eu poderia ter ferido seu espírito e talvez deixado ali uma cicatriz para toda a vida. Ainda bem que Barb me ensinou a elogiar meus filhos e agradecer-lhes todas as vezes que se dispunham a fazer alguma coisa. Ela me ensinou o que era adequado que eles soubessem fazer nas diferentes idades. Nesse campo, ela ajudou a me transformar em um pai muito mais saudável.

Pelo que observo em meu comportamento, sei que nós, pais, podemos aprender a orientar com mais suavidade nossos filhos na direção de fazer o melhor possível, em vez de exigir um nível de perfeccionismo que pode ferir seu espírito. Podemos ajudar nossos filhos a estabelecer objetivos razoáveis baseados em seus dons, talentos e desejos; não em nossas expectativas. Podemos ajudá-los a estabelecer objetivos atingíveis e realistas, que estão apenas um passo à frente em relação ao que eles já realizaram. Podemos ajudá-los a aprender a ter prazer no processo de tentar atingir um objetivo, em vez de concentrar-se apenas no resultado final. Podemos ajudá-los a sentir satisfação com suas realizações. Todas essas práticas ajudarão seus filhos a evitar as armadilhas do perfeccionismo e transformar-se em adultos altamente saudáveis.

Fazendo comentários rudes nos momentos de ira

É muito comum que os pais façam comentários prejudiciais no calor da raiva. Na maioria das vezes, essas declarações são uma reação exagerada quando os filhos levam os pais ao limite. O pai ou a mãe pode estar exausto, frustrado ou furioso quando essas explosões destrutivas ocorrem, mas os ataques verbais podem deixar a criança ferida por toda a vida. Os pais que querem melhorar nessa área simplesmente devem aprender que as

Caixa de recursos **Dicas úteis**

Sinais indicadores de perfeccionismo

Pais e filhos perfeccionistas manifestam sintomas semelhantes. Veja alguns deles:

- *Medo de fracassar.* Para o perfeccionista, o medo simboliza falta de valor pessoal.
- *Medo de cometer erros.* Erros são iguais a fracasso, mas as pessoas que obsessivamente evitam cometer erros muitas vezes perdem oportunidades de aprender e melhorar.
- *Medo da desaprovação.* O perfeccionistas temem não ser aceitos caso revelem suas falhas. Acreditam que o perfeccionismo pode protegê-los da crítica e da rejeição.
- *Pensamento tudo-ou-nada.* Os perfeccionistas não têm um olhar em perspectiva. Não conseguem perceber valor em "B" quando "A" é melhor. Qualquer coisa aquém do perfeito indica fracasso total.
- *Ênfase demasiada no "devo fazer".* Os perfeccionistas seguem regras rígidas e dão demasiada ênfase ao "devo fazer", raramente ouvindo seus próprios desejos e necessidades.
- *Acreditar que os outros alcançam o sucesso com facilidade.* Os perfeccionistas que se consideram inadequados acreditam que os outros alcançam o sucesso com pouco esforço, poucos erros, pouco estresse emocional e muita autoconfiança.

circunstâncias que precipitam esses comentários são totalmente irrelevantes. A única coisa que importa é como esses comentário podem ser devastadoramente destrutivos para as crianças. Vamos considerar dois exemplos.

Suponha que em um momento de ira você grite com sua filha de 6 anos: "Não agüento você! Teria sido melhor que você nunca tivesse nascido. Eu gostaria de poder dar você para alguém!". Ou suponha que seu filho traz da escola um boletim com várias notas ruins. Na sua frustração, você exclama: "Não acredito que você seja tão burro! Você nunca será nada na vida!".

Em quase todos os casos, uma criança carregará as feridas, por toda a vida, desses tipos de explosão. Ela irá mantê-las nos mais profundos recônditos de seu subconsciente e pode trazê-las à tona da memória consciente repetidas vezes. Seu filho, provavelmente, esquecerá o que fez para causar sua explosão — mesmo que tenha sido algo muito errado. Mas garanto que ele nunca esquecerá as palavras: "Não quero você!" ou "Você é um tapado!".

Nenhum de nós é perfeito; portanto todos, algumas vezes, nos exasperamos e depois nos arrependemos. Se você já cometeu alguns dos mesmos erros que eu cometi como pai, minhas palavras talvez soem para você como uma acusação. No entanto, por favor, entenda que meu propósito não é fazer você sentir-se culpado ou cheio de remorso. Em vez disso, quero que você aprenda que o tipo de torcida que escolher utilizar com seu filho tem um forte impacto por toda a vida dele. Tenho certeza de que você quer ser o torcedor de um filho altamente saudável.

Eu desenvolvi o que chamo de "filosofia do perdão". Quando apronto das minhas e percebo o que fiz, peço perdão. Esse é um hábito especialmente importante para nós, pais e mães. Se cometemos um erro, se a ira que invariavelmente nos acomete quando estamos desempenhando nossas funções de pais e mães vai para o lado errado, então não devemos hesitar em consertar o estrago.

Passada a ira, reserve um tempo com Deus e admita para ele que você estava errado, pedindo perdão. A Bíblia promete que ele o dará:[5] "Se confessarmos os nossos pecados, ele é fiel e justo para perdoar os nossos

[5] 1João 1.9.

pecados e nos purificar de toda injustiça". Depois volte e converse com seu filho ou cônjuge. Aja da mesma maneira. Confesse e peça perdão. Se você constatar que a ira é um problema para você, busque ajuda com um pastor ou conselheiro. A ira mata, e é um problema que bons pais desejarão eliminar.

APRENDENDO A INCENTIVAR NAS FASES BOAS E TAMBÉM NAS RUINS

Na condição de médico de família, senti muitas alegrias ao observar pais reagindo ao crescimento e desenvolvimento de seus filhos. Pais novos esperavam ansiosos as novas marcas de crescimento de seus bebês — o primeiro sorriso, as primeiras palavras e assim por diante. Esses primeiros passos de crescimento e desenvolvimento apresentam poucos riscos, e os pais não conseguem imaginar a hipótese de não incentivar os filhos a atingir essas marcas. Na verdade, se uma criança não atingisse determinada marca no tempo adequado, os pais (e avós) iam a meu consultório para exigir uma explicação!

Contudo, à medida que os filhos crescem e mudam, o processo de crescimento e amadurecimento nem sempre é encantador. Não é fácil para os pais lidarem com as mudanças e os riscos que acompanham o crescimento. Haverá altos e baixos, tanto para pais quanto para filhos. É preciso mais esforço e habilidade para manter os incentivos. Portanto, embora educar filhos seja a maior responsabilidade que jamais teremos, trata-se também de uma das tarefas mais difíceis deste mundo.

Infelizmente, recebemos pouco ou nenhum treinamento sobre como educar filhos. A maioria de nós segue em frente sozinha. Em geral, fazemos o que nossos pais fizeram — ou o extremo oposto, dependendo de nossa opinião sobre a educação que recebemos. Uma coisa é certa: vamos cometer erros. Algumas vezes, faremos uma torcida positiva; outras vezes, não.

Eu francamente encorajo os pais a buscarem um treinamento de pais. Esses treinamentos não são destinados apenas a pais "ruins"; são válidos para todos os pais e mães. Ajudam a obter conhecimento[6] e adquirir habilidades práticas que demonstraram melhorar a saúde das crianças. À medida que ganhamos conhecimento, sabedoria e habilidade na tarefa de educar filhos, podemos ver nossa transformação em pais e mães melhores. Barb e eu fizemos vários cursos desse tipo. Cada um nos ensinou novas habilidades e nos deu novas idéias para implementar em casa. Da mesma forma que o treinamento que fazemos com nossos filhos os ajuda a tornar-se o melhor que podem ser, o treinamento na educação de filhos ajuda cada um de nós a tornar-se um pai/uma mãe altamente saudável.

É humanamente impossível transmitir em apenas um livro tudo o que você precisa fazer para ser o melhor torcedor de seu filho. Não posso nem começar a explicar todas as técnicas de treinamento que ajudarão seus filhos a se tornar jovens adultos altamente saudáveis, preparados para sair para o mundo e tornar-se tudo o que o Criador os projetou para ser. Antes que eu termine este livro, contudo, existem dois elementos essenciais que preciso trazer à sua consideração: as tarefas de deixar seus filhos ir e aceitar erros.

Prepare-se para deixar seus filhos ir

Existe um tempo para tudo, e parte da educação de filhos altamente saudáveis é saber quando segurar e quando deixar ir. Desde o dia em que nasceram até o dia em que eles deixam nossa casa como jovens adultos, temos pelos menos duas décadas para ensinar nossos filhos a desconectar-se de nós e a conectar-se com a vida. Será impossível fazermos isso na hora e do jeito certo, a não ser que *nos preparemos* para isso. A humorista Erma Bombeck[7] descreveu esse difícil processo de uma forma que foi útil para

---

[6] Relatado em Jane Barlow & Jacqueline Parsons, "Group-Based Parent-Training Programmes for Improving Emotional and Behavioral Adjustment in 0-3 Year Old Children" (Cochrane Review), *The Cochrane Library* 4 (2003); o resumo pode ser acessado em www.update-software.com/abstracts/ab003680.htm [consulta em 19/11/2007].

[7] Erma Bombeck, *Forever Erma: Best-Loved Writing from America's Favorite Humorist* (Kansas City, Mo.: Andrews McMeel, 1997), 44-5.

Barb e para mim, e também para muitos pais a quem dei aconselhamento. Ela comparou as tarefas de educar seus filhos e deixá-los ir a empinar uma pipa em um dia de vento:

> Mamãe e Papai correm pela rua, puxando aquele objeto bonitinho por um barbante. Ele vai batendo contra o chão, mas não mostra nenhuma inclinação para voar. No fim, com muito esforço, eles começam a empiná-lo a quatro metros do chão, mas de repente um enorme perigo se aproxima. A pipa vai na direção de fios elétricos e faz viravoltas perto da copa da árvore. É um momento aterrorizante. Será que eles conseguirão continuar em segurança? Então, inesperadamente, um golpe de vento atinge a pipa, levando-a para cima. Mamãe e Papai dão mais linha o mais depressa que podem.
>
> A pipa força o barbante, tornando difícil para os pais segurá-la. Inevitavelmente, os pais chegam à ponta do barbante. O que devem fazer agora? Desejando subir mais alto, a pipa exige mais liberdade. Papai fica na ponta dos pés e levanta a mão tentando ainda segurar a linha, que agora está entre seu polegar e indicador, que se ergue no céu. Então, chega o momento de soltar. O barbante escorrega dos dedos, e a pipa sobe, majestosa, para o belo céu de Deus.
>
> Gostemos disso ou não, chegará o dia em que a pipa se libertará. Algum dia, todo pai e toda mãe vão ficar na ponta dos pés e esticar os braços na direção do céu, tentando segurar a pontinha do barbante. É melhor deixá-la ir na hora certa!

Assim como a educação dos filhos ocorre em estágios, dependendo da idade e das habilidades de cada criança, deixar ir ocorre por etapas. Acredito que a maioria dos pais inicia o processo muito tarde. Barb e eu, conscientemente, começamos o processo de deixar ir quando cada um de nossos filhos nasceu. Quando cortei os cordões umbilicais, oramos juntos para ter sabedoria e força para educar nossos filhos com o expresso propósito de soltá-los no mundo. Gradualmente, passamos a eles a responsabilidade por seu comportamento. O processo de deixar ir começou no momento em que eles nasceram e continua até hoje.

O processo de deixar ir é único para cada pai e mãe e cada filho, por isso não existe uma fórmula pronta para os pais aplicarem. Algumas crianças querem ir às aulas de natação sozinhas, por exemplo, enquanto outras não colocam um dedo na água, a não ser que a mãe esteja à beira da piscina. O segredo é estimular o crescimento de forma suave e constante, de maneira adequada para cada criança — descobrir como treinar uma criança de acordo com suas inclinações.

Durante os primeiros anos de vida, as crianças tornam-se móveis e conquistam a capacidade de se distanciar dos pais. Elas se equilibram em uma corda bamba entre querer fazer as coisas por si mesmas em um minuto e querer que o pai ou a mãe as faça por elas no minuto seguinte. Os pais começam a deixar ir quando permitem (ou exigem) que seus filhos façam sozinhos o que podem fazer sozinhos. Nós os deixamos experimentar, permitimos que eles falhem e mostramos a eles repetidas vezes como fazer as coisas.

Durante os primeiros anos de escola, as crianças ainda buscam seus pais para conseguir respostas e informações. Os pais não são apenas sua janela de comunicação com o mundo, mas também um filtro que os protege desse mundo. Nesse estágio, os pais proporcionam oportunidades para que os filhos explorem e busquem interesses especiais por meio de aulas e atividades extracurriculares. Os pais geralmente dividem com professores e outras pessoas da comunidade a responsabilidade de educar os filhos. Nós os deixamos ir permitindo que eles participem do mundo, e ao mesmo tempo ficamos por perto para observá-los e apoiá-los.

Durante a adolescência, os filhos começam a praticar seus papéis de adultos. Esse período pode ser como uma montanha-russa, tanto para pais quanto para filhos. Um dia, podemos estar "no alto", quando um adolescente tem todos os ventos soprando a seu favor. No dia seguinte, o adolescente pode "afundar" e precisar desesperadamente de seu apoio, amor e aconselhamento. Os pais precisam aprender a ficar ao lado dos filhos pacientemente (e não impacientemente), cheios de esperanças (e não desesperançados), devotamente (e não com descrença), enquanto seus filhos lutam para definir quem são, o que querem ser e com quem querem passar o seu tempo. Começamos a assumir melhor o papel de treinadores permitindo que nossos filhos tomem suas decisões dentro de limites seguros e experimentem as conseqüências de suas escolhas.

Chega, então, o dia em que seu filho, agora um jovem adulto, anuncia que está saindo de casa. Se o processo de deixar ir foi gradual, os pais e o filho estarão preparados para enfrentar os desafios resultantes. A responsabilidade de nutrir a saúde física, emocional, relacional e espiritual passou dos pais para o jovem adulto altamente saudável. Desse ponto em diante, o papel dos pais muda. Nossos filhos ainda precisam de nós, mas de uma forma diferente, segundo regras diferentes. Nossa tarefa de pais não terminou, mas nosso envolvimento agora é ativado pelo convite dos filhos.

Aprender a deixar ir lentamente fez Barb e eu sobrevivermos às incertezas e desafios de acompanhar o crescimento de nossos filhos. Deixá-los ir gradualmente fortaleceu a ligação com nossos filhos e nosso amor por eles, bem como nos permitiu conduzi-los pelo caminho que os levou de uma infância saudável até o ponto em que eles se tornaram jovens adultos altamente saudáveis. Isso nos proporcionou uma alegria inimaginável.

Aceitando erros

A pessoa que disse "Ninguém consegue aprender nada se estiver certo o tempo todo" estava absolutamente certa! Aprender a lidar com erros e superar dificuldades é essencial. O crescimento e a maturidade exigem que as crianças aprendam novas habilidades, cometam erros e corram riscos. Um jovem adulto altamente saudável deve saber como cumprir tarefas domésticas (lavar roupa, limpar a casa, fazer compras no supermercado e cozinhar). Ele deve estar preparado para assumir obrigações financeiras, que incluem o controle de um orçamento e a administração das despesas de aluguel, seguro, transporte, serviços básicos, conta de telefone e assim por diante. Essas tarefas serão menos difíceis se o jovem adulto já aprendeu como fazer essas coisas e foi autorizado a cometer alguns erros ao longo do caminho.

Ao permitir que nossos filhos cometam erros, permitimos que eles aprendam. No entanto, na minha experiência como médico, muitas vezes vi pais que simplesmente não queriam que seus filhos aprendessem na escola da vida. Sei que não é fácil cometer erros ou observar alguém cometendo-os. A escola da vida é realmente difícil, mas também é necessária. Portanto, quero incentivar você a permitir alguns erros ao longo do caminho.

Considere meu filho Scott, por exemplo. Ele se tornou um ótimo cozinheiro. Suas receitas são inventivas, e a comida que ele prepara é deliciosa. Seus talentos culinários, contudo, resultaram de muitos erros na cozinha: um forno de microondas incendiado (porque ele preparou pipoca em um saco plástico com um fecho de metal); rosquinhas de chocolate salgadas (porque ele usou sal no lugar de açúcar); lasanha com canela (só porque ele queria ver "que gosto tinha" — e tinha um gosto horrível). À medida que fazia experiências, ele ocasionalmente marcava um gol. O melhor de tudo é que vimos a criatividade e a vívida imaginação dele expandir-se a cada "erro".

As crianças devem ser autorizadas a aprender com base em decisões sensatas e não tão sensatas. É claro que elas precisam evitar erros que resultam da preguiça ou da displicência. Elas devem aprender quando é importante *não* cometer um erro. Devem fazer todo o possível para evitar erros que possam lhes causar dano ou pô-las em perigo. Portanto, devemos ajudá-las a entender a diferença entre erros "bons" e erros "maus". Estes são os critérios que Barb e eu usávamos para fazer a diferenciação: um erro era aceitável quando resultasse de uma experimentação ou da criatividade, de circunstâncias fora do controle das crianças ou da falta de conhecimento.

Crianças em crescimento e amadurecimento cometem muitos erros. Quando isso acontece, temos de ajudá-las a lidar com a situação de forma adequada. Considere as seguintes formas de ajudar seus filhos a evitar tendências perfeccionistas e aprender a ter uma atitude mais tranqüila em relação aos erros:

- Ria de si mesmo quando cometer erros, mas não ria dos seus filhos quando eles os cometerem.
- Proporcione materiais e suprimentos extras, para que seus filhos possam recomeçar (e você deve encorajá-los a fazer isso) caso cometam erros.
- Reaja com calma quando os erros acontecerem. Respire fundo e pense no seguinte: *Será que esse foi um erro "bom", um acidente ou um ato de desobediência deliberada?* Se uma das duas primeiras possibilidades for verdadeira, encoraje seu filho usando frases como: "É, não deu muito certo... Vamos tentar de novo".
- Incentive seus filhos a transformar os erros em oportunidades de aprendizado, ajudando-os a determinar o que poderiam fazer para evitar o erro da próxima vez.

As chances de nossos filhos se tornarem adultos altamente saudáveis aumentam dramaticamente quando permitimos que eles façam experiências e "abram as asas" sob nossa supervisão e treinamento.

A TORCIDA FAZ TODA A DIFERENÇA

Independentemente de onde a jornada de seus filhos os leve, eles precisam saber que você os ama incondicionalmente. Precisam que você continue torcendo! Esse alicerce de amor e apoio permite que os filhos cresçam e se transformem nos rapazes e moças que Deus os destinou para ser. No entanto, seu filho precisa receber de você um encorajamento informado, consistente e amoroso; não apenas elogios vazios. Para oferecer essa dádiva duradoura, você deve conhecer bem seu filho e aprender o que é importante para ele. Em resumo, você deve demonstrar a seu filho, em palavras e atos, que se preocupa com ele.

Minha mãe e meu pai, com certeza, demonstraram seu amor. Minha mãe disse milhares de vezes que me amava muito e se preocupava comigo, mas o que recordo mais nitidamente é o que ela fez por mim. Uma das lembranças mais vivas do amor dela em ação ocorreu na piscina da Associação Cristã de Moços da nossa cidade.

Meus dotes de nadador estavam começando a surgir, e eu adorava participar dos campeonatos da cidade. Minha mãe, que era enfermeira, disse que tentaria trocar o plantão para me ver competir, mas não tinha certeza de que conseguiria. Enquanto me aquecia, eu a procurei na multidão. Minha mãe não estava lá. Recordo meu profundo desapontamento. Eu sabia que ela precisava trabalhar, mas eu queria muito que ela estivesse ali... À medida que a competição avançava, eu ainda não conseguia vê-la, e meu desapontamento aumentou. Finalmente, chegou a hora da minha série. Subindo na baliza, olhei uma vez mais para a multidão. Lá estava ela, sorrindo e torcendo por mim!

Com certeza, nadei mais depressa e com mais vontade do que em qualquer outra ocasião, e cheguei em primeiro lugar. Assim que terminei e venci, olhei ao redor. O sorriso de minha mãe se espalhava por todo o ambiente. Os dois braços dela se erguiam no ar, e ela dançava e pulava, torcendo — por mim! Com seu uniforme de enfermeira!

Eu sempre lembrarei a torcida dela naquele dia. Recordo o sacrifício dela para chegar lá. Recordo a mensagem que ecoou nas ações dela: "Eu amo você. Você é importante para mim!". Meus olhos ainda lacrimejam quando lembro esse momento, quarenta e cinco anos depois. Ela estava do meu lado.

Não acho que exista nada mais significativo ou positivo que um pai possa fazer para um filho que está crescendo e amadurecendo do que "estar ao lado dele", como seu torcedor. As chances de as crianças se tornarem adultos altamente saudáveis aumentam muito quando elas têm pais torcedores que ficam ao lado delas. Vou descrever um exemplo retirado do livro *This Is Your Time* [Esta é a sua vez], de Michael W. Smith:[8]

> Meus amigos mais próximos começaram a ir a todas as festas. Eu sabia que não havia nada naquelas festas para mim, mas meus amigos queriam que eu freqüentasse aqueles ambientes simplesmente porque eles também freqüentavam. No fundo, eu sabia que, se não fosse com eles às festas, algo mudaria em nossa amizade... E mudou mesmo...
>
> O principal motivo que me fez resistir às festas foi que em casa eu tinha a aceitação de que precisava. "Entrosar-me" com a turma ainda era importante, mas eu não precisava desesperadamente disso, como acontecia com alguns outros. Eu sabia que meus pais me amavam, e eu respeitava o modo de eles viverem sua vida. Eles ficaram a meu lado nos momentos difíceis e demonstraram amor incondicional e sólido, de modo que nunca me afastei demais a ponto de ficar perdido.

É esse tipo de educação altamente saudável que ajuda a garantir que seus filhos não se percam. Esse é o tipo de criação que eu espero que este livro tenha incentivado em você. Oro para que os hábitos discutidos neste livro possam ajudá-lo a formar crianças altamente saudáveis, que se transformarão em adultos altamente saudáveis, que contribuirão de forma significativa para a saúde do mundo ao seu redor.

Minha carreira como médico de família proporcionou-me mais recompensas do que eu merecia. Publiquei mais de 350 artigos na área médica e técnica. Dei aula para alunos de medicina e residentes em todo o território americano. Fiz conferências para médicos em vários países. Tive a bênção de apresentar programas de rádio e televisão, e fui entrevistado

---

8 Michael W. Smith, *This is Your Time: Make Every Moment Count* (Nashville: Nelson, 2000), 91.

em centenas de matérias jornalísticas. Tive a honra de ser listado entre prestigiosos profissionais e recebi muitos prêmios. Nenhuma dessas realizações, contudo, se compara ao privilégio e à honra de ser o pai de Kate e Scott e o marido da mãe deles, que tem sido a tarefa mais importante da minha vida. Atualmente, quando as pessoas dizem "Ah, o senhor é o pai do Scott?" ou "O senhor é pai da Kate Larimore?", bem, eu não poderia me sentir mais feliz ou realizado.

Não sei quanto a você, mas quando minha vida chegar ao fim, não poderei pensar em uma realização mais importante do que ter criado para o mundo dois jovens altamente saudáveis. Para Barb e para mim, saber que Kate e Scott são altamente saudáveis — em termos físicos, emocionais, relacionais e espirituais — é nossa maior e mais gratificante realização. Observar a saúde espiritual deles florescer é a maior recompensa. A piedade que nossos filhos demonstram em sua vida "para tudo é proveitosa, porque tem promessa da vida presente e da futura".[9]

Espero que, quando terminar o seu tempo de educar filhos, você possa ter sentimentos semelhantes e colher frutos parecidos. Crianças altamente saudáveis quase sempre vêm de adultos que querem ser pais altamente saudáveis. Oro para que este livro possa ajudá-lo na conquista desse objetivo.

---

[9] 1Timóteo 4.8.

Apêndice 1: Quando chamar o médico

Essas excelentes sugestões foram adaptadas de "When to Call the Doctor" [Quando chamar o médico], da dra. Donna d'Alessandro e de Lindsay Huth.[1] (Nem todos os médicos concordarão com as sugestões; portanto, você deve verificar qual é a opinião de seu médico. Se os sintomas forem graves, ou se piorarem ou persistirem, chame seu médico.)

VÔMITOS

Se uma criança vomita uma ou duas vezes sem outros sinais de doença, provavelmente você pode cuidar dela em casa:

- Dê líquidos claros (transparentes e sem gordura) em pequenas quantidades. Lentamente, aumente a ingestão de líquidos quando a criança puder mantê-los no estômago.
- Introduza uma dieta leve e gradualmente retome a dieta normal.

CHAME O MÉDICO SE:

- Os vômitos aumentarem ou piorarem.

---

[1] Adaptado de Dona D'ALESSANDRO & Lindsay HUTH. "Pediatrics Common Questions, Quick Answers: When to Call the Doctor".

- A criança estiver vomitando e também sentir dores estomacais.
- A criança estiver desidratada (Veja o item "Desidratação" a seguir).
- O vômito estiver esverdeado ou existir sangue misturado ao vômito.

DIARRÉIA

Infecções não muito graves podem causar evacuações com fezes amolecidas e até líquidas. A maioria dos casos pode ser tratada em casa:

- Dê líquidos em grandes quantidades.

Chame o médico se:

- A criança tiver vários episódios de evacuação com fezes amolecidas ou líquidas.
- Você observar sangue nas fezes.
- Um recém-nascido tiver mais de seis a oito evacuações com fezes líquidas em um dia.
- A criança estiver desidratada.

DESIDRATAÇÃO

Vômitos, diarréia e febre podem levar a criança a um quadro de desidratação, especialmente no caso dos bebês. Em casa:

- Controle quanto uma criança está urinando e bebendo líquidos.

- Um bebê ou criança pequena deve urinar pelo menos a cada 6 horas.
- Uma criança mais velha deve urinar pelo menos três vezes a cada 24 horas.

Chame o médico imediatamente se:

- Seu filho estiver desidratado: os sintomas incluem boca seca, lábios secos, pele seca, falta de lágrimas, urina de cor escura, perda de peso, diminuição da energia ou um ponto afundado na cabeça do bebê.

FEBRE

Muitas doenças que não são graves causam febre. A maioria delas pode ser tratada em casa.

Sem medicação

Se seu filho ainda está comendo, bebendo e brincando, talvez não precise de medicação.

- Vista a criança com roupas leves ou tire as roupas para que ela perca calor pela pele.
- Cubra seu filho com um cobertor leve se ele estiver tremendo ou com frio.
- Mantenha a criança em repouso. A atividade pode piorar o quadro febril.
- Dê líquidos a mais (como água, sorvetes, gelatinas ou sucos). Se a criança não quiser beber nada, dê qualquer líquido que ela aceite.

Com medicação

A medicação pode ajudar seu filho a se sentir melhor, mas talvez não acabe com a febre.

- Dê acetaminofen (por exemplo, Tylenol) a cada 4 horas. Leia a bula e siga as instruções. Dê a seu filho a dose certa para seu peso e idade.
- Consulte o médico antes de dar à criança o Ibuprofen (por exemplo, Advil).
- Não use aspirina para febre. A aspirina pode causar doenças graves, especialmente se seu filho tiver gripe ou catapora.
- Talvez seu filho precise de um banho de esponja se a febre estiver acima de 40°C e não cedeu após um período entre 30 e 60 minutos após ter sido ministrado o remédio. Use água morna; não gelada. Nunca deixe a criança sozinha na banheira. Interrompa o banho se a criança começar a tremer.
- Não use álcool na pele da criança. O álcool pode esfriar o corpo da criança depressa demais ou até mesmo envenenar a criança.

Chame o médico se:

- Seu filho estiver com febre e também com o pescoço endurecido ou com urticária.
- Seu filho não quiser comer nem beber ou apresentar outros sintomas que preocupam você.
- Um bebê com menos de 3 meses estiver com febre.

URTICÁRIA

Uma urticária pode em geral ser tratada em casa se não for acompanhada de febre. Se seu filho tem febre juntamente com a urticária, chame o médico. Urticárias mais leves, como por exemplo as que se restringem à área de contato com a fralda, podem em geral ser tratadas em casa.

Chame o médico se:

- A urticária cobrir uma grande área do corpo.
- Se a urticária doer, soltar líquido, se a região inchar ou parecer infectada.
- Se uma erupção afetar os genitais ou o rosto de seu filho.

RESFRIADOS

Resfriados são infecções virais que não podem ser tratadas com antibióticos. Em geral, são leves.

- Tratar os sintomas da criança provavelmente a ajudará a sentir-se melhor.

Chame o médico se:

- A criança tiver dor de ouvido ou dificuldade para respirar.
- Os sintomas piorarem depois de três a cinco dias ou persistirem por 10 a 14 dias.

PEQUENOS CORTES, ARRANHÕES E MACHUCADOS

Chame o médico se:

- Seu filho tem um ferimento grave: um corte grande, um corte profundo ou um corte cujas bordas estão separadas pode necessitar de pontos.

- Seu filho tiver caído de um lugar alto. Se uma criança maior tiver mais que um "galo" na cabeça após uma queda, geralmente é bom consultar o médico.
- A criança tem um ferimento que dificulta o movimento dos braços, pernas, dedos das mãos ou dos pés.

PEQUENAS QUEIMADURAS

A maioria das pequenas queimaduras pode ser tratada em casa com material de primeiros socorros. Uma queimadura mais grave precisa de cuidados médicos.

- Mantenha a região queimada embaixo de água corrente durante 10 minutos.
- Se uma queimadura formar bolhas ou abrir alguma camada da pele, chame o médico.

SANGRAMENTO NASAL

Os sangramentos nasais são comuns, especialmente no inverno. A maioria dos casos pode ser tratada em casa.

- Coloque a criança sentada, tombe sua cabeça para a frente e aperte a parte superior do nariz. Faça isso por 10 minutos sem soltar. Repita a operação se o sangramento não tiver parado.
- Chame o médico se seu filho tem muitos episódios de sangramento nasal.

Apêndice 2: Questões éticas e morais relativas a vacinas

Algumas pessoas questionaram se o uso de células fetais na produção de vacinas é moral e ético. Um dos meus princípios éticos mais fundamentais é que a vida humana é sagrada desde o momento da concepção, quando um novo e único ser humano é formado. Essa é uma posição da qual nunca abrirei mão em nome da "pesquisa médica" ou para o bem da "ciência".[1]

Dito isso, quero explicar que alguns acreditam que uma linhagem de células humanas (conhecida como WI-38) utilizada para cultivar vírus para pesquisa se originou do tecido (células) de um feto abortado legalmente na Suécia. Essas células são utilizadas na produção da fração da vacina MMR-II para prevenir a rubéola. O dr. Leonard Hayflick, do Wistar Institute (daí o nome WI dado à linhagem de células) desenvolveu a linhagem celular WI-38 em 1962.

Uma segunda linhagem celular, chamada MRC-5, foi usada para desenvolver vacinas chamadas Vaqta e Havrix (administradas para prevenir a hepatite A). A vacina Varivax, para o vírus da catapora, foi produzida

[1] A discussão ética e moral em torno do uso de células fetais não apenas na produção de vacinas, mas para outros fins de pesquisa científica e tratamento médico vem sofrendo constantes reviravoltas, dada a velocidade com que novas descobertas são anunciadas por geneticistas e especialistas em biogenética. Ainda que algumas informações possam parecer superadas, optamos por manter o texto original do autor, que conduz o leitor a uma reflexão sobre os princípios éticos que podem fundamentar as decisões de pais e mães quanto a esse tipo de dilema ético e moral [N. do E.].

das linhagens MRC-5 e WI-38. Quanto às origens da MRC-5, o Conselho Médico de Pesquisa do *Focus on the Family* constatou que essa linhagem de células em particular foi desenvolvida das células de um bebê prematuro retirado do útero da mãe por "motivos psiquiátricos"[2], embora detalhes específicos não tenham sido revelados.

Por mais trágicos e potencialmente injustificáveis que esses dois abortos possam ter sido, eles não foram, ao que parece, realizados com o objetivo de realizar pesquisas médicas ou científicas. Embora eu abomine a prática do aborto, utilizar essas linhagens de células para continuar o desenvolvimento de vacinas não constitui necessariamente uma cooperação formal com o ato do aborto. Matar um bebê que ainda não nasceu é um ato eticamente distinto do ato de produzir uma vacina depois que o aborto já aconteceu. Além disso, não são necessários mais abortos para continuar a produção dessas vacinas. As linhagens de células derivadas de tecido fetal podem ser duplicadas e cultivadas em cultura durante décadas, e assim não são necessários outros abortos para repor o suprimento de vacinas.

Por esses motivos, eu me uno à maioria dos estudiosos da ética médica que alimentam uma fé religiosa e não acreditam que produzir e aplicar uma vacina feita no passado das células de um feto abortado seja um ato condenável. Sem sombra de dúvida, pessoas com princípios morais se pronunciariam publicamente contra práticas antiéticas e imorais. Eu nunca justificaria a realização de uma prática imoral que resultasse em

---

[2] Merck and Company, "Manufacturing Insert for MMR-II, Varivax, Vaqta and Havrix"; pode ser acessado em www.cogforlife.org/packageinserts.htm [consulta em 19/11/2007]; "Gamma Globulin Prophylaxis; Inactivated Rubella Virus; Production and Biologics Control of Live Attenuated Rubella Virus; Production and Biologics Control of Live Attenuated Rubella Virus Vaccines", *American Journal of Diseases of Childhood* 118 (1969): 2:372; S. A. Plotkin et al., "Attenuation of RA27-3 Rubella Virus in WI-38 Human Diploid Cells", *American Journal of Diseases of Childhood* 118 (1969): 2:178-85; S. A. Plotkin et al., "Studies of Immunization with Living Rubella Virus. Trials in Children with a Strain Cultured from an Aborted Fetus", *American Journal of Diseases of Childhood* 110 (1965): 4.381-9

algo positivo. Entretanto, nesse caso, posso recomendar essas vacinas para os pais dedicados que têm a obrigação de cuidar da saúde de seus filhos.

Acho que essa situação é comparável a você permitir que seu filho receba um órgão transplantado de uma vítima de assassinato. O crime que gerou a disponibilidade do órgão é horrível, deplorável e merece punição. Mas o órgão em si é utilizável e, na minha opinião, seu uso não fica contaminado pela imoralidade do ato que gerou sua disponibilidade. Apesar de tudo isso, apóio totalmente a consciência individual. Em virtude da natureza controversa e altamente complexa dessa questão, é compreensível que alguns pais ainda se sintam mal por utilizar vacinas que são subprodutos de um aborto.

DESENVOLVIMENTO PÔNDERO ESTATURAL DE MENINAS

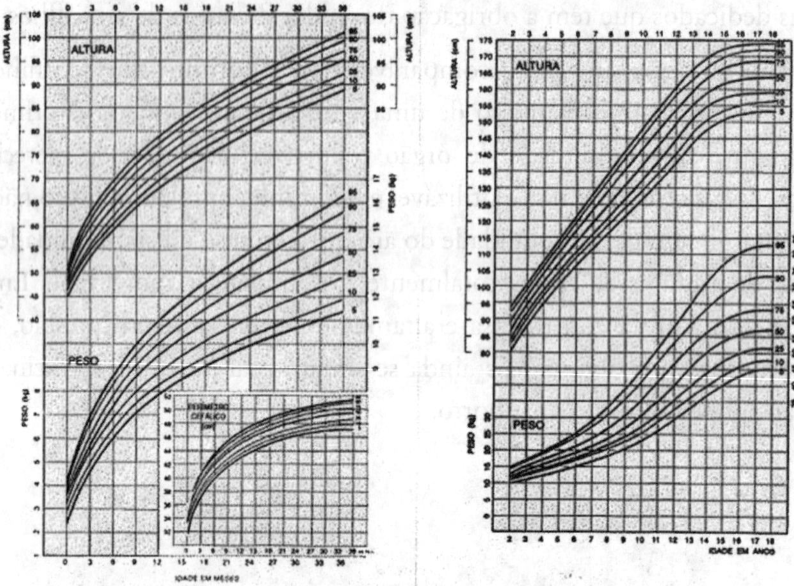

DESENVOLVIMENTO PÔNDERO ESTATURAL DE MENINOS

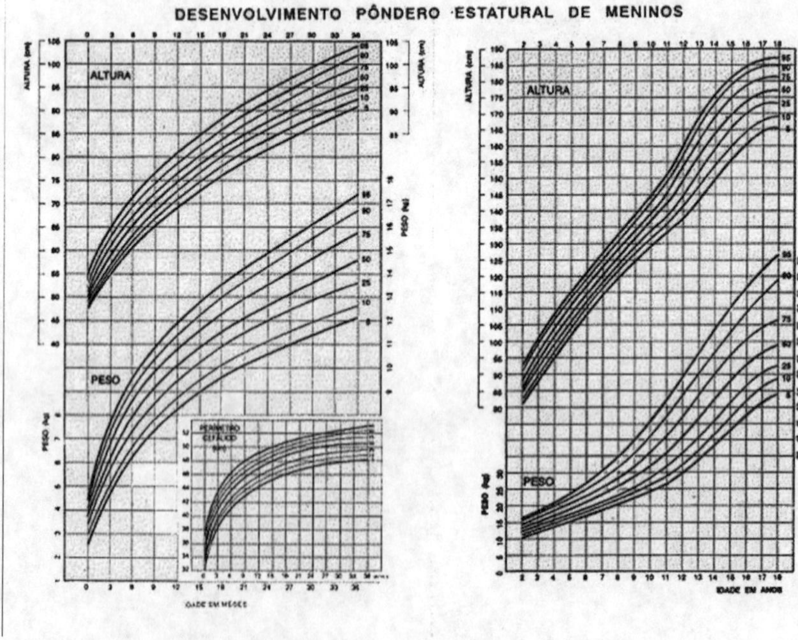

Fonte: <http://portal.saude.gov.br>.

VACINAÇÃO – DIREITO DA CRIANÇA, DEVER DOS PAIS

A vacinação é essencial para manter sua criança saudável.

Veja na caderneta de saúde todas as vacinas que ela precisa tomar para estar protegida de doenças graves. Existem vários tipos de vacinas e cada uma delas evita uma determinada doença.

Procure seguir o calendário de vacinação, pois, se realizadas nos períodos indicados, as vacinas trazem mais benefícios à criança. Para vacinar a sua criança, procure o centro de saúde ou a equipe de saúde que cuida da sua família.

A vacinação básica é gratuita e esses serviços seguem rigorosamente as regras de conservação e aplicação das vacinas.

Na maioria das vezes, mesmo que o bebê esteja com febre, gripado ou com outros sintomas, a vacina pode ser aplicada. Quem pode avaliar é a equipe de saúde.

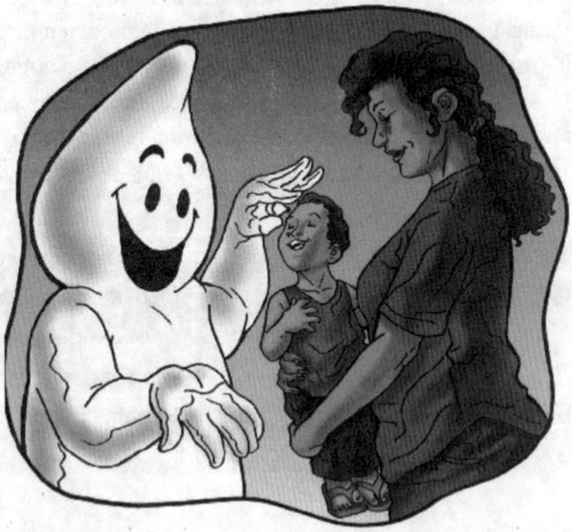

CALENDÁRIO BÁSICO DE VACINAÇÃO DA CRIANÇA

IDADE	VACINAS	DOSES	DOENÇAS EVITADAS
Ao nascer	BCG-ID	Dose única	Formas graves de tuberculose
	Vacina contra hepatite B[1]	1ª dose	Hepatite B
1 mês	Vacina contra hepatite B	2ª dose	Hepatite B
2 meses	VORH (vacina oral de rotavírus humano)[2]	1ª dose	Diarréia por Rotavírus
	VOP (vacina oral contra pólio)	1ª dose	Poliomielite (paralisia infantil)
	Vacina tetravalente (DTP + Hib)[3]	1ª dose	Difteria, tétano, coqueluche, meningite e outras infecções causadas pelo *Haemophilus influenza* tipo b
4 meses	VORH (vacina oral de rotavírus humano)[4]	2ª dose	Diarréia por Rotavírus
	VOP (vacina oral contra pólio)	2ª dose	Poliomielite (paralisia infantil)
	Vacina tetravalente (DTP + Hib)	2ª dose	Difteria, tétano, coqueluche, meningite e outras infecções causadas pelo *Haemophilus influenzae* tipo b
6 meses	VOP (vacina oral contra pólio)	3ª dose	Poliomielite (paralisia infantil)
	Vacina tetravalente (DTP + Hib)	3ª dose	Difteria, tétano, coqueluche, meningite e outras infecções causadas pelo *Haemophilus influenzae* tipo b
	Vacina contra hepatite B	3ª dose	Hepatite B

IDADE	VACINAS	DOSES	DOENÇAS EVITADAS
9 meses	Vacina contra febre amarela[5]	Dose inicial	Febre amarela
12 meses	SRC (tríplice viral)	1ª dose	Sarampo, rubéola e caxumba
15 meses	VOP (vacina oral contra pólio)	Reforço	Poliomielite (paralisia infantil)
	DTP (tríplice bacteriana)	1º reforço	Difteria, tétano e coqueluche
4 - 6 anos	DTP (tríplice bacteriana)	2º reforço	Difteria, tétano e coqueluche
	SRC (tríplice viral)	Reforço	Sarampo, rubéola e caxumba
10 anos	Vacina contra febre amarela	Reforço	Febre amarela

1) A primeira dose da vacina contra hepatite B deve ser administrada na maternidade, nas primeiras 12 horas de vida do recém-nascido. O esquema básico se constitui de 3 (três) doses, com intervalos de 30 dias da primeira para a segunda dose e 180 dias da primeira para a terceira dose.

2) É possível administrar a primeira dose da vacina oral de rotavírus humano a partir de 1 mês e 15 dias a 3 meses e 7 dias de idade (6 a 14 semanas de vida).

3) O esquema de vacinação atual é feito aos 2, 4 e 6 meses de idade com a vacina tetravalente e dois reforços com a tríplice bacteriana (DTP). O primeiro reforço aos 15 meses e o segundo, entre 4 e 6 anos.

4) É possível administrar a segunda dose da vacina oral de rotavírus humano a partir de 3 meses e 7 dias a 5 meses e 15 dias de idade (14 a 24 semanas de vida). O intervalo mínimo preconizado entre a primeira e segunda dose é de quatro semanas.

5) A vacina contra febre amarela está indicada para crianças a partir dos 9 meses de idade que residam ou que irão viajar para área endêmica (Estados: AP, TO, MA, MT, MS, RO, AC, RR, AM, PA, GO e DF), área de transição (alguns municípios dos Estados: PI, BA, MG, SP, PR, SC e RS) e área de risco potencial (alguns municípios dos Estados: BA, ES e MG). Se viajar para áreas de risco, vacinar contra febre amarela 10 (dez) dias antes da viagem.

Fonte: <http://portal.saude.gov.br>.

Apêndice 3: Uso pediátrico de tratamentos de saúde alternativos

Neste apêndice, desejo aprofundar a exposição das minhas razões para não recomendar a inclusão de profissionais de medicina alternativa na equipe de saúde de seu filho.

Vamos primeiro examinar a questão da quiropraxia. Ao longo dos anos, a quiropraxia se separou em dois campos: o *tradicional*, que segue estritamente a filosofia de localizar e eliminar "subluxações" — desalinhamentos da coluna (veja na página 141 minhas conclusões sobre o assunto) — e o *holístico*, que combina a manipulação músculo-esquelética e ajustamentos com outras terapias como o alongamento suave, tratamento de pontos-gatilho, tratamentos a calor ou a frio, aconselhamentos e terapias nutricionais, recomendações de suplementos e programas de exercícios. A maioria dos quiropraxistas adota a categoria holística, que se divide em duas principais escolas de pensamento: a *isolacionista* e a *racionalista*. Os isolacionistas acreditam que podem prevenir e curar a maioria das doenças sem a assistência de outros profissionais de saúde. Preferindo trabalhar isoladamente, eles alimentam um desdém ou uma aversão por qualquer pessoa do mundo médico tradicional. Por outro lado, os racionalistas, que se baseiam em pesquisas científicas, almejam fazer parte de uma equipe de saúde tradicional.

Durante meus anos de trabalho na Flórida, eu e alguns de meus pacientes adolescentes e adultos nos beneficiamos dos serviços de um quiropraxista holístico racionalista. Os pacientes que mais se beneficiaram tinham danos graves no sistema músculo-esquelético, em especial problemas no pescoço ou nas costas. Entretanto, nunca usei os serviços da quiropraxia em crianças pequenas, e concordo com a maioria dos profissionais de saúde infantil, que acredita que a quiropraxia não tem lugar nos tratamentos de saúde dos pequenos.

Eu gostaria de advertir você a respeito de quiropraxistas isolacionistas que freqüentemente recomendam a crianças (e até bebês) tratamentos caros, desnecessários e potencialmente perigosos. Embora alguns quiropraxistas acreditem que "um ajustamento quiroprático é suficiente no tratamento da maioria das doenças"[1] e que "existem evidências convincentes de que os ajustes espinhais devem começar desde o nascimento e continuar por toda a vida", desconheço estudos médicos respeitados que apóiem essa crença.

Os pais devem estar conscientes de que alguns programas de treinamento de quiropraxia são baseados na clínica pediátrica. Uma fundação de pesquisas em quiropraxia chamada Traumatic Birth Research Foundation[2], por exemplo, encoraja mulheres a "participar de 'um programa de quiropraxia para mães e futuras mães' para disseminar as informações sobre os benefícios da manipulação quiroprática em bebês recém-nascidos. A mensagem veiculada é a de que a não correção de subluxações espinhais no nascimento poderia resultar em problemas de saúde no futuro".

Isso é completamente inaceitável. Nenhuma pesquisa científica de reputação apóia essas afirmações. Entretanto, alguns quiropraxistas isolacionistas chegam a realizar manipulações quiropráticas em bebês ainda dentro do útero da mãe, o que poderia descolar a placenta do útero e causar a morte do bebê.

---

1 Citado em Samuel HOMOLA, "Is the Chiropractic Subluxation Theory a Threat to Public Health?", *Specific Review of Alternative Medicine* 5 (Winter 2001); pode ser acessado em www.chirobase.org/01General/risk.html [consulta em 19/11/2007].

2 Citado em HOMOLA, "Is the Chiropractic Subluxation Theory a Threat to Public Health?"

Outro problema da terapia quiroprática para crianças é que muitos profissionais têm uma visão não científica sobre as imunizações, embora a política oficial da Sociedade Americana de Quiropraxia afirme que "a utilização de vacinas não deixa de ter seus riscos"[3] — apoiando, portanto, a liberdade de escolha de cada cidadão no caso das leis que regulam a vacinação obrigatória nos EUA — e a Associação Canadense de Quiropraxia "aceita que a vacinação é um procedimento de saúde pública eficaz em termos de custos e eficiente em termos clínicos, no caso de determinadas doenças virais ou bacterianas, como foi demonstrado pela comunidade científica".[4]

Embora essas afirmações estejam alinhadas com a opinião médica prevalecente, não representam a visão de um número significativo de quiropraxistas nos EUA. Uma pequena pesquisa[5] realizada sobre as atitudes dos quiropraxistas em relação à vacinação constatou que um terço dos entrevistados acredita que não existem provas científicas de que a imunização previne doenças, que a imunização não altera substancialmente a incidência de qualquer uma das principais doenças infecciosas e que as vacinas podem causar mais doenças do que preveni-las. Um estudo mais abrangente[6] constatou que apenas 30% dos quiropraxistas da área de Boston defendem a imunização (cuja eficácia é apoiada por estudos de alta qualidade), ao passo que 70% recomendam ervas e suplementos alimen-

---

[3] "American Chiropractic Association Policies on Public Health and Related Matters", 43; "Canadian Chiropractic Association Policy Manual", motion 2139 (Toronto: Canadian Chiropractic Association, 1993).

[4] Sobre a quiropraxia no Brasil, os leitores podem consultar o *site* da Associação Brasileira de Quiropraxia em http://www.quiropraxia.org.br/ [consulta em 19/11/2007]. Vale lembrar que, até a data de publicação da edição brasileira, a quiropraxia ainda não é uma profissão regulamentada no Brasil, embora desde 2001 tramite no Congresso Nacional um projeto-de-lei para sua regulamentação [N. do E.].

[5] Relatado em F. Colley & M. Haas, "Attitudes on Immunization: A Survey of American Chiropractors", *Journal of Manipulative and Physiological Therapeutics* 17 (1994): 584-90.

[6] Relatado em Anne C. C. Lee; Dawn H. Li; Kathi J. Kemper, "Chiropractic Care for Children", *Archives of Pediatric and Adolescent Medicine* 154; pode ser acessado em http://archpedi.ama-assn.org/cgi/content/full/154/4/401 [consulta em 19/11/2007].

tares cujo emprego é apoiado por um número muito pequeno de pesquisas, quando o é.

Por causa das questões discutidas aqui, não recomendo a inclusão de um quiropraxista na equipe de saúde de seu filho.

O crescente interesse na medicina alternativa entre adultos levou alguns pais a indagar se eles deveriam escalar mais pessoas para a equipe de saúde de seus filhos. Por exemplo, a equinácea, remédio conhecido por evitar gripes, embora não haja estudos científicos que provem sua eficácia, deveria ser tomada por uma criança que está com o nariz escorrendo? O óleo de alho é um remédio para ouvido mais eficaz que os produtos comerciais fabricados especificamente para crianças? E o que dizer da acupuntura para crianças com paralisia cerebral, ou das terapias com megavitaminas, produtos naturais ou suplementos alimentares para crianças com TDA (transtorno do déficit de atenção/hiperatividade)?

Em um estudo realizado em 2002,[7] os pesquisadores constataram que 2% dos pais e mães americanos utilizam medicina alternativa com seus filhos. Os profissionais de saúde alternativa mais procurados são os quiropraxistas (36%), pastores ou seguidores do espiritismo (24%) e profissionais de massoterapia (14%). Os tipos mais comuns de terapias são a cura espiritual (27%) e os remédios à base de ervas (17%). Entretanto, pesquisas feitas com pais de crianças com doenças crônicas ou recorrentes[8] revelam que cerca de 70% deles utilizam terapias alternativas juntamente com as convencionais.

---

7 Relatado em Susan M. YUSSMAN et al., "Complementary and Alternative Medicine Use in Children and Adolescents in the United States", 2002 Pediatric Academic Societies Abstract; pode ser acessado em www.aap.org/research/abstracts/02abstract22.htm [consulta em 19/11/2007].

8 Relatado em Anju SIKAND & Marilyn LAKEN, "Pediatricians' Experience With and Attitudes Toward Complementary/Alternative Medicine", *Archives of Pediatric and Adolescent Medicine* 152 (November 1998): 11:1.059-64; pode ser acessado

A dra. Kathi J. Kemper, professora associada de pediatria do Center for Holistic Pediatric Education and Research da Harvard Medical School, está preocupada com crianças que são submetidas a cirurgias depois de terem tomado remédios à base de ervas.[9] Ela observou que alguns desses remédios aumentam o sangramento durante a cirurgia. Outros expressaram sua preocupação de que alguns remédios à base de ervas, apesar de seguros para adultos, podem pôr em risco o sistema imunológico da criança ou causar reações adversas. Embora não tenhamos muitas informações sobre a dosagem e a eficácia dos remédios à base de ervas nos adultos, temos ainda menos informações no que se refere às crianças.

Pais que desejem tratar seus filhos com terapias alternativas devem ter em mente que muitos dos profissionais da área têm pouco treinamento em medicina convencional. Em Massachusetts,[10] por exemplo, metade dos homeopatas que participaram de um estudo não tinha treinamento médico, e seu treinamento em homeopatia variava de vinte anos a apenas *três meses.*

Apesar de notável falta de evidências que apóiem o uso das terapias alternativas com crianças, muitos profissionais da área as promovem ativamente. Rosemary Gladstar,[11] herborista que escreveu vários livros bastante conhecidos, afirma que "contrariamente ao que você pode ter ouvido ou lido, minha experiência demonstra que qualquer planta que é segura para um adulto é segura para uma criança, desde que o tamanho e o peso da criança sejam levados em conta e a dosagem seja ajustada de acordo". Ela baseia essa conclusão em vários anos de experiência utilizando remédios à

---

em http://archpedi.ama.assn.org/cgi/content/abstract/152/11/1059 [consulta em 19/11/2007].

9 Cf. Paula Gardiner & Kathi J. Kemper, "Herbs in Pediatric and Adolescent Medicine", *Pediatrics in Review* 21 (February 2000): 2:44-57.

10 Relatado em Anne C. C. Lee & Kathi J. Kemper, "Homeopathy and Naturopathy: Practice Characteristics and Pediatric Care", *Archives of Pediatric and Adolescent Medicine* 154 (2000): 1:75-80; pode ser acessado em http://archpedi.ama-assn.org/cgi/content/abstract/154/1/75 [consulta em 19/11/2007].

11 Rosemary Gladstar, *Herbal Remedies for Children's Health* (Pownal, Vt.: Storey, 1999), 10.

base de ervas, mas não cita nenhum estudo científico controlado. Felizmente, ela pelo menos reconhece que esses remédios afetam as pessoas de formas diferentes e poderiam causar várias reações adversas.

O problema é que basear-se na experiência e na intuição para usar plantas medicinais[12] pode realmente levar a danos físicos. Por exemplo, embora Gladstar argumente[13] que as crianças podem usar "plantas suaves" como borragem ou alcaçuz, assim como "plantas mais fortes" como confrei e chaparral, "sem nenhum efeito residual ou colateral",[14] confrei e chaparral são plantas extremamente tóxicas que *nunca* devem ser ingeridas por adultos, muito menos por crianças.

As terapias alternativas também podem ter um impacto espiritual. Os herboristas freqüentemente alegam que o poder terapêutico das plantas vem de espíritos que residem na natureza tanto quanto das substâncias químicas contidas nas plantas. A consulta de uma criança com um herborista pode expô-la a ensinamentos e atividades espirituais prejudiciais. Considere apenas o fato de que Rosemary Gladstar, ao examinar uma criança, dizer: "Oremos para que o espírito das plantas me oriente".[15]

Alguns procedimentos alternativos podem ser prejudiciais. Por exemplo, muitos profissionais acreditam que a acupuntura e a acupressão são em geral seguras para as crianças, embora a sua eficácia ainda não tenha sido estabelecida na terapia pediátrica. O Centro Médico da Universidade do Arizona tem feito experiências com a medicina alternativa em crianças. Embora nada ainda tenha sido concluído, algumas terapias começam a demonstrar resultados positivos. Por exemplo, terapias de relaxamento têm sua utilidade comprovada para relaxar os músculos de crianças com

---

12 Pais que desejem saber mais sobre plantas medicinais, vitaminas e suplementos têm acesso livre ao maior e mais confiável banco de dados sobre plantas medicinais, vitaminas e suplementos (The Natural Medicines Comprehensive Database), em inglês, por intermédio da página do autor, www.highlyhealty.net [N. do E.].

13 GLADSTAR, *Herbal Remedies for Children's Health*, 11.

14 GLADSTAR, *Herbal Medicines for Children's Health*, 24.

15 Cf. Carla MCCLAIN, "Alternatives for Cerebral Palsy Patients", *Arizona Daily Star*, June 18, 2001.

paralisia cerebral, o que parece reduzir ou retardar a deterioração que invariavelmente acompanha a doença.

A opinião que expressei na p. 145 deste livro merece ser repetida: se você optar por adotar terapias alternativas, complementares ou à base de ervas para seu filho, ou se você procurar os serviços de um profissional de saúde alternativa, faça isso sob a orientação e supervisão do técnico de seu time de saúde — o pediatra de seu filho.

Índice de assuntos

Conheça outras obras da Editora Vida

Os 10 hábitos das pessoas altamente saudáveis
Walt Larimore & Traci Mullins

Profissional experiente e respeitadíssimo na área médica, o dr. Larimore responde a várias perguntas de forma clara e eficaz, sem recorrer a uma terminologia médica sofisticada. Já nas primeiras páginas o leitor perceberá que não se trata de um livro apenas para o corpo, mas também para a alma. Apresentando princípios práticos que acumulou ao longo de décadas de exercício profissional, o dr. Larimore oferece ao leitor conselhos úteis para avaliar como está a saúde no campo espiritual, emocional e físico.

A bênção de ter filhos
Gary Thomas

"Para nos tornarmos pais biológicos, precisamos apenas contribuir com um espermatozóide ou óvulo. Para nos tornarmos pais espirituais, precisamos de coragem". — Gary Thomas
Nesta obra reveladora, Gary Thomas fala sobre o processo da criação de filhos e o que isso representa na jornada espiritual dos pais. O autor parte de sua experiência para tratar de aspectos singulares: a culpa, a arte de ouvir, a prática da oração, o confronto com as deficiências nos relacionamentos, o riso e o choro — todos fundamentais nesse processo! Você não será o mesmo depois de considerar o que está por trás de uma verdade aparentemente simples que marcará por inteiro a sua vida!

Limites para ensinar aos filhos
Henry Cloud & John Townsend

Como ajudar os filhos a controlar o temperamento, os sentimentos e as atitudes, de modo que se tornem adultos equilibrados e responsáveis? **A receita é estabelecer limites saudáveis.** Os limites são uma base segura para desenvolver bons relacionamentos, obter maturidade, segurança e equilíbrio na vida. *Limites para ensinar aos filhos* ajudará os pais a preparar os filhos para assumir responsabilidade com o próximo e consigo mesmos.

Criando filhos vencedores
Henry Cloud & John Townsend

Fundamentados nos princípios da Bíblia e na psicologia infantil, Cloud e Townsend explicam o que significa ter caráter. Mostram o seu desenvolvimento, da infância à maioridade, passando pelos anos difíceis da adolescência. Descrevem também qual é o papel dos pais e o dos filhos na formação do caráter, apresentando idéias práticas que serão fundamentais para obter sucesso nessa nobre tarefa. Além disso, este livro ajudará os pais a evitar dois extremos: a permissividade e o autoritarismo. Os pais aprenderão a dar a atenção e o encorajamento necessários para os filhos experimentarem tanto a bondade quanto o rigor e a disciplina que o acompanharão em sua vida.

Os horizontes espirituais da criança
Cheri Fuller

Numa cultura que declarou guerra contra a educação sadia de nossos filhos, é fundamental dedicar cuidado à educação espiritual das crianças. Determinante para o desenvolvimento do caráter e da personalidade, essa instrução é vital para conduzir os filhos a um relacionamento maduro com Deus. "As crianças são naturalmente curiosas em relação às questões espirituais", por isso a autora apresenta 12 horizontes espirituais imprescindíveis para a jornada espiritual da criança.

40 princípios na formação da criança
Paul Lewis

Como fazer uma criança crescer de forma equilibrada e feliz? Como desenvolver uma caráter vitorioso e reverente ainda nas primeiras etapas de vida dos meninos e das meninas? Este livro dará a você informações preciosas que poderão ter aplicação imediata.

40 princípios na formação da criança é um manual prático de orientação que todos os pais e educadores deveriam ter à mão para uma consulta rápida e produtiva durante o processo da educação da criança.

Esta obra foi composta em *AGaramond* e impressa
por Prol Gráfica sobre papel *Off set* 63 g/m²
para Editora Vida em fevereiro de 2008.